心血管疾病
诊疗思维与应用实践

Diagnostic and Treatment Thinking
and Application Practice
in Cardiovascular Diseases

陆青洋　王斯聪　姜雪松　葛毅萍　杨春悦　王亚梅　主编

化学工业出版社
·北京·

内容简介

全书共十五章，内容包括常见心血管疾病的病因、临床表现、辅助检查、鉴别诊断、治疗，以及心血管重症影像学检查、心血管重症诊疗技术和中医药治疗心血管疾病等，并对心血管疾病诊疗思维进行了阐述。

本书内容丰富，资料翔实，紧贴临床实际，既有理论指导，又有临床实际应用，集科学性、先进性和实用性于一体。可作为临床医师科学、规范、合理诊治心血管疾病的参考用书。

图书在版编目（CIP）数据

心血管疾病诊疗思维与应用实践 / 陆青洋等主编. 北京 : 化学工业出版社，2024. 11. -- ISBN 978-7-122-46932-8

Ⅰ. R54

中国国家版本馆CIP数据核字第2024HV4664号

责任编辑：满孝涵　王　玮　　　　文字编辑：马学瑞
责任校对：宋　夏　　　　　　　　装帧设计：史利平

出版发行：化学工业出版社
（北京市东城区青年湖南街13号　邮政编码100011）
印　　装：三河市双峰印刷装订有限公司
787mm×1092mm　1/16　印张18¾　字数440千字
2026年1月北京第1版第1次印刷

购书咨询：010-64518888　　　　售后服务：010-64518899
网　　址：http://www.cip.com.cn
凡购买本书，如有缺损质量问题，本社销售中心负责调换。

定　　价：88.00元

编委会名单

主　编

陆青洋　北京市西城区广外医院

王斯聪　哈尔滨医科大学附属第二医院

姜雪松　哈尔滨医科大学附属第二医院

葛毅萍　青岛心血管病医院

杨春悦　青岛心血管病医院

王亚梅　内蒙古医科大学

副主编

尹铭楠　黑龙江远东心脑血管医院

余　琴　新疆医科大学第二附属医院

鲍东来　浙江省义乌市中心医院

编　委

左　姝　哈尔滨医科大学附属第二医院

韩秋媛　哈尔滨医科大学附属第二医院

郑　悦　哈尔滨医科大学附属肿瘤医院

主编简介

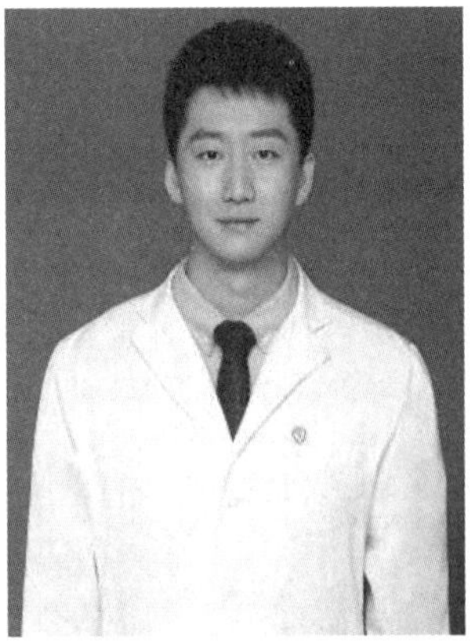

陆青洋，男，医学硕士，毕业于广东汕头大学，心血管内科主治医师，担任北京慢性病防治与健康教育研究会心血管病学分会副秘书长，北京糖代谢研究会委员，中国老年保健协会心脑血管疾病防治管理专业委员会委员，美国心脏协会（AHA）基础生命支持培训导师。擅长冠心病、高血压、心律失常等疾病的治疗，在老年多病共存的综合治疗及老年心力衰竭诊治方面积累了丰富的经验。先后参与主持国家及北京市西城区临床合作课题工作，并在国内外期刊发表论文多篇。

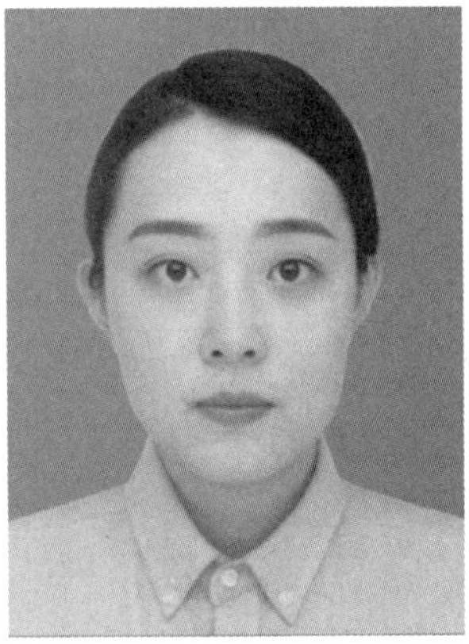

王斯聪，女，副主任医师，博士，毕业于哈尔滨医科大学重症医学专业。发表SCI论文3篇，其中以并列第一作者身份发表影响因子为19.334分医学2区文章1篇。曾以第三位指导教师身份参与“互联网+”大学生创新创业大赛，并获得省级银奖；以唯一指导教师身份指导学生参与省级大学生创新创业训练计划项目，并成功结题。获得黑龙江省青年科技人才托举工程项目课题1项。拥有实用新型专利3项，参编专家共识1篇，并参与编写论著2部。

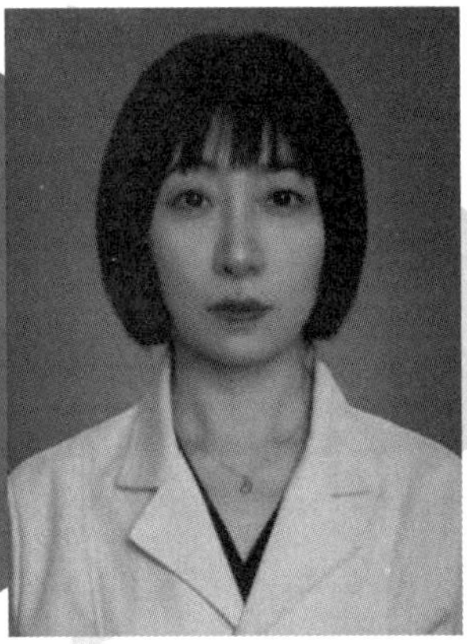

姜雪松，女，副主任医师，毕业于哈尔滨医科大学。从事重症医学临床、教学、科研工作十余年，擅长心脏重症患者诊治及ECMO、IABP、PiCCO、Swan-Ganz、NICOM、USCOM、重症超声、纤维支气管镜、EIT等循环、呼吸支持技术和血流动力学监测技术。主持课题2项，获得黑龙江省医药卫生科学技术一等奖及黑龙江省科学技术一等奖各1项，参编国家级专家共识1部、人民卫生出版社专著2部，发表心血管领域SCI论文6篇，国家级核心期刊论文多篇。

葛毅萍，女，副主任医师。毕业于青岛大学医学院。现任青岛心血管病医院心衰中心医疗副总监，心肌病亚专业秘书，山东港口“先进工作者”，青岛阜外“优秀医生”。熟练掌握心力衰竭、心肌病、冠心病、高血压病、心律失常、瓣膜病等心内科常见疾病的诊治和心血管急危重症救治，有丰富的临床经验。发表核心期刊论文10余篇，SCI论文3篇。主持青岛市科研立项1项，参与国家级科研项目3项。

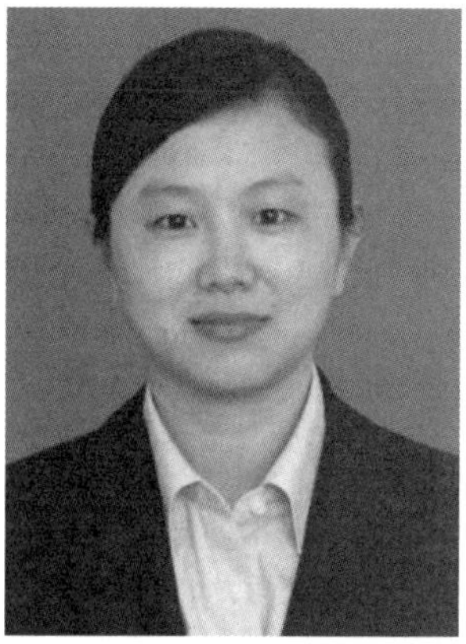

杨春悦，女，青岛心血管病医院心内科副主任医师，青岛市医学会循证医学专科分会委员，青岛市医学会心血管病专科分会青年委员。熟悉冠心病、高血压、心律失常、心力衰竭等心内科常见病的诊断及治疗。有重症监护、院前急救工作经验，多次主持急危重症的抢救。多次参加大型活动的医疗保障工作。发表核心期刊、国家级期刊论文10余篇。参与国家级、市级、院级课题多项。

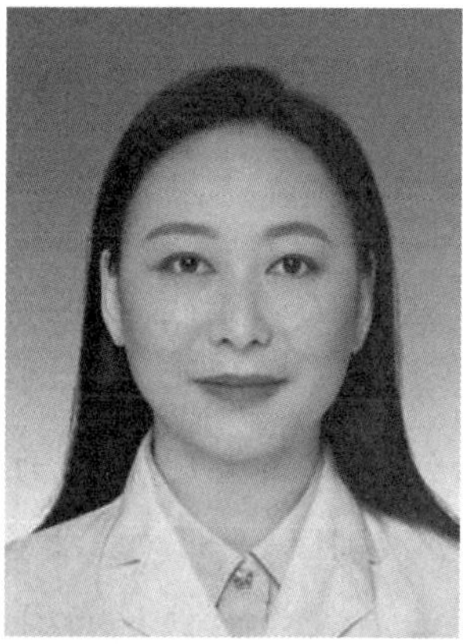

王亚梅，女，毕业于内蒙古医科大学，现任内蒙古医科大学中医学院方剂学教研室讲师，内蒙古医科大学附属蒙中医院主治医师，从事中医教学、科研、临床工作10余年，担任中国民族医药学会理事，中华中医药学会方剂学分会青年委员，呼和浩特市医师协会秘书长，第二批内蒙古自治区老中医药（蒙医药）学术经验传承人，主持自治区及校级科研项目6项，发表论文15篇，参编专著3部、教材1部。

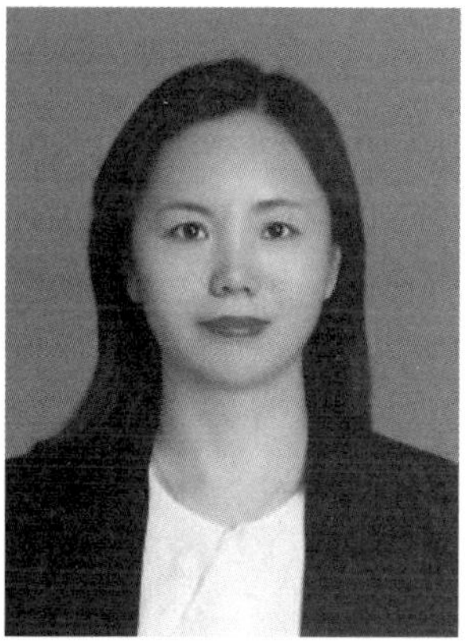

前　言

近年来随着基础医学理论与技术的蓬勃发展，临床医学内容的不断更新与深入，人们生活的环境条件不断变化，临床上心血管常见病的疾病谱也在逐渐改变，心血管疾病的诊断、治疗手段也在不断进步。为适应医学迅速发展的形势，编者在参阅大量文献的基础上，结合自身临床经验，编写了《心血管疾病诊疗思维与应用实践》。

全书共十五章，第一章至第十二章为心血管疾病，主要包括心力衰竭、心律失常、心脏停搏与心脏性猝死、冠状动脉粥样硬化性心脏病、高血压、心脏瓣膜病、先天性心脏病、心内膜炎、心包疾病、心肌疾病、主动脉疾病、肺血管疾病，每种疾病从病因、临床表现、辅助检查、鉴别诊断、治疗等方面作了详细的介绍，并对心血管诊疗思维进行了阐述，凸显了本书的全面性、实用性及新颖性。第十三章和第十四章为心血管重症影像学检查及心血管重症诊疗技术，详细介绍了诊疗技术的适应证、禁忌证、手术设备及器械、操作步骤、注意事项、优点、缺点等内容，力求反映心血管重症诊疗技术的现状和趋势，更好地为患者服务，为人类健康提供可靠的保障。第十五章为中医药治疗心血管疾病，每个验方以药物组成、加减、适应证、用药方法、用药疗效、医案精选、按为主线进行详细介绍，结构合理，条理清晰，体现了编者临证经验的结晶，在临床使用中疗效显著，值得临床推广。

全书内容丰富，资料翔实，紧贴临床实际，既有理论指导，又有临床实际应用，集科学性、先进性和实用性于一体，可作为临床医师科学、规范、合理诊治心血管疾病的参考用书。

由于作者学识、精力所限，本书内容难免存在不足，敬请读者给予批评指正。

目　　录

第一章　心力衰竭

第一节　慢性心力衰竭

慢性心力衰竭（CHF）是指心脏泵血功能长期不全，不能满足机体代谢需要或仅在静息状态下满足代谢需要的一种临床综合征。该病通常是由于心肌受损或负荷过重，导致心室充盈或排血功能障碍，心脏在正常舒张压下不能有效地输送足够的血液以满足身体的需要。

一、病因和发病机制

（一）病因

1. 冠状动脉疾病

长时间的缺血和心肌梗死可导致心肌细胞死亡，这会降低心脏的收缩能力，从而可能导致慢性心力衰竭的发展。

2. 高血压

持续的高血压需要心脏为了克服这种高压而充分做功，这可能使心肌变得僵硬或者导致心肌肥大，从而增加慢性心力衰竭的风险。

3. 瓣膜性心脏病

心脏瓣膜的异常使心脏需要额外的努力来泵血，这可能导致心脏的劳损和随后的心力衰竭。

4. 心肌病

心肌病是指心肌本身的疾病，可能是遗传、炎症、药物或毒素导致的。这些因素直接损伤心肌，影响其功能。

5. 心律失常

持续的心律失常，特别是快速的心律失常，可能导致心脏的泵功能受损。

6. 其他疾病

如肺部疾病、糖尿病、甲状腺功能亢进症或甲状腺功能减退症、重度贫血和某些感染性疾病，都可能导致或加重慢性心力衰竭。

（二）发病机制

1. 心脏重构

在某些病因，如心肌梗死后，心肌细胞死亡的区域会被非收缩性的瘢痕替代，这种结构的改变称为心脏重构。重构可能导致心室壁的薄弱，增加心力衰竭的风险。

2. 神经体液激活

心力衰竭时，身体会激活一系列的补偿机制，包括交感神经系统和肾素-血管紧张素-醛固酮系统（RAAS）。这些机制最初可能有助于维持心脏输出，但长期活化会导致心脏的进一步损伤和功能下降。

3. 内皮功能障碍和炎症

慢性心力衰竭患者的血管内皮可能受损，导致其扩张能力下降。此外，炎症也在慢性心力衰竭的发病机制中起着关键作用。

4. 心脏能量代谢异常

在慢性心力衰竭中，心脏的能量供应和需求之间存在不平衡。心肌的能量代谢可能发生改变，导致三磷酸腺苷（ATP）生成减少，这影响心脏的泵功能。

二、临床表现

（一）左心衰竭的临床表现

1. 呼吸困难

左心室功能减退导致肺循环淤血，可引起患者劳力性呼吸困难，严重时可在安静状态下出现，称为静息性呼吸困难。

2. 夜间阵发性呼吸困难（PND）

患者在夜间突发呼吸困难而醒，需坐起或站立才能缓解，与体位改变有关。

3. 咳嗽及咯血

肺淤血可引起咳嗽，慢性症状可伴有粉红色泡沫痰，严重时可有咯血。

4. 端坐呼吸

患者为减轻呼吸困难，常取端坐位以利用腹肌辅助呼吸。

5. 心脏扩大

长期心力衰竭可导致心脏扩大，心尖搏动向外下移位。

6. 第三心音（S_3）

在心尖部可听到第三心音，提示心室充盈受损。

7. 肺部体征

肺基底可听到湿啰音，是肺淤血的体征。

（二）右心衰竭的临床表现

1. 颈静脉怒张

颈静脉压力升高，于体位改变时可见颈静脉充盈或怒张。

2. 腹部胀满

由于肝淤血，可出现右上腹胀痛，肝大。

3. 下肢水肿

体液潴留导致下肢水肿，尤其在日间活动后加重。

4. 腹水

右心衰竭严重时可导致腹水的积聚。

5. 其他体征

可出现胸腔积液、心包积液等表现。

（三）全身表现

1. 乏力和疲劳

体征普遍，与组织灌注不足和代谢改变有关。

2. 体重增加

由于液体潴留，体重可能在短期内显著增加。

3. 心动过速

为补偿心脏输出的降低，心率可能加快。

4. 消化系统症状

肝淤血和胃肠道灌注不足可引起食欲减退、恶心或腹胀。

5. 肾功能损害

心力衰竭晚期可能出现肾功能不全。

6. 神经精神症状

如焦虑、烦躁、睡眠障碍等。

三、诊断

（一）心力衰竭分期

A 期：前心衰阶段。患者存在心力衰竭高危因素，但尚无心脏的结构或功能异常，也无心力衰竭的症状和（或）体征。包括高血压、冠心病、糖尿病和肥胖、代谢综合征等最终可累及心脏的疾病，以及应用心脏毒性药物史、酗酒史、风湿热史或心肌病家族史等。

B 期：前临床心力衰竭阶段。患者无心力衰竭的症状和（或）体征，但已出现心脏结构改变，如左心室肥厚、无症状瓣膜性心脏病、既往心肌梗死史等。

C 期：临床心力衰竭阶段。患者已有心脏结构改变，既往或目前有心力衰竭的症状和（或）体征。

D 期：难治性终末期心力衰竭阶段。患者虽经严格优化内科治疗，但休息时仍有症状，常伴心源性恶病质，需反复长期住院。

心力衰竭分期全面评价了病情进展阶段，提出对不同阶段进行相应的治疗。通过治疗只能延缓而不可能逆转病情进展。

（二）心力衰竭分级

1. 心力衰竭的严重程度

通常采用美国纽约心脏病学会（NYHA）的心功能分级方法。

Ⅰ级：心脏病患者日常活动量不受限制，一般活动不引起乏力、呼吸困难等心力衰竭症状。

Ⅱ级：心脏病患者体力活动轻度受限，休息时无自觉症状，一般活动下可出现心力衰竭症状。

Ⅲ级：心脏病患者体力活动明显受限，低于平时一般活动即引起心力衰竭症状。

Ⅳ级：心脏病患者不能从事任何体力活动，休息状态下也存在心力衰竭症状，活动后加重。

这种分级方案的优点是简便易行，但缺点是仅凭患者的主观感受和（或）医师的主观评价，短时间内变化的可能性较大，患者个体间的差异也较大。

2. 6 分钟步行试验

6 分钟步行试验简单易行、安全方便，通过评定慢性心力衰竭患者的运动耐力评价心力衰竭严重程度和疗效。试验要求患者在平直走廊里尽快行走，测定6分钟步行距离，根据US Carvedilol研究设定的标准，＜150m、150～450m和＞450m分别为重度心力衰竭、中度心力衰竭和轻度心力衰竭。

（三）实验室检查

1. 利钠肽

利钠肽是心力衰竭诊断、患者管理、临床事件风险评估中的重要指标，临床上常用脑利尿钠肽（BNP）及氨基末端脑利尿钠肽前体（NTpro BNP）。未经治疗者若利钠肽水平正常，可基本排除心力衰竭诊断，已接受治疗者利钠肽水平高则提示预后差，但左心室肥厚、心动过速、心肌缺血、肺动脉栓塞、慢性阻塞性肺疾病（COPD）等缺氧状态、肾功能不全、肝硬化、感染、败血症、高龄等均可引起利钠肽升高，因此其特异性不高。

2. 肌钙蛋白

严重心力衰竭或心力衰竭失代偿期、败血症患者的肌钙蛋白可有轻微升高，但心力衰竭患者检测肌钙蛋白更重要的目的是明确是否存在急性冠状动脉综合征。肌钙蛋白升高，特别是同时伴有利钠肽升高，也是心力衰竭预后的强预测因子。

3. 常规检查

包括血常规、尿常规、肝肾功能、血糖、血脂、电解质等，对于老年及长期服用利尿剂、RAAS抑制剂类药物的患者尤为重要，在接受药物治疗的心力衰竭患者的随访中也需要适当监测。甲状腺功能检测不容忽视，因为无论甲状腺功能亢进或减退均可导致心力衰竭。

（四）心电图

心力衰竭并无特异性心电图表现，但能帮助判断心肌缺血、既往心肌梗死、窦房传导阻滞及心律失常等。

（五）影像学检查

1. 超声心动图

超声心动图能更准确地评价各心腔大小变化及瓣膜结构和功能，方便、快捷地评估心功能和判断病因，是诊断心力衰竭最主要的仪器检查。

（1）收缩功能：以收缩末及舒张末的容量差计算左心室射血分数（LVEF）作为心力衰竭的诊断指标，虽不够精确，但方便实用。

（2）舒张功能：多普勒超声是临床上最实用的判断舒张功能的方法。心力衰竭可有导致舒张期功能不全的结构基础，如左心房肥大、左心室壁增厚等。心动周期中舒张早期心室充盈速度最大值为E峰，舒张晚期（心房收缩）心室充盈最大值为A峰，正常人E/A比值不应小于1.2，中青年更大。舒张功能不全时，E峰下降，A峰增高，E/A比值降低。对于难以准确评价A峰的心房颤动患者，可利用组织多普勒评估二尖瓣环测得E/A比值，若＞15，则提示存在舒张功能不全，但尚需根据患者临床表现综合评价是否存在舒张功能不全，而不能单纯依据超声结果进行诊断。

2. X线检查

X线检查是确诊左心衰竭肺水肿的主要依据，并有助于心力衰竭与肺部疾病的鉴别。心影大小及形态为心脏病的病因诊断提供了重要的参考资料，心脏扩大的程度和动态改变也间接反映了心脏的功能状态，但并非所有心力衰竭患者均存在心影增大。

X线胸片可反映肺淤血。早期肺静脉压增高时，主要表现为肺门血管影增强，上肺血管影增多与下肺纹理密度相仿，甚至多于下肺。肺动脉压力增高可见右下肺动脉增宽，进一步出现间质性肺水肿可使肺野模糊，Kerley B线是在肺野外侧清晰可见的水平线状影，是肺小叶间隔内积液的表现，是慢性肺淤血的特征性表现。急性肺泡性肺水肿时肺门呈蝴蝶状，肺野可见大片融合的阴影。左心衰竭还可见胸腔积液和叶间胸膜增厚。

3. 心脏磁共振

心脏磁共振（CMR）能评价左右心室容积、心功能、节段性室壁运动、心肌厚度、心脏肿瘤、瓣膜、先天性畸形及心包疾病等。因其高精确度及可重复性而成为评价心室容积、室壁运动的金标准。增强磁共振能为心肌梗死、心肌炎、心包炎、心肌病、浸润性疾病提供诊断依据。

4. 冠状动脉造影

对于拟诊冠心病或有心肌缺血症状、心电图或负荷试验有心肌缺血表现者，可行冠状动脉造影（CAG）明确病因诊断。

5. 放射性核素检查

放射性核素检查能相对准确地评价心脏大小和LVEF，还可通过记录放射活性-时间曲线计算左心室最大充盈速率以反映心脏舒张功能。常同时行心肌灌注显像评价存活/缺血心肌，但在测量心室容积或更精细的心功能指标方面价值有限。

（六）有创性血流动力学检查

急性重症心力衰竭患者必要时采用床旁右心漂浮导管（Swan-Ganz导管）检查，经静脉将漂浮导管插入至肺小动脉，测定各部位的压力及血液含氧量，计算心脏指数（CI）及肺毛细血管楔压（PCWP），直接反映左心功能，正常时CI＞2.5L/(min·m)，PCWP＜12mmHg。

危重患者也可采用脉搏指示剂连续心排血量监测（PiCCO）动态监测，经外周动、静脉置管，应用指示剂热稀释法估测血容量、外周血管阻力、全心输出量等指标，更好地指导容量管理，通常仅适用于具备条件的冠心病监护病房（CCU）、重症监护病房（ICU）等病房。

（七）心肺运动试验

仅适用于慢性稳定性心力衰竭患者，在评估心功能并判断心脏移植的可行性方面切实有效。运动时肌肉需氧量增高，心输出量相应增加。正常人每增加100mL/(min·m^2)的耗氧量，心输出量需增加600mL/(min·m^2)。当患者的心输出量不能满足运动需求时，肌肉组织就从流经它的单位容积血中提取更多的氧，致动-静脉血氧差值增大。在氧供应绝对不足时，即出现无氧代谢，乳酸增加，呼气中CO_2含量增加。

1. 最大耗氧量［VO_{2max}，mL/(min·kg)］

最大耗氧量即运动量虽继续增加，耗氧量不再增加时的峰值，表明心输出量已不能按需要继续增加。心功能正常时该值应＞20mL/(min·kg)，轻度至中度心功能受损时VO_{2max}为16～20mL/(min·kg)，中度至重度受损时为10～15mL/(min·kg)，极重度受损时＜10mL/(min·kg)。

2. 无氧阈值

无氧阈值即呼气中CO_2的增长超过了氧耗量的增长，标志着无氧代谢的出现，以开始出现两者增加不成比例时的氧耗量作为代表值，此值愈低，说明心功能愈差。

四、鉴别诊断

1. 冠状动脉疾病

冠状动脉疾病（CAD）是慢性心力衰竭的常见原因之一。在冠状动脉疾病中，冠状动脉的供血能力受损，导致心脏肌肉缺血和心肌梗死。慢性心力衰竭患者可能表现为心绞痛症状，如胸痛、压榨感或不适，通常发生在运动或情绪激动时。冠状动脉造影可以显示冠状动脉的狭窄程度，而心电图（ECG）可揭示心肌的缺血情况。此外，血清心肌标志物（如肌钙蛋白和肌酸激酶同工酶 MB）也有助于诊断心肌梗死。

2. 高血压

高血压是慢性心力衰竭的重要危险因素，长期不受控制的高血压可以导致左心室肥厚和扩张，最终引发心力衰竭。在高血压患者中，可观察到左心室肥厚的特点，可以通过超声心动图来测量左心室壁的厚度和质地。此外，高血压患者可能伴有其他脏器受损，如肾和眼底血管改变，这些也可作为鉴别诊断的线索。

3. 心肌病

心肌病是一组心肌疾病，其中心肌的结构和功能受到损害。慢性心力衰竭可以是心肌病的一种表现。不同类型的心肌病包括扩张型心肌病、肥厚型心肌病和限制型心肌病等，它们的特点和临床表现各不相同。通过心脏超声检查和心磁共振成像，可以观察到心脏结构的异常，如左心室扩张或肥厚。此外，遗传学检查也可用于识别家族性心肌病。

4. 瓣膜性心脏病

瓣膜性心脏病包括二尖瓣狭窄、二尖瓣关闭不全、主动脉瓣狭窄和主动脉瓣关闭不全等，这些疾病可以导致心脏瓣膜的功能障碍，最终引发慢性心力衰竭。临床上，患者可能出现心脏杂音、呼吸困难和水肿等症状。超声心动图和心导管检查可帮助评估瓣膜的结构和功能，以确定是否需要瓣膜修复或置换手术。

5. 心肌炎和心包炎

心肌炎和心包炎是炎症性疾病，也可以导致慢性心力衰竭。这些疾病通常伴随发热、胸痛和心律失常等症状。心电图和心脏磁共振成像可帮助识别心脏炎症的迹象。此外，心包炎还可以通过心包穿刺来确诊，以获取心包积液样本。

五、治疗

（一）一般治疗

1. 去除病因

针对基础心脏病进行治疗，如控制高血压，增加缺血心肌的血供，矫正瓣膜结构的异常等；同时注意消除心力衰竭的诱因，感染、快速心律失常和治疗不当是最常见的诱因，应注意识别和治疗。

2. 饮食

适当摄入热量，以防发生肥胖；控制水钠摄入，对严重心力衰竭者 24 小时液体摄入量应控制在 1000～1500mL。

3. 休息

避免体力过劳和精神刺激，但不宜长期卧床，应进行适量的活动。

（二）药物治疗

1. 利尿剂的应用

利尿剂仍是治疗心力衰竭的主要药物，它能缓解心力衰竭的“充血”症状，疗效确切而迅速。根据利尿剂作用部位的不同，分为三类。①作用于髓袢的利尿剂，这类药物主要有呋塞米（速尿），用法为每次 20～40mg，每日 1～3 次，或每次 20～40mg 静脉注射，有时用量可高达 1000mg/d。这类药物的利尿作用最强，即使在肾小球滤过率低下时亦有明显的利尿作用。②作用于远曲小管的利尿剂，代表制剂有氢氯噻嗪，用法为每次 25mg，每日 1～3 次；这类药物作用时间长，但利尿效果不如袢利尿剂，并且依赖于肾小球滤过率。③作用于集合管的利尿剂：主要药物有螺内酯，用法为每次 20～40mg，每日 3～4 次；氨苯蝶啶用法每次 50～100mg，每日 1～3 次，这类药物作用相对较弱，但具有保钾（抑制 H^+-K^+ 交换）作用，或有直接对抗醛固酮的作用，常与其他利尿药物联合使用。

2. 血管扩张剂

扩血管药物用于治疗慢性心力衰竭是治疗的里程碑。该类药物同时扩张动脉和静脉，降低心室的前负荷、后负荷。

（1）硝普钠：主要用于以心输出量降低、左心室充盈压和体循环阻力增高为特征的晚期心力衰竭患者。用法为静脉滴注，起始剂量为 0.3μg/(kg·min)，然后根据血压反应缓慢增加剂量，最大剂量不能超过 10μg/(kg·min)。最常见的不良反应是低血压。大剂量，特别是伴有肾功能不全时，容易发生硫氰酸盐或氰化物中毒。

（2）硝酸酯类：主要扩张静脉和肺小动脉。口服制剂有硝酸甘油 0.5mg 含服；硝酸异山梨酯 20mg，每日 2 次；单硝酸异山梨酯 20mg，每日 2 次，此药生物利用度高，作用持续时间长。但使用时要注意晚上至少保持数小时“无硝酸酯类药物期”，这样有可能避免硝酸酯类耐药。硝酸甘油 10mg 加入 5% 葡萄糖液 250mL 中静脉滴注，初始滴速为 10μg/(kg·min)，可逐渐递增 5～10μg/(kg·min)，注意反射性心动过速及低血压。

（3）血管紧张素转换酶抑制剂（ACEI）：主要功能是抑制循环中及局部组织中血管紧张素Ⅱ的生成，兼有扩张小动脉和静脉的作用。能缓解、消除症状，改善血流动力学变化与左心室功能，逆转左心室肥厚，提高运动耐力。更为重要的是其降低病死率的作用优于单纯血管扩张剂，宜首先选用，但不宜用于伴严重肾衰竭、双侧肾动脉狭窄和低血压的患者。最主要的不良反应是低血压，尤其是首剂低血压反应，故应注意监测血压、肾功能和血钾。一般不与钾盐或保钾利尿剂合用，以免发生高钾血症。咳嗽是这类药物最常见的不良反应。常用制剂为普利类药物：如卡托普利，初始用量 6.25mg，最大剂量为 50mg，每日 3 次；依那普利，初始剂量 2.5mg，最大剂量为 20mg，每日 2 次；福辛普利初始剂量为 5～10mg，最大剂量为 40mg，每日 1 次。

3. 洋地黄类药物

（1）常用洋地黄制剂及剂量：地高辛片每日 0.25mg，约经 5 个半衰期（5~7 日）后可达稳态治疗浓度。毛花苷丙（西地兰）注射剂每次 0.2～0.4mg，根据病情可重复使用多次，24 小时总量 1.0～1.6mg 静脉注射；毒毛花苷 K 注射剂每次 0.25～0.5mg，静脉注射。

（2）适应证：中、重度收缩性心力衰竭患者，对心室率快的心房颤动患者特别有效。

（3）不宜应用的情况：血钾低于 3. 5mmol/L，心率低于 60 次 / 分，预激综合征合并心房颤动；二度或高度房室传导阻滞；病态窦房结综合征，特别是老年人；单纯性舒张性心力衰竭，如肥厚型心肌病；单纯性重度二尖瓣狭窄伴窦性心律失常而无右心衰竭的患者；急性心肌梗死，尤其在最初 24 小时内，除非合并心房颤动和（或）心腔扩大。

（4）影响剂量的因素：老年人、心肌缺血缺氧或有急性病变（如急性心肌梗死、肺心病、急性弥漫性心肌炎）、重度心力衰竭、低钾血症（血钾低于 3. 5mmol/L 禁用）和（或）低镁血症、肾功能减退等情况，对洋地黄类药物较敏感，应减量应用。

（5）与其他药物的相互作用：很多药物如奎尼丁、普罗帕酮、维拉帕米、胺碘酮等与地高辛合用时，后者血清浓度可升高 70%～100%，宜将地高辛剂量减半应用。治疗溃疡病的制酸剂可减弱地高辛的作用，宜分开服用。

（6）洋地黄中毒的症状：①胃肠道反应，食欲下降最早出现，继以恶心、呕吐，属中枢性；②神经系统表现，如头痛、忧郁、无力、视物模糊、黄视或绿视等；③心脏毒性，主要表现为各种类型的心律失常，最常见者为室性期前收缩（早搏），多表现为二联律、三联律、交界性心律不齐和非阵发性交界性心动过速、房性期前收缩、心房颤动及房室传导阻滞等，快速性心律失常又伴有房室传导阻滞是洋地黄中毒的特征性表现；④慢性心房颤动患者，在用洋地黄期间心室率突然变得规则时，应警惕中毒的可能；⑤地高辛的血药浓度为 1. 0～2. 0ng/mL。

（7）洋地黄中毒的治疗措施：①早期治疗和及时停药是治疗关键；②出现快速性心律失常可应用苯妥英钠（用于阵发性室性心动过速）或利多卡因（用于室性心动过速），出现缓慢性心律失常可应用阿托品；③异位快速性心律失常伴低钾血症时，可予钾盐静脉滴注，房室传导阻滞者禁用；④多种方法无效时，可考虑小能量直流电复律（一般属禁忌，因可致心室颤动）；⑤缓慢性心律失常者，可用阿托品治疗；⑥使用地高辛特异性抗体。

4. 其他正性肌力药物

其他正性肌力药物为终末期心力衰竭患者的非胃肠道用药，一般仅在心脏移植或心力衰竭急性恶化时短期使用。

（1）多巴酚丁胺：是多巴胺的衍生物，具有强烈的选择性激动 β_1 受体的作用，可使心肌收缩力增加，仅有静脉制剂，可产生短期明显的动力学效果。常用剂量为 2. 5～7. 5μg/（kg • min），静脉滴注。每个疗程一般不超过 1 周。该药可增加室性心律失常和死亡率，不宜长期应用。

（2）米力农：为磷酸二酯酶抑制剂。因其有增加心脏猝死的可能性，不宜长期用于心力衰竭的治疗。

（3）钙增敏剂：如左西孟旦（Levosimendan），它能降低急性心肌梗死后 3 日至 6 个月的病死率，安全性优于多巴酚丁胺。

5. β 受体阻滞剂

尽管 β 受体阻滞剂不是心力衰竭的一线治疗药物，但在标准治疗（强心剂、利尿剂和血管紧张素转换酶抑制剂）的基础上，无论是缺血性还是非缺血性的稳定性轻度、中度、重度心力衰竭患者均应使用 β 受体阻滞剂。该类药物包括美托洛尔、卡维地洛等，这两个药物为推荐使用的 β 受体阻滞剂。

6. 抗心律失常药

抗心律失常药主要用于合并心房颤动、非阵发性心动过速或阵发性室性心动过速的患者。由于Ⅰ类抗心律失常药物（如普罗帕酮）有明显的致心律失常作用，以及不良的血流动力学效应，所以应尽量避免使用。Ⅲ类抗心律失常药物有胺碘酮。

7. 抗凝治疗

可根据基础疾病和临床表现使用阿司匹林、肝素等，但长期使用这些药物对心力衰竭的影响仍需进一步观察。

（三）器械和外科治疗

1. 血管重建

尚无对照研究资料支持血运重建（介入疗法或外科手术）治疗能够改善心力衰竭患者的症状。

2. 起搏器和植入型心律转复除颤器（ICD）

心力衰竭合并心动过缓时，应优先考虑房室顺序起搏；对于药物治疗无效的反复室性心动过速/心室颤动发作的心力衰竭患者可植入ICD。

3. 血液滤过

用于肺水肿和（或）顽固性充血性心力衰竭患者的短期治疗，以减轻前负荷或为心脏移植争取时间。

4. 心脏移植

心脏移植能明显延长终末期心力衰竭患者的寿命，增强运动能力，改善患者的生活质量。目前心脏移植的5年生存率可达70%～80%。

第二节　急性心力衰竭

急性心力衰竭（AHF）是一种心脏疾病，其特点是心脏在短时间内无法有效泵血，导致身体各部位器官和组织的供血不足。与慢性心力衰竭不同，急性心力衰竭表现为急剧恶化的症状和体征，需要紧急诊治。

一、病因和发病机制

（一）病因

1. 冠状动脉疾病引起的急性心肌梗死

急性心肌梗死（AMI）是急性心力衰竭最常见的病因之一，通常由冠状动脉的血流阻塞导致心肌缺血和坏死，进而导致心脏收缩力下降和心输出量降低，最终引发左心衰竭。

2. 高血压危象

高血压危象是一种严重的高血压急症，可导致左心室负荷过重，引发左心衰竭。在这种情况下，心脏需要克服高阻力，以维持足够的心输出量，从而导致心肌耗氧增加。

3. 心律失常

心律失常，如快速心房颤动或室性心动过速，可以减少心脏有效收缩时间，减少心输出量，导致急性左心衰竭。

4. 瓣膜疾病

急性二尖瓣关闭不全、主动脉瓣关闭不全等瓣膜疾病可导致心脏瓣膜功能急剧恶化，引发急性左心衰竭。

5. 肺部疾病

急性肺部疾病如肺栓塞或急性呼吸窘迫综合征（ARDS）可导致右心室负荷过重，引发急性右心衰竭。

（二）发病机制

1. 心肌损伤

在 AMI 等情况下，冠状动脉阻塞导致心肌供血不足，心肌细胞发生缺血和坏死，减弱了心脏的收缩能力，导致心输出量下降。

2. 充盈受限

心脏充盈受限是 AHF 的一个常见机制，可以由于心室舒张功能受损、二尖瓣关闭不全或室间隔异常等引起。充盈受限导致心室内的血液积聚，增加了心肌的负荷。

3. 神经内分泌系统激活

在 AHF 时，机体会启动一系列应急反应，包括交感神经系统的激活和抗利尿激素及醛固酮的释放。这些反应旨在维持循环稳定，但在长期情况下可能导致心脏负荷进一步增加。

4. 水肿和淤血

心脏功能下降导致组织器官供血不足，引发肺水肿和全身性水肿。这些水肿和淤血导致肺功能下降和肾功能受损，加重了 AHF 的严重程度。

5. 炎症和氧化应激

炎症和氧化应激过程在 AHF 中也扮演一定的角色，可以导致心肌细胞损伤和心肌重塑。这些病理生理过程可能进一步恶化心脏功能。

二、临床表现

（一）急性左心衰竭的临床表现

1. 呼吸困难

呼吸困难是急性左心衰竭（ALHF）最常见的症状，患者感到气促，尤其在体力活动时或平卧位时症状加重。呼吸急促是由肺水肿和肺部淤血导致的，患者通常采取坐位以减轻呼吸困难。

2. 咳嗽

急性左心衰竭患者常伴有咳嗽，咳出带有泡沫的粉红色痰液，这反映了肺泡中的液体渗出和肺水肿。

3. 心悸

由于心脏排血不足，患者可能感到心跳加速或不规则，尤其是在存在心律失常时。

4. 胸痛

有时急性左心衰竭患者可能出现胸痛，尤其是当心肌梗死是诱发因素之一时。这种疼痛通常被描述为胸部压迫感或钝痛。

5. 疲劳

急性左心衰竭患者可能感到极度疲倦和虚弱，因为心脏无法提供足够的血液和氧气供应给身体各部位。

6. 头晕和晕厥

由于脑血流不足，患者可能出现头晕和晕厥症状。

7. 体征

临床体征包括心率增快、颈静脉充盈度升高、心浊音界扩大、心杂音和肺下部啰音等。

（二）急性右心衰竭的临床表现

1. 水肿

急性右心衰竭（ARHF）的主要特征之一是全身性水肿，最常见于下肢和腹部，由于体循环淤血导致。

2. 肝大

右心室功能受损可导致静脉淤血，肝淤血引起肝大。

3. 腹胀

腹水的积聚可导致腹胀。

4. 静脉淤血

静脉充盈度升高，可见于颈部和锁骨下静脉。

5. 肝功能异常

由于肝淤血，患者可能出现肝功能异常，如黄疸和高胆红素血症。

6. 心悸

急性右心衰竭患者也可能感到心跳加速，通常由于心律失常或右心室负荷增加。

7. 体征

体征包括下肢水肿、腹部胀大、颈静脉充盈度升高、右上腹部压痛和肝大等。

三、诊断

（一）临床评估

1. 病史采集

医师会详细询问患者的病史，包括症状的起始时间、发展过程、诱因、曾有的心脏疾病史、高血压、糖尿病等基础疾病，以及任何可能的心血管危险因素。

2. 体格检查

医师会进行全面的体格检查，包括测量体温、血压、心率、呼吸频率，观察颈静脉充盈度、查找心脏杂音、评估心浊音界和听取肺部啰音等。特别关注水肿、腹水、肝大、颈静脉充盈度等与右心衰竭相关的体征。

3. 症状评估

患者的症状是诊断的重要线索，特别是呼吸困难、咳嗽、水肿、胸痛、头晕等症状的性质、严重程度和时间点。

4. 心电图

心电图（ECG）是常规的诊断工具，可以识别心律失常、心室肥厚、心肌梗死等与急性心力衰竭相关的异常。

（二）实验室检查

1. 心肌标志物

测定血清中的心肌标志物，如肌钙蛋白和肌酸激酶同工酶 MB（CK-MB），有助于排除心肌梗死等病因。

2. 血气分析

通过动脉血气分析来评估氧合和二氧化碳排出情况，检测呼吸性酸中毒或碱中毒。

3. 电解质检查

监测血清电解质（如血钠、血钾、血氯等），因为电解质紊乱可能导致心律失常。

4. 肾功能检查

测定肌酐和尿素氮等指标，以评估肾功能是否受损，因为肾功能不佳可能加重液体潴留。

5. 脑利尿钠肽（BNP）测定

BNP 是一种分泌于心脏的激素，其浓度升高与心力衰竭密切相关。测量 BNP 水平可帮助诊断和评估 AHF 的严重程度。

（三）影像学检查

1. 超声心动图

超声心动图是诊断 AHF 的重要工具，可以评估心脏结构和功能，检测心室舒张功能障碍、心室壁异常运动、心脏瓣膜功能异常等。

2. 胸部 X 线检查

胸部 X 线检查可用于检测肺水肿和心脏淤血，显示心脏和肺部的影像。

3. 心脏磁共振成像

在一些情况下，心脏磁共振成像（MRI）可以提供更详细的心脏解剖和功能信息，对急性心力衰竭的诊断和评估有帮助。

4. 心脏计算机断层扫描

计算机断层扫描（CT）可用于评估冠状动脉情况和排除肺栓塞等。

四、鉴别诊断

1. 急性冠脉综合征

表现为胸痛、心电图改变和血清心肌酶谱升高，需注意与急性心力衰竭中的心源性胸痛和心电图改变相区分。心肌梗死可引发急性左心室功能不全，导致急性心力衰竭，因此两者可能并存。

2. 肺栓塞

急性肺栓塞可引起右心负荷急剧增加，从而出现右心衰竭的表现。其临床表现包括急性呼吸困难、胸痛、血氧饱和度下降等。肺栓塞的诊断依赖于 D-二聚体水平检测、下肢深静脉超声及胸部 CT 血管造影。

3. 严重的瓣膜疾病

急性或慢性瓣膜疾病（如二尖瓣或主动脉瓣疾病）可导致心脏负荷急剧增加，心脏扩大和功能衰竭。通过超声心动图可以观察瓣膜的形态与功能，帮助鉴别诊断。

4. 心脏肿瘤或血栓

心脏内的肿瘤或血栓有时会突然脱落，堵塞心脏的流出道或流入道，造成心输出量急剧下降。超声心动图是鉴别诊断的重要手段。

5. 心包积液与心脏压塞

心包积液过多可压迫心脏，限制心脏的舒张功能，导致心力衰竭。心电图可显示电压降低，超声心动图可以直观显示心包积液。

6. 急性心肌炎

病毒感染可引起心肌炎，患者可能表现为心力衰竭、心律失常等症状。心脏 MRI 和心肌活检有助于诊断。

五、治疗

急性左心衰竭时的缺氧和严重呼吸困难是致命的威胁，必须尽快缓解。治疗目标为改善症状，稳定血流动力学状态，维护重要脏器功能，避免复发，改善预后。

（一）一般处理

1. 体位

患者取半卧位或端坐位，双腿下垂，以减少静脉回流。

2. 吸氧

立即高流量鼻管给氧，严重者采用无创呼吸机持续加压（CPAP）或双水平气道正压（BiPAP）给氧，升高肺泡内压，既可加强气体交换，又可对抗组织液向肺泡内渗透。

3. 救治准备

静脉通道开放，留置导尿管，心电监护及经皮血氧饱和度监测等。

（二）药物治疗

1. 镇静

吗啡 3～5mg 静脉注射不仅可以使患者镇静，减少躁动所带来的额外的心脏负担，同时也具有舒张小血管的功能而减轻心脏负荷。必要时每间隔 15 分钟重复 1 次，共 2～3 次。老年患者吗啡可减量或改为肌内注射。

2. 快速利尿

呋塞米 20～40mg 于 2 分钟内静脉注射，4 小时后可重复 1 次。除利尿作用外，还有静脉扩张作用，有利于缓解肺水肿。

3. 氨茶碱

氨茶碱可解除支气管痉挛，并有一定的增强心肌收缩、扩张外周血管作用。

4. 洋地黄类药物

毛花苷丙静脉给药最适合用于有快速心室率的心房颤动并心室扩大伴左心室收缩功能不全者，首剂为 0. 4～0. 8mg，2 小时后可酌情续用 0. 2～0. 4mg。

（三）血管活性药物

1. 血管扩张剂

（1）硝普钠：为动、静脉血管扩张剂，静脉注射后 2～5 分钟起效，起始剂量 0. 3μg/(kg • min) 静脉滴注，根据血压逐步加量。因含有氰化物，用药时间不宜连续超过 24 小时。

（2）硝酸酯类：扩张小静脉，降低回心血量，使左心室舒张末压及肺血管压降低，患者对本药的耐受量个体差异很大，常用药物包括硝酸甘油、硝酸异山梨酯。后者耐药性和血压、浓度稳定性优于硝酸甘油。

(3) α 受体拮抗剂：选择性结合 α 受体，扩张血管，降低外周阻力，减轻心脏后负荷，并降低肺毛细血管压，减轻肺水肿，也有利于改善冠状动脉供血。常用药物乌拉地尔，扩张静脉的作用大于动脉，并能降低肾血管阻力，还可激活中枢 5-羟色胺 1A 受体，降低延髓心血管调节中枢交感神经冲动发放，且对心率无明显影响。

(4) 人重组脑利尿钠肽（rhBNP）：奈西立肽可扩张静脉和动脉，降低前、后负荷，并具有排钠利尿、抑制肾素-血管紧张素-醛固酮系统（RAAS）和交感神经系统、扩张血管等作用，适用于急性失代偿性心力衰竭。

2. 正性肌力药物

(1) β 受体激动剂：小到中等剂量多巴胺可通过降低外周阻力，增加肾血流量，增加心肌收缩力和心输出量等改善症状。但大剂量多巴胺可增加左心室后负荷和肺动脉压而对患者有害。多巴酚丁胺起始剂量同多巴胺，根据尿量和血流动力学监测结果调整剂量，应注意其致心律失常的不良反应。

(2) 磷酸二酯酶抑制剂：米力农兼有正性肌力及降低外周血管阻力的作用，在扩血管利尿的基础上短时间应用米力农可能取得较好的疗效。

(3) 左西孟旦：通过结合于心肌细胞上的肌钙蛋白 C 增强心肌收缩，并通过介导腺苷三磷酸敏感的钾通道，扩张冠状动脉和外周血管，改善顿抑心肌的功能，减轻缺血并纠正血流动力学紊乱，适用于无显著低血压或低血压倾向的急性左心衰竭患者。

3. 血管收缩剂

去甲肾上腺素、肾上腺素等对外周动脉有显著缩血管作用的药物，多用于使用正性肌力药无明显改善的心源性休克。血管收缩剂收缩外周血管重新分配血流，以增加左心室后负荷为代价提高血压，保证重要脏器灌注。

（四）非药物治疗

1. 机械通气

机械通气包括无创机械通气和气管插管机械通气，应用于合并严重呼吸衰竭经常规治疗不能改善者及心肺复苏者。

2. 连续性肾替代治疗

在高容量负荷且对利尿剂抵抗、低钠血症且出现相应临床症状、肾功能严重受损且药物不能控制时，连续性肾替代治疗（CRRT）可用于代谢废物和液体的滤除，维持体内稳态。

3. 机械辅助循环支持装置

急性心力衰竭经常规药物治疗无明显改善时可应用机械辅助循环支持装置。

(1) 主动脉内球囊反搏（IABP）：可用于冠心病急性左心衰竭患者，有效改善心肌灌注，降低心肌耗氧量并增加心输出量。

(2) 体外膜氧合（ECMO）：在心脏不能维持全身灌注或者肺不能进行充分气体交换时，提供体外心肺功能支持。急性心力衰竭时可替代心脏功能，使心脏有充分的时间恢复，可作为心脏移植过渡治疗。

(3) 可植入式电动左心室辅助泵 Impella：在急性心力衰竭时通过辅助心室泵血来维持外周灌注，并减少心肌耗氧量，从而减轻心脏的损伤。常用于左心室，也有用于右心室的设备。可用于高危冠心病患者和急性心肌梗死患者。

第二章　心律失常

第一节　心房颤动

心房颤动是一种常见的心律失常，特点是心房（心脏的上部腔室）的快速、不规则的跳动。这种情况下，心房不能有效地将血液泵入心室（心脏的下部腔室），导致心脏的泵血功能降低，影响全身血液循环。心房颤动可能是持续性的（持续时间超过 7 日或需要药物或电击复律才能恢复正常）或阵发性的（自行终止或通过处理恢复正常）。

一、病因

1. 高血压

高血压是心房颤动的主要病因之一。长期的高血压可以导致心脏肥大、心室肥厚和心脏瓣膜功能异常，增加心房颤动的发生风险。

2. 冠心病

冠心病是指冠状动脉供血不足引起的心肌缺血或心肌梗死。心肌缺血和心肌梗死可以导致心脏电活动紊乱，增加心房颤动的发生风险。

3. 心肌病

心肌病是一组心肌结构或功能异常的疾病。心肌病可以导致心肌的电活动不稳定，增加心房颤动的发生风险。

4. 心脏瓣膜疾病

心脏瓣膜异常（如二尖瓣狭窄、二尖瓣关闭不全、主动脉瓣狭窄等）会导致心脏负荷增加或血液回流，使心房发生结构和电活动的改变，从而增加心房颤动的风险。

5. 甲状腺功能亢进症

甲状腺功能亢进症（简称甲亢）是一个常见的心房颤动病因。甲亢会导致心率增快和心肌兴奋性增加，容易触发心房颤动。

6. 心脏手术或介入治疗后

心脏手术（如心脏冠状动脉旁路移植手术、心脏瓣膜置换手术等）或介入治疗（如心脏射频消融术）后，心脏的结构和电活动可能发生改变，增加了心房颤动的风险。

7. 酗酒和药物滥用

过度饮酒和药物滥用，特别是某些兴奋剂和有成瘾性的药物，可以引起心脏电活动紊乱，增加心房颤动的发生风险。

二、临床表现

心房颤动的临床表现可以因个体差异而有所不同，也会受到疾病的严重程度和患者的整体健康状况影响。

1. 无症状型心房颤动

部分患者可能没有明显的症状，他们的心房颤动可能是在偶然的心电图检查中发现的。

2. 突发性心房颤动发作

（1）心悸：患者可能感觉心跳异常，出现明显的心悸，甚至可以感受到心脏的跳动。

（2）心绞痛：部分患者可能出现心绞痛，即胸闷、压榨感或胸部疼痛，可能伴随呼吸困难。

（3）突发呼吸困难：患者可能突然出现呼吸困难，特别是在进行体力活动或平卧时，可能需要坐起来，以缓解症状。

3. 持续性心房颤动

（1）慢性疲劳和乏力：心房颤动可以导致心脏泵血功能下降，患者可能感到疲劳、乏力和体力下降。

（2）呼吸困难：心房颤动会导致心脏泵血功能减弱，肺淤血和肺水肿增加，使患者容易出现呼吸困难，尤其是在进行体力活动时或平卧时。

4. 阵发性心房颤动

（1）阵发性夜间呼吸困难：患者可能在半夜醒来，感到窒息和呼吸困难，需要坐起来以缓解症状。这是由于体位改变引起液体重新分布和肺淤血。

（2）心悸和心动过速：阵发性心房颤动发作时，心脏电活动不规律且快速，患者可能感到心悸和心动过速。

5. 其他常见症状

（1）消化系统症状：心房颤动可以引起消化系统的不适，患者可能出现恶心、食欲下降、胃部不适等症状。

（2）头晕和晕厥：心房颤动可能导致心、脑供血不足，使患者出现头晕和晕厥的症状。

（3）颈静脉淤血：心房颤动时，颈静脉可能出现明显的充盈和淤血。

（4）水肿：由于心脏泵血功能减弱，液体在体内潴留，导致出现水肿，尤其是在下肢、腹部和腰背部等部位。

三、辅助检查

1. 心电图

心房颤动的心电图特征是心房电活动的不规则而快速震荡的波形，取代了正常的 P 波。心室率也变得不规则和快速。心电图是最常用的诊断心房颤动的工具，可以快速确认心律失常的存在，并评估心室率、心房颤动的类型和持续时间。

2. 心脏超声检查

超声心动图是评估心房颤动患者心脏结构和功能的重要工具。超声心动图可以测量心脏的尺寸、心室功能、心房功能、心脏瓣膜功能和心室壁运动等，帮助判断心脏是否存在其他结构和功能异常，如心肌肥厚、心脏瓣膜异常等。

3. 24 小时动态心电图监测

患者佩戴可记录心电图的便携式设备，连续监测心电图 24 小时或更长时间。这可以帮助医师检测和记录心房颤动的发作频率、持续时间和心室率的变化。

4. 血液检查

（1）甲状腺功能检查：心房颤动与甲状腺功能异常的关联密切，因此甲状腺激素水平的测量是重要的辅助检查之一，有助于排除或识别甲状腺功能异常所致的心房颤动。

（2）血液生化指标：血液检查可以评估患者的肾功能、电解质（如钠、钾、镁）水平和肝功能，以帮助发现并评估任何相关的代谢异常或器官功能损害。

5. 心脏导管检查

心房颤动患者可能需要进行电生理学检查和心脏导管插入，以评估心脏电生理状态和寻找潜在的可治疗目标。这种检查通过在心脏内部放置电极来测量心脏电活动，确定心房颤动的发作机制，寻找可能的诱发因素，并评估治疗选项，如心房消融术等。

6. 心房颤动事件记录器

心房颤动事件记录器是一种便携式的设备，患者可以随身携带，并用于记录心房颤动的发作事件。当患者感到心悸或症状加重时，可以通过激活设备来记录心电图，帮助医师评估心房颤动的类型和持续时间。

7. 心脏 CT 扫描和 MRI

心脏 CT 扫描和 MRI 可用于评估心脏结构、冠状动脉供血情况和心室功能。它们可以提供关于心脏解剖的详细信息，帮助发现任何存在的异常，如心脏瓣膜病变、冠心病等。

8. 其他辅助检查

（1）心血管疾病评估：根据患者的具体情况，可能需要进行进一步的评估，如运动试验、心脏核素显像等，以评估心脏血液供应和心脏功能。

（2）睡眠呼吸监测：睡眠呼吸暂停综合征与心房颤动的关联密切。通过进行睡眠呼吸监测，可以评估患者是否存在睡眠呼吸暂停及其对心房颤动的影响。

四、鉴别诊断

1. 心房扑动

心房扑动是一种与心房颤动相似的心律失常，但其心电图特征不同。心房扑动的心电图表现为心房的电活动以“锯齿状”波形出现，形成规律的快速心房收缩，通常以 2∶1、3∶1 或 4∶1 的传导比例进入心室。

通过心电图检查可以明确心房颤动与心房扑动的区别，心房扑动的心电图表现具有规律的“锯齿状”波形，而心房颤动则呈现不规则的心房电活动。

2. 室上性心动过速（SVT）

室上性心动过速是一种由心脏上方结构引起的快速心律失常，包括窦性心动过速、窦房折返性心动过速等。它们的心电图特征与心房颤动有所不同。

心房颤动的心电图表现为心房电活动的无规律而快速震荡的波形，而室上性心动过速的心电图则显示正常的心房电活动。

3. 心室颤动

心室颤动是一种严重的心律失常，与心房颤动不同，心室颤动是指心室的电活动变得非常不规则和快速，导致心脏无法有效地泵血。

通过心电图检查可以明确心房颤动与心室颤动的区别，心室颤动的心电图表现为没有明确的 P 波或 QRS 波群，而呈现非常不规则的波形。

五、治疗

心房颤动的治疗目标包括控制心室率、维持窦性心律、预防并发症、改善患者的生活质量，并降低发生心脑血管事件的风险。治疗心房颤动的策略因患者的病情、症状严重程度、心房颤动类型和持续时间而异。

1. 控制心室率

控制心室率是一种常见的治疗策略，旨在减慢心房颤动时心室的心率。可以通过使用药物来抑制心房颤动所产生的快速心室率，如β受体阻滞剂（如美托洛尔、阿替洛尔）、钙通道阻滞药（如地尔硫䓬、维拉帕米）和洋地黄类药物。这些药物的选择取决于患者的病情和其他相关因素。在某些情况下，如果药物治疗无效，可能需要考虑使用心脏起搏器来控制心室率。

2. 恢复窦性心律

恢复窦性心律是治疗心房颤动的目标之一，特别是对于症状明显或心功能受损的患者。恢复窦性心律的方法包括药物治疗和非药物治疗。

（1）药物治疗：抗心律失常药（如胺碘酮、普罗帕酮、索他洛尔等）可以用于恢复和维持窦性心律。药物的选择取决于患者的心功能、并发疾病、肾功能和其他因素。

（2）心房复律手术：对于部分患者，可能需要进行心房复律手术，如心房内电击复律（电复律）或射频消融术，以恢复窦性心律。

3. 抗凝治疗

心房颤动患者面临着血栓形成和栓塞的风险，尤其是患者存在其他危险因素时。抗凝治疗旨在预防血栓形成和栓塞事件。

抗凝药物治疗是预防血栓形成和栓塞事件的主要治疗方法。常用的抗凝药物包括口服抗凝药（如华法林）和新型口服抗凝药物（如达比加群酯、阿哌沙班、利伐沙班等）。

（1）华法林：是一种维生素K拮抗剂，通过抑制凝血因子的合成来防止血栓形成。患者需要进行定期的凝血时间监测（如国际标准化比值，INR）来调整剂量。

（2）新型口服抗凝药物：达比加群酯、阿哌沙班和利伐沙班是新一代口服抗凝药物，与华法林相比，它们具有更可预测的抗凝效果，并且无需频繁监测凝血时间。

4. 抗血栓治疗

对于心房颤动的患者，特别是有血栓形成和栓塞事件风险的患者，可能需要抗血栓治疗。这包括抗血小板药物和抗凝药物的联合使用。

（1）抗血小板药物：如阿司匹林可以用于预防血栓形成。在特殊情况下，可能会使用双重抗血小板治疗（如阿司匹林加氯吡格雷或氯吡格雷加普拉格雷）。

（2）抗凝药物联合抗血小板药物：对于高危患者，如有历史性栓塞事件或其他危险因素的患者，可能会使用抗凝药物和抗血小板药物的联合治疗。

5. 心脏消融术

对于无法控制心室率、不能耐受抗心律失常药或需要长期抗凝治疗的患者，可能需要考虑进行心脏消融术。这是一种通过射频能量或冷冻技术破坏心房内的异常电活动区域，以恢复窦性心律的治疗方法。

心房消融术是指通过导管插入体内，将能量传递到心脏特定区域，破坏产生造成心房颤动的异常电活动的组织。这可以通过射频能量或冷冻技术来实现。心房消融术的成功率和安全性逐渐提高，对于特定类型的心房颤动患者，可以取得良好的治疗效果。

6. 左心耳封堵术（LAAC）

心房颤动患者的栓塞风险主要来自心房附属器内的血栓。左心耳封堵术是一种新兴的治疗方法，旨在关闭心房附属器，以预防栓塞事件的发生。

在左心耳封堵术中，通过插入器械到心房附属器内，使用特殊的设备进行封堵，阻止血栓形成和栓塞的发生。这种方法逐渐被广泛应用于高危患者或无法耐受抗凝治疗的患者。

7. 生活方式管理

（1）控制血压：保持正常血压水平有助于减少心房颤动的发作。

（2）饮食管理：控制体重，限制摄入盐和脂肪，增加摄入蔬果、全谷物和健康脂肪，有助于改善心血管健康。

（3）戒烟和限制酒精摄入：戒烟和限制酒精摄入可以降低心房颤动的风险。

（4）锻炼：适度的有氧运动可以促进心血管健康，但在开始新的运动计划之前，应咨询医师的建议。

（5）管理其他疾病：控制糖尿病、高胆固醇和甲状腺功能异常等慢性疾病，有助于预防心房颤动的发作。

8. 心理支持

心房颤动的治疗过程可能对患者造成一定的心理压力。提供心理支持和教育，帮助患者应对疾病的影响，可以提高患者的生活质量。

第二节　心室颤动

心室颤动（VF）是一种严重的心律失常，是心脏电活动的一种极度不规则和快速的异常状态。在心室颤动中，心室的肌肉细胞以非同步的方式收缩，导致心脏无法有效地泵血，使全身组织器官无法获得足够的氧气和营养物质，这是一种危及生命的紧急情况。

在正常的心电活动中，心脏的节律由窦房结产生，随后经过房室结传导到心室，使心脏能够有序地收缩和舒张。而在心室颤动中，心脏的电活动变得非常混乱，心室肌肉无法协调地收缩和舒张，形成一系列细小的电信号波动，称为颤动波。

心室颤动导致心脏无法有效地泵血，血液循环中断，这会迅速导致体内重要器官缺血和缺氧。如果不迅速恢复正常的心脏电活动，心室颤动将致命。

一、病因

1. 冠心病

冠状动脉疾病是心室颤动最常见的病因之一。冠心病是由于冠状动脉供血不足引起心肌缺血或心肌梗死的疾病，使心脏电活动异常。

2. 心肌病

心肌病是一组心脏肌肉疾病，可以导致心肌结构和功能的异常。心肌病可使心脏电活动不稳定，容易发生心室颤动。

3. 高钾血症

血液中过高的钾离子水平会干扰心肌细胞的电活动，引发心室颤动。

4. 心脏外伤

严重的心脏外伤，如严重的胸部创伤或直接的心脏损伤，可以导致心室颤动。

5. 药物滥用

药物（如可卡因、安非他命等）过量或误用，会导致心室颤动的发生。

6. 其他因素

其他因素包括电解质紊乱（如低钾血症、低镁血症）、心脏结构异常、遗传性心脏病等，某些心脏手术后的并发症等也可能引起心室颤动。

二、临床表现

1. 意识丧失

心室颤动发作时，由于心脏无法提供足够的血液和氧气到大脑，患者通常会突然失去意识，进入昏迷状态。

2. 快速、无脉搏的心跳或心脏停搏

在心室颤动期间，心室肌以非同步的方式收缩，导致心脏泵血功能丧失。因此，患者通常没有可感知的脉搏，但心跳变得极其快速、不规则，可能达到每分钟数百次。在某些情况下，心室颤动可能表现为心脏停搏，即心脏完全停止跳动。

3. 呼吸困难

由于心室颤动导致心脏泵血功能受损，肺血液淤积，患者可能出现呼吸困难、气短和窒息。

4. 突然倒地或猝死

心室颤动是一种严重的心律失常，如果不及时处理，可能导致心脏停搏和猝死。因此，心室颤动发作时，患者可能会突然倒地或猝死。

5. 皮肤苍白、冷汗和四肢发绀

由于心脏无法提供足够的血液供应，全身组织器官无法得到足够的氧气和营养物质。这可能导致皮肤苍白、出汗增多和四肢发绀（由于组织缺氧）。

6. 心悸和胸痛

在心室颤动发作期间，患者可能感觉心悸和胸痛。这是由于心室颤动引起心脏电活动不规则和心脏供血不足导致的。

三、辅助检查

1. 心电图

心电图是最常用的辅助检查方法之一。它记录了心脏电活动的图形，可以帮助医师诊断心律失常类型和判断是否存在心室颤动。

在心室颤动期间，心电图呈现为无规律、无序、细小而快速的波动，没有明显的P波、QRS 波群和 T 波等特征。这与正常心电图有明显的区别。

2. 心脏超声检查

心脏超声检查利用超声波来评估心脏结构和功能。它可以提供有关心室大小、射血分数（EF）、心室壁运动、心脏瓣膜功能等的信息。

对于心室颤动的患者，心脏超声检查可以帮助确定是否存在潜在的结构异常，如心肌病、心肌梗死后的损伤或冠心病。

3. 动态心电图

动态心电图是记录患者连续 24 小时或更长时间的心脏电活动的心电图。它可以提供心脏电活动的全面记录，对于诊断心律失常和评估心室颤动的频率与持续时间非常有价值。

4. 心脏 MRI

心脏 MRI 是一种非侵入性的影像学检查方法，可以提供高分辨率的心脏图像。它可以评估心脏结构、心室功能、心肌灌注及检测心肌梗死等异常。

对于心室颤动的患者，心脏 MRI 可以帮助确定心脏结构的异常情况，评估心肌功能和排除其他潜在的心脏疾病。

5. 心脏电生理检查（EPS）

心脏电生理检查是一种侵入性的检查方法，用于评估心脏的电活动和诊断心律失常。在心脏电生理检查中，医师会在患者的心脏中插入细长的导管，并通过导管刺激和记录心脏的电活动。

在心室颤动的评估中，心脏电生理检查可以帮助确定心室颤动的起源、诱发因素及可能的治疗方法，如心脏消融术。

在心脏电生理检查中，医师可以通过刺激心脏产生心律失常，包括心室颤动，以评估其对治疗的反应。

6. 血液检查

可用于评估患者的电解质水平、心肌损伤标志物及其他与心脏疾病相关的指标。

（1）电解质紊乱：特别是低钾血症、低镁血症等，可能是引发心室颤动的因素之一。因此，检查血液中的电解质水平可以帮助确定是否存在潜在的导致心室颤动的问题。

（2）心肌损伤标志物（如心肌肌钙蛋白、肌酸激酶等）的测定：可以提供有关心肌损伤或心肌梗死的信息。

7. 心脏应变成像

心脏应变成像是一种新兴的心脏超声技术，可以评估心肌的功能和收缩性。它可以提供有关心室颤动患者心脏结构和功能异常的信息。

8. 心血管病因评估

对于心室颤动的患者，医师可能会进行进一步的评估，以确定可能的心血管病因，如冠心病、心肌病、遗传性心脏病等。这可能涉及心脏磁共振成像、冠状动脉造影、遗传性基因检测等。

四、鉴别诊断

1. 室性心动过速（VT）

心室颤动和室性心动过速在心电图上可能呈现相似的外观，因此在初步鉴别时往往需要注意区分两者。

室性心动过速是一种快速而有规律的心律失常，其心电图具有明确的 QRS 波群，并且通常有较长的持续时间。与心室颤动不同，室性心动过速具有较为规律的电活动。

2. 窦性心动过速

窦性心动过速是一种正常的生理反应，由于身体的应激或刺激，导致心率加快。它通常是有规律的，并且具有窦房结产生的 P 波。

与窦性心动过速相比，心室颤动的心电图表现为无规律、无序且快速，没有明显的 P 波、QRS 波群和 T 波等特征。

3. 室上性心动过速（SVT）

室上性心动过速是一种起源于心脏上方（房室结、房室旁路等）的快速心律失常。它的心电图呈现为快速的心率，但通常具有规律的心电图特征，如 P 波、QRS 波群和 T 波。

心室颤动的心电图则缺乏明显的 P 波和规律的 QRS 波群，呈现为无规律、无序的波动。

4. 心脏停搏

心脏停搏指心脏完全停止跳动，导致血液无法被有效泵送到体内组织器官。在心脏停搏时，心电图可能呈现为直线，无任何心电活动。

尽管心脏停搏可能是心室颤动的结果，但在初步鉴别中，需要确认是否存在其他原因导致的心脏停搏，如窦房结功能障碍、高度房室传导阻滞。

5. 心脏瓣膜疾病

心脏瓣膜疾病，如二尖瓣脱垂、主动脉瓣狭窄等，可能导致心脏电活动的异常和心律失常。

在鉴别诊断时，医师需要评估心脏瓣膜的结构和功能，检查心脏超声图，以确定是否存在心脏瓣膜疾病。

6. 窦房结功能障碍

窦房结功能障碍指窦房结产生心电活动异常，可能导致心律失常。窦房结功能障碍包括窦房结功能低下、窦房传导阻滞等。

在鉴别诊断中，医师可能会检查心电图和心脏超声图，以评估窦房结的功能和传导情况。

7. 心肌缺血和心肌梗死

心肌缺血和心肌梗死是冠状动脉疾病的常见表现，当冠状动脉供血不足导致心肌缺血或心肌梗死时，心脏电活动可能受到影响，引发心律失常，包括心室颤动。

在鉴别诊断中，医师可能会评估患者的症状、心电图变化、血液标志物（如心肌肌钙蛋白）和心脏超声图结果，以确定是否存在冠状动脉疾病导致的心肌缺血或心肌梗死。

五、治疗

1. 急救措施

（1）心肺复苏（CPR）：对于出现心室颤动的患者，急救人员应立即开始胸外心脏按压和人工呼吸，以维持血液循环和供氧。CPR 可以为患者提供至关重要的生命支持，直到进一步的医疗干预可用。

（2）自动体外除颤器（AED）：是一种用于急救的设备，可以提供电击来终止心室颤动。AED 通常具有简单易用的界面和语音指导，可以由急救人员或非专业人士使用。在适当的情况下，急救人员将 AED 应用于患者的胸部，通过电击来尝试恢复正常的心脏电活动。

2. 医院治疗

（1）电除颤：是一种在医院急诊环境中使用的治疗方法，通过向心脏传递高能电流来终止心室颤动。医师使用专业的除颤设备，如除颤仪，将电流传递到患者的胸部，以恢复正常的心脏电活动。

（2）抗心律失常药：医师可能会使用抗心律失常药来维持窦性心律，预防心室颤动的复发。常用的抗心律失常药包括胺碘酮、利多卡因等。具体的药物选择和剂量将根据患者的具体情况和临床判断进行调整。

（3）心脏起搏器和除颤器：对于高危患者，可能会考虑植入心脏起搏器和除颤器。心脏起搏器可以监测心脏电活动并在需要时提供电刺激，以恢复正常的心律。除颤器可以在检测到心室颤动时提供自动电击。

（4）心脏消融术：对于心室颤动的复发性患者，心脏消融术是一种治疗选择。它通过使用射频能量或冷冻技术破坏心脏中产生心室颤动的异常电活动区域，以恢复正常的心脏电活动。心脏消融术通常由心脏电生理学专家在心导管室内进行。

（5）针对潜在原因的治疗：如果心室颤动的原因是可逆的，如电解质紊乱、药物中毒等，治疗应该集中在纠正这些潜在原因上。例如，补充缺乏的电解质、停用导致心室颤动的药物或处理其他导致心室颤动的潜在病因。

（6）术后护理和康复：对心室颤动患者进行成功治疗后，需要进行术后护理和康复。这可能包括心脏监测、药物治疗、定期随访和生活方式管理，以预防心室颤动的复发。

第三节　期前收缩

期前收缩是窦房结以外的异位起搏点（心房、心室、房室结区）提前发出激动所致，可分为房性期前收缩、室性期前收缩和房室交界性期前收缩，以室性期前收缩最为多见，其次为房性期前收缩、交界性期前收缩。老年人房性期前收缩可见于器质性心脏病及非器质性心脏病，＞60 岁老年人如果长期监测心电图几乎都可以发现房性期前收缩，检出率为 82.1%。室性期前收缩多见于各种器质性心脏病，如冠心病（急性心肌梗死、不稳定型心绞痛、缺血性心肌病）、原发性高血压等，缺血、缺氧、麻醉、手术及药物作用、电解质紊乱等使心肌受到机械、电、化学刺激而发病，老年人室性期前收缩的发生率取决于病变的严重程度。

一、病因

期前收缩是一种常见的心律失常，可在任何年龄出现，尽管在老年人中比儿童更为常见。这种心律失常可以由多种原因引起，包括生活习惯因素、器质性心脏病变、药物不良反应和电解质紊乱。

生活习惯因素，如剧烈运动、精神压力、长期缺乏睡眠，以及过度吸烟，摄入酒精、茶和咖啡等刺激性物质，都可能导致期前收缩。这类因素通常与神经功能紊乱有关。此外，炎症，缺血、缺氧状态，接受麻醉，进行心导管检查或外科手术，以及特定心脏结构异常（如左心室假腱索）也能通过对心肌的机械性、电性或化学性刺激引发期前收缩。

在众多心脏疾病中，冠状动脉粥样硬化性心脏病、心肌病、风湿性心脏病、肺源性心脏病、高血压引起的左心室肥厚及二尖瓣脱垂等患者更容易出现期前收缩，特别是在心力衰竭或急性心肌梗死时风险更高。某些药物如洋地黄、酒石酸锑钾、普鲁卡因胺、奎尼丁及三环类抗抑郁药物中毒也是诱发期前收缩的常见原因。此外，电解质紊乱，尤其是低钾血症，也可能触发期前收缩。

值得一提的是，一些器质性心脏病早期可能表现为自主神经功能紊乱的症状，如甲状腺功能亢进所引起的心脏病变。同时，一些药物除了直接对心肌产生毒性外，还可能影响自主神经功能，如酒石酸锑钾和洋地黄等。因此，在将期前收缩归因于神经功能性因素时，医师应进行仔细的病情分析和相关检查，以排除潜在的器质性病因。

二、临床表现

期前收缩患者可以毫无症状，或仅有心悸、心跳或“停跳”感。期前收缩次数过多者会有头晕、乏力、胸闷等症状。发生于器质性心脏病的期前收缩，常使心脏病的症状加重。但也有不少患者的很多症状是由于对期前收缩的不正确理解和焦虑、恐惧情绪所致。值得注意的是具有一定危险性的期前收缩倒不一定有特殊的明显症状。

期前收缩发生时，心脏检查发现节律不齐，有提前发生的心脏搏动，后继一较长间歇停搏。期前收缩的第一心音可有明显的增强，也可减弱，主要与过早收缩开始时房室瓣的位置有关。第二心音大多减弱，有时由于心室充盈量过小，收缩时不能使半月瓣开启，第二心音即无从产生，故只能听到一个心音。室性期前收缩因左、右心室收缩不同步而常引起第一与第二心音的分裂，期前收缩发生越早，心室的充盈量和搏出量越少，桡动脉脉搏也相应越弱，有时甚至完全不能扪及而被误诊，在二联律时可误诊为心动过缓，但心脏听诊可鉴别。

三、辅助检查

1. 心电图

心电图（ECG）是诊断期前收缩的首选和基础检查方法。通过在短时间内记录心电活动，ECG 能够显示出心脏每次搏动的电流变化，从而帮助医师检测到期前收缩及其特征。房性期前收缩（APCs）和室性期前收缩（VPCs）在 ECG 图形上表现出特定的波形，与正常心跳有明显区别。

2. 动态心电图监测

动态心电图监测（Holter 监测）指使用便携式设备连续记录心脏电活动 24 小时或更长时间。这种检查对于捕捉偶发的期前收缩尤其有用，可以提供关于期前收缩出现的频率、模式和日间变化的详细信息，以及它们与症状之间的关联性。

3. 事件记录器

事件记录器是一种患者在感到症状时手动激活的设备，用于记录心脏的电活动。这种设备适用于那些不经常发生期前收缩的患者，可以在数周甚至数月内随身携带，直到捕捉到异常心律为止。

4. 应激测试

应激测试（也称为运动心电图）检查在心脏负荷增加的情况下（如运动）心脏活动的

变化。这项测试有助于评估运动是否会诱发或加剧期前收缩，同时评估心脏的运动耐受性和是否存在冠状动脉疾病。

5. 超声心动图

超声心动图使用高频声波生成心脏结构和功能的实时图像。这项检查能够评估心室壁的运动，检测心脏结构的异常（如心脏瓣膜疾病、心室肥大等）和心脏泵血功能，为查找期前收缩的潜在原因提供线索。

6. 心脏磁共振成像

心脏 MRI 提供有关心脏结构和功能的详细图像，尤其适用于评估心脏肌肉的疾病及其他结构性问题。虽然心脏 MRI 不是评估期前收缩的常规检查，但它对于诊断复杂或不明确的案例非常有用。

7. 血液检查

血液检查可以帮助识别可能导致期前收缩的任何潜在的电解质紊乱（如钾、镁和钙水平异常）或其他相关状况（如甲状腺功能亢进症）。

四、鉴别诊断

1. 室上性心动过速

室上性心动过速（SVT）的特征是快速的、规则的心跳，起源于心室之上的结构。在 ECG 上，SVT 通常表现为窄 Q 波间期，与 APCs 不同，SVT 不会显示提前的心跳，而是一系列快速且连续的心跳。

2. 室性心动过速

室性心动过速（VT）是一种源自心室的快速心律，表现为连续三个或更多的 VPCs。VT 可能表现为规则或不规则的心跳，与频繁的 VPCs 相比，VT 的心跳速率更快，通常超过 100次/分。

3. 窦性心动过缓

窦性心动过缓是指心率低于 60次/分的正常心律。虽然心动过缓与期前收缩不同，但患者可能因心跳减慢后感到随后心跳的加强而误认为是期前收缩。

4. 窦性停搏或窦房传导阻滞

心脏短暂停止跳动后恢复正常节律。在心电图上，这可能表现为心跳之间的异常长间隔，患者可能因此感觉到之后的心跳加强，类似于期前收缩后的感觉。

五、治疗

窦性期前收缩通常无需治疗，应针对原发病处理。

房性期前收缩通常不需要治疗。频繁发作，伴有明显症状的房性期前收缩，应适当治疗。主要包括去除诱因、消除症状和控制房性期前收缩发作。患者应充分休息，适当活动，避免精神紧张和情绪激动，避免过度吸烟，摄入酒、浓茶、咖啡等。对有感染的患者，应积极行抗感染治疗。由心力衰竭引起的房性期前收缩，适当使用洋地黄可达到治疗目的。但由于洋地黄中毒引起的房性期前收缩，则应针对发生原因进行处理，苯妥英钠有较好的疗效。治疗房性期前收缩的药物包括镇静药、β 受体阻滞剂、钙通道阻滞药、普罗帕酮及胺碘酮等。

房室交界性期前收缩一般不需要治疗。由心力衰竭引起的房室交界性期前收缩，适当洋地黄可达到治疗目的。对症状明显的房室交界性期前收缩，可选用β受体阻滞剂、Ⅰ类抗心律失常药及钙拮抗剂。起源于房室结远端的期前收缩有可能在心动周期早期发生，在某些情况下可能会诱发快速性室性心律失常，在这种情况下，治疗与室性期前收缩的治疗一样。

室性期前收缩伴发心力衰竭、低钾血症、洋地黄中毒、感染、肺源性心脏病等情况时，应首先治疗上述病因。

无器质性心脏病的室性期前收缩不会增加此类患者发生心脏性死亡的风险，如无明显症状，可不使用药物治疗。如患者症状明显，则治疗以消除症状为目的。减轻患者的焦虑与不安，避免诱发因素，如吸烟、咖啡、应激等。药物宜选用β受体阻滞剂，亦可酌情选用美西律、普罗帕酮。

二尖瓣脱垂患者伴有室性期前收缩，仍遵循无器质性心脏病并发室性期前收缩的处理原则。如患者合并二尖瓣反流及心电图异常表现，发生室性期前收缩时有一定的危险性，可首先选用β受体阻滞剂，无效时改用Ⅰ类和Ⅲ类抗心律失常药物。

急性心肌梗死早期出现的室性期前收缩，宜静脉使用利多卡因和胺碘酮，利多卡因无效时亦可改用静脉注射普鲁卡因胺。若急性心肌梗死发生窦性心动过速与室性期前收缩，早期静脉注射β受体阻滞剂能有效减少心室颤动的发生。当其他暂时性心肌缺血（如变异型心绞痛等），以及溶栓治疗、经皮穿刺腔内冠状动脉成形术后出现室性期前收缩时，可静脉注射利多卡因或普鲁卡因胺。

有器质性心脏病，伴轻度心功能不全（EF 40%～50%），原则上只处理心脏病，不必应用针对室性期前收缩的药物。但有明显症状者，可选用美托洛尔、普罗帕酮、胺碘酮、普鲁卡因胺。在紧急情况下可静脉给药，必要时可考虑联合用药。

器质性心脏病合并明显心力衰竭伴有室性期前收缩的患者，有很高的心脏性猝死危险性。心律失常抑制试验（CAST）表明，应用某些ⅠC类抗心律失常药物治疗心肌梗死后室性期前收缩，尽管药物能有效控制室性期前收缩，但总死亡率反而显著增加，原因是这些抗心律失常药物本身具有致心律失常作用。因此，应当避免应用Ⅰ类，特别是ⅠC类药物治疗心肌梗死后室性期前收缩。β受体阻滞剂对室性期前收缩的疗效不显著，但能降低心肌梗死后猝死发生率。胺碘酮应用于心肌梗死合并心力衰竭伴有室性期前收缩的患者，能有效抑制室性期前收缩，可降低心律失常死亡率，致心律失常作用弱，宜低剂量维持，以减少不良反应的发生。

心电图上室性期前收缩显示左束支阻滞伴电轴右偏以及下壁导联呈单向R波或右束支阻滞伴电轴左偏图形，其室性期前收缩起源于右心室流出道或左心室后间隔。具有这类心电图特点的室性期前收缩患者，若症状明显，抗心律失常药物治疗效果不佳，或不能耐受药物，不伴有其他类型的心律失常，无明显器质性心脏病，可考虑经导管射频消融，其成功率可达90%。

第四节　室性心动过速

室性心动过速（VT）简称室速，常发生于各种器质性心脏病患者，最常见于冠心病患者，以急性心肌梗死及陈旧性心肌梗死伴有室壁瘤或心功能不全最多见，其次是心肌病患者，扩张型心肌病发生室性心动过速较常见，还可见于急性心肌炎、心力衰竭、高血压性心脏病、心瓣膜病、先天性心脏病、致心律失常性右心室发育不良、药物（ⅠA、ⅠC类抗心律失常药物，以及洋地黄、氨茶碱、三环类抗抑郁药等）中毒。其他如长QT间期综合征，麻醉，心脏手术如心导管操作、起搏器安装等也可引起室性心动过速。室性心动过速为较严重的心律失常，需在短时间内予以控制，否则可导致休克、心力衰竭或心室颤动，造成严重后果。

室速是指发生于希氏束分叉以下的一组快速性心律失常，频率＞100次/分，自发的至少连续3个，心电程序刺激至少连续6个室性搏动。

根据室性心动过速持续发生时间以及血流动力学影响分为：①持续性室性心动过速，即每次发作持续时间＞30秒或虽然未达到30秒但患者已发生意识丧失，须立即复律者；②非持续性室性心动过速，发作持续时间＜30秒的室性心动过速，常能自行终止。

根据室性心动过速发作时心电图QRS波形特征分为：单形性室性心动过速，QRS波形一致的室性心动过速；多形性室性心动过速，即QRS具有多种不同形态的室性心动过速。

特殊类型的室速：①QT间期延长的多形性室性心动过速，即尖端扭转型室性心动过速，阵发性发作，可自行终止，心室率一般为200～250次/分，RR间隔不齐，QRS波群的极性每经过数个心动周期沿轴线发生一次扭转，常伴有QT间期延长；②双向性室性心动过速，室性心动过速发作时交替出现电轴明显左偏和右偏的QRS波，心电图表现为在肢导联上QRS正向波与负向波交替性出现。也可将尖端扭转型室性心动过速和双向型室性心动过速归为多形性室性心动过速中的特殊类型。

一、病因

1. 结构性心脏病变

结构性心脏病变是室性心动过速最常见的病因之一，包括冠心病、心肌梗死、心肌炎、心肌病、心肌肥厚等。这些疾病引起的心肌损伤或纤维化可能导致异常的电信号传导，从而导致室性心动过速。

2. 心肌缺血

心肌缺血是由于冠状动脉疾病导致的心肌血液供应不足。当心肌缺血发生时，心肌细胞受损，电信号传导受到干扰，可能引发室性心动过速。

3. 电解质紊乱

电解质的异常水平对心脏电活动具有重要影响。低钾血症、低镁血症、低钙血症等电解质紊乱可能导致心室肌细胞的电位异常，增加室性心动过速的风险。

4. 药物或物质使用

某些药物和物质的使用也可能导致室性心动过速的发生。例如，抗心律失常药、抗精神病药物、非处方药和有成瘾性的物质（如可卡因、苯丙胺等）都可能干扰心脏的电信号传导，引发室性心动过速。

5. 遗传因素

遗传突变也可能导致室性心动过速的发生。遗传性心脏病（如长QT间期综合征、Brugada综合征等）与室性心动过速的发生有关。

6. 自主神经系统异常

自主神经系统是调节心脏活动的重要系统之一。当自主神经系统紊乱或异常活动时，可能导致心室电活动异常，从而引发室性心动过速。

7. 心脏手术并发症

在某些心脏手术中，如心脏搭桥手术、瓣膜置换术等，某些手术操作或术后并发症可能导致室性心动过速的发生。

二、临床表现

（1）非持续性室速（发作时间短于 30 秒，能自行终止）的患者通常无症状，持续性室速（发作时间大于 30 秒，需药物或电复律才能终止）常伴有明显的血流动力学障碍与心肌缺血，可出现低血压、少尿、晕厥、气促、心绞痛等。多数患者在发作时出现心悸、头晕、面色苍白、神态紧张、心前区有压迫感或疼痛，也有的患者感到恶心、呕吐、尿频。

（2）阵发性发作，突然发生、突然消失，发作时心率在 150～200次/分，心前区第一心音可有强弱差异。

（3）室性心动过速发作时的体征可见颈静脉搏动强弱不等，有时可见较强的颈静脉 α 波（大炮波），心尖区第一心音的强度和脉搏强度不一致。心率一般在 150～200次/分，节律可齐也可轻微不齐或绝对不规律；如 QT 间期延长的尖端扭转型室性心动过速可绝对不规律，脉搏细弱，同时可见面色苍白、四肢厥冷，还可伴有不同程度的精神症状。

三、辅助检查

1. 心电图

心电图是最常用的检查方法之一，用于检测室性心动过速。在心电图上，室性心动过速表现为连续而快速的 QRS 波群，它们可能宽大畸形且形态不规则。通过分析心电图，可以确定心动过速的类型、频率、形态和持续时间，以及与其他心律失常的区别。

2. 动态心电图

动态心电图记录是一种连续记录心电活动的检查方法，通常持续 24 小时或更长时间。它可以更全面地监测室性心动过速的发作频率、时长和背景情况。这种持续记录有助于确定心动过速的频率、持续时间，以及与症状的关联。

3. 心脏超声检查

心脏超声检查是通过超声波技术对心脏结构和功能进行评估的方法。它可以检查心脏的收缩和舒张功能、心腔大小、心瓣膜功能及心室壁运动等。对于室性心动过速患者，心脏超声检查有助于排除其他结构性心脏病变，并评估心脏功能是否受到影响。

4. 心脏核素显像

心脏核素显像是一种检查方法，通过注射放射性核素追踪物质，并进行心脏显像来评估心脏血流和心肌功能。对于室性心动过速患者，心脏核素显像可以评估心肌缺血和心肌功能，帮助确定心脏病因。

5. 心脏 MRI

心脏 MRI 是一种无创的检查方法，可以提供心脏的详细图像。它可以帮助评估心脏结构、心室功能和心脏肌肉病变等。对于室性心动过速患者，心脏MRI有助于排除其他结构性心脏病变，并评估心脏功能是否受到影响。

6. 心脏电生理检查

心脏电生理检查是一种通过导管插入心脏，记录和评估心脏电活动的方法。它可以提供更详细的心脏电信号信息，帮助确定室性心动过速的形态、起源和传导途径。心脏电生理检查还可以评估心脏电活动的传导速度和心室肌细胞的兴奋性，以指导治疗决策。

7. 血液检查

血液检查可以评估电解质、心肌酶和其他生化指标的水平，帮助识别室性心动过速的潜在病因。例如，低钾血症、低镁血症和低钙血症可能与室性心动过速的发生和持续有关。

8. 心脏负荷试验

心脏负荷试验通过运动或药物刺激心脏，增加心脏负荷，以评估心脏的反应能力和心律失常的诱发情况。在室性心动过速的患者中，负荷试验可能诱发心动过速，并提供有关心脏功能和诱发机制的信息。

9. 事件记录器

事件记录器是一种便携式设备，患者可以自行激活以记录心律失常的发作。患者可以使用事件记录器在发作期间记录心电图数据，并在以后通过下载数据供医师分析。这对于室性心动过速发作的监测和诊断非常有用。

10. 遗传基因检测

在某些情况下，室性心动过速可能与遗传性心脏病有关。进行遗传基因检测可以确定特定的遗传突变是否与室性心动过速的发生有关。这对于家族性室性心动过速的诊断、评估潜在风险和进行家族遗传咨询非常重要。

四、鉴别诊断

1. 房性心动过速

房性心动过速是由心房起搏点产生的快速心律失常。在心电图上，房性心动过速通常表现为快速而规则的P波和QRS波群。而室性心动过速的QRS波群通常宽大畸形且形态不规则。通过观察P波和QRS波群的形态和规律性，可以将室性心动过速与房性心动过速区分开。

2. 房室交界性心动过速

房室交界性心动过速是由房室交界区或希氏束产生的快速心律失常。在心电图上，房室交界性心动过速通常表现为窄QRS波群和快速的心率。而室性心动过速的QRS波群通常宽大畸形。通过观察QRS波群的宽度和形态，可以将室性心动过速与房室交界性心动过速区分开。

3. 窦性心动过速

窦性心动过速是由窦房结产生的快速心律失常。在心电图上，窦性心动过速通常表现为正常的P波和QRS波群，而室性心动过速的QRS波群通常宽大畸形且形态不规则。通过观察P波和QRS波群的形态和规律性，可以将室性心动过速与窦性心动过速区分开。

4. 室上性心动过速

室上性心动过速是由心房或房室交界区产生的快速心律失常。在心电图上，室上性心动过速通常表现为窄QRS波群和快速的心率。而室性心动过速的QRS波群通常宽大畸形。通过观察QRS波群的宽度和形态，可以将室性心动过速与室上性心动过速区分开。

五、治疗

治疗室性心动过速的基本原则是首先治疗任何基础的心脏病症，以及预防心脏性猝死的发生。当没有发现器质性心脏疾病时，室性心动过速的处理方法类似于室性期前收缩的处理方法。如果存在器质性心脏病，那么治疗策略应类似于治疗恶性室性心律失常的方法。

1. 室性心动过速的治疗原则

室性心动过速（VT）的出现往往与器质性心脏病相关，治疗应针对特定的心脏疾病进行。在没有器质性心脏疾病的背景下发生的非持续性室性心动过速，如果没有伴随症状或晕厥发作，一般不需要特别治疗。对于有器质性心脏病的非持续性室性心动过速，则需要进行治疗。无论是否存在器质性心脏病，持续性室性心动过速都需要治疗；如果室性心动过速伴有明显的血流动力学障碍，则应立即采用电复律转复心律。

2. 药物及电复律治疗

对于有器质性心脏病的非持续性室性心动过速，治疗主要集中在控制病因和触发因素，如治疗基础心脏病和心力衰竭、调整电解质失衡（特别注意低钾血症和低镁血症）。基于这些措施，β受体阻滞剂的使用可以帮助改善症状和预后，例如每日两次口服倍他乐克25mg。然而，对于心功能严重受损的患者，β受体阻滞剂可能禁用。对于反复发作的室性心动过速，药物治疗不佳时，可考虑使用抗心律失常药物。

持续性室性心动过速的治疗不仅需要处理基础心脏病和潜在的诱发因素，还必须及时处理伴随的室性心动过速。常见的诱发因素包括心功能不全、电解质紊乱和洋地黄中毒。在出现血流动力学障碍的情况下，应立即进行同步电复律。

3. 特殊类型室性心动过速的治疗

（1）先天性长QT间期综合征：避免使用能延长QT间期的药物，广泛应用β受体阻滞剂，并在必要时安装ICD。

（2）获得性长QT间期综合征：主要治疗是去除诱因，调整电解质紊乱，必要时采用临时心脏起搏或应用异丙肾上腺素。

（3）尖端扭转型室性心动过速：紧急处理包括查找并处理引起QT间期延长的原因。硫酸镁是首选药物，严重时可考虑心脏起搏或使用异丙肾上腺素。

（4）加速性室性自主心律：是一种发生频率在60～100次/分的异位室性心律，常见于冠状动脉疾病、风湿性心脏病、高血压病、心肌炎、扩张型心肌病、洋地黄过量等情况。这种心律失常也可以在无心脏病的健康成人和儿童中观察到，尤其是在急性心肌梗死后，特别是进行再灌注治疗时，其发生率可能极高。加速性室性自主心律通常被视为一种良性的心律失常，大多数情况下为暂时性，且由于心率并不是很高，多数情况下患者可以耐受。治疗主要针对基础疾病，心律失常本身通常不需要特殊处理。然而，如果心功能不全的患者因失去心房收缩功能而导致症状加重，使用阿托品可以通过提高窦性心率来夺获心室，从而终止这种异位室性心律。

总的来说，无论是无器质性心脏病还是有器质性心脏病的室性心动过速，治疗策略都需要综合考虑病因、心脏功能状态和心律失常的特点。在处理特殊类型的室性心动过速时，特别是当存在潜在的生命威胁时，治疗方法应更加谨慎和个体化。

在治疗任何类型的室性心动过速时，维持和恢复正常心脏功能、预防复发和减轻症状是治疗的主要目标。尽管药物治疗和电复律是治疗室性心动过速的常用手段，但对于某些特定类型的室速，如特发性室速或某些持续性室速，射频消融术或许能提供更高的成功率和根治可能。此外，对于那些经历过心搏骤停或有高复发风险的患者，植入心脏复律除颤器（ICD）可能是预防未来事件的最佳选择。

治疗室性心动过速的最终目标是改善患者的生活质量和预后，减少由心律失常引起的并发症，特别是预防心脏性猝死。因此，对室性心动过速的管理应采取多学科合作的方法，涵盖心脏病学、电生理学、心外科以及患者自我管理教育等多个方面，以确保患者接受最佳的个性化治疗方案。

第五节　窦性心动过缓

成人窦性心律低于60次/分，称为窦性心动过缓。需要注意的是，心率可能因个体差异而有所不同，一些人的正常心率可能低于60次/分而仍被视为正常。因此，在评估窦性心动过缓时，需要综合考虑患者的临床状况和症状。

窦性心动过缓可能是生理性的，也可能是病理性的。生理性窦性心动过缓可以是一种正常的心率适应性反应，例如在睡眠、休息或运动恢复期间，心率较慢是正常的。此外，一些人可能有较低的静息心率，而没有任何症状或心脏问题。

一、病因

1. 窦房结功能障碍

窦房结功能障碍是指窦房结自身功能异常，导致心率过慢。这可能是由窦房结组织病变、衰老、炎症、缺血等引起的。

2. 药物使用

药物，特别是影响心脏的自主神经系统的药物，如β受体阻滞剂、钙通道阻滞药和某些抗心律失常药，可能导致心率减慢。

3. 病态窦房结综合征

病态窦房结综合征是一种窦房结功能异常疾病，表现为窦房结冲动生成和传导的紊乱。除了窦性心动过缓，病态窦房结综合征还可以伴随其他心律失常，如窦房传导阻滞或窦性停搏。

4. 心肌病变

心肌病变，如心肌炎、心肌梗死、心肌病等，可以导致窦房结功能受损，从而引起窦性心动过缓。

5. 副交感神经过度刺激

副交感神经系统的过度刺激也可能导致窦性心动过缓。这可能是副交感神经系统过度活跃或某些药物的作用所致。

二、临床表现

患者一般无症状，部分患者可有头晕、胸闷等。心脏听诊心率慢而规则。

三、辅助检查

1. 心电图

心电图是最常用的用于诊断心律失常的非侵入性检查方法。在窦性心动过缓的情况下，心电图显示窦房结冲动频率较慢，导致心率低于正常范围。除了心率减慢，心电图还可以提供其他有关心脏电活动的信息，如 P 波形态、PR 间期、QRS 波群等。这些信息可以帮助确定窦性心动过缓的类型、程度，以及与其他心脏问题的关联。

2. 心脏超声检查

心脏超声检查利用超声波技术来观察和评估心脏的结构和功能。通过心脏超声检查，可以评估心脏的收缩功能、射血分数、心室壁运动情况及心脏瓣膜的状态，这有助于确定窦性心动过缓是否由心脏结构或功能异常引起，如心肌病变、心脏瓣膜病变等。

3. 动态心电图

动态心电图是一种记录心脏电活动的方法，持续监测患者的心电图数据，通常为 24～48 小时。它可以提供更长时间的心电图记录，以检测窦性心动过缓的发作频率、持续时间，以及与症状的关联。通过动态心电图，医师可以确定窦性心动过缓的程度，以及是否存在症状相关的心电图改变。

4. 心脏应激测试

心脏应激测试是通过心脏受到负荷时的反应来评估心脏功能和心律失常。常用的心脏应激测试包括运动试验和药物应激试验。这些测试可用于评估窦性心动过缓患者在运动或负荷状态下的心率响应，以及是否存在心肌缺血或心肌功能受损等。

5. 血液检查

血液检查可用于评估患者的生化指标，包括电解质水平、甲状腺功能、肾功能和血红蛋白水平等。这些指标对于识别窦性心动过缓的潜在原因和伴随疾病非常重要。例如，电解质紊乱（如低钾血症）可能导致心脏传导异常和心率减慢。

6. 心脏导管检查

心脏导管检查是一种侵入性检查方法，通过将导管插入到心脏血管中，评估心脏的血液流动和压力。这项检查可用于评估冠状动脉狭窄、心脏瓣膜病变或其他血管异常，这些因素可能导致窦性心动过缓。

7. 心脏电生理检查

心脏电生理检查是一种用于评估心脏电活动的侵入性检查方法。它通过在心脏内放置导管，并通过电刺激和记录来诊断和定位心律失常的起源和传导途径。对于窦性心动过缓患者，心脏电生理检查可以帮助确定窦房结的功能状态，以及其他可能的心脏传导问题。

8. 其他影像学检查

根据患者的具体情况，医师可能会考虑进行其他影像学检查，如放射性核素心肌显像、MRI 或 CT 扫描。这些检查可用于评估心脏结构、心肌功能和血流情况，以排除其他潜在的心脏问题。

四、鉴别诊断

1. 窦房结功能异常

窦房结功能异常是窦性心动过缓的最常见原因之一。窦房结是心脏的起搏点，负责产生心脏的基本节律。窦房结功能异常可能是由窦房结组织病变、衰老、缺血等引起的。通过心电图和其他辅助检查，可以评估窦房结的功能状态和冲动传导情况，以确定窦性心动过缓的原因。

2. 病态窦房结综合征

病态窦房结综合征是一种窦房结功能异常疾病，表现为窦房结冲动生成和传导的紊乱。它包括窦性心动过缓、窦房传导阻滞和窦性停搏。与窦房结功能异常不同，病态窦房结综合征可能涉及窦房结以及其周围传导系统的异常。心电图和心脏电生理检查可用于评估窦房结的功能状态和传导情况，以确定是否存在病态窦房结综合征。

3. 药物影响

药物，特别是影响心脏的自主神经系统的药物，如β受体阻滞剂、钙通道阻滞药和某些抗心律失常药，可能导致心率减慢。这些药物可以影响窦房结的冲动产生和传导，从而导致窦性心动过缓。评估患者的药物史和调整药物剂量可能有助于确定药物对心率的影响。

4. 心肌病变

心肌病变，如心肌炎、心肌梗死、心肌病等，可能导致窦房结功能受损，从而引起窦性心动过缓。心脏超声检查、心肌标志物检测和心脏 MRI 等影像学检查可用于评估心脏结构和功能，以确定是否存在心肌病。

5. 窦房传导阻滞

窦房传导阻滞是指窦房结冲动传导至心房的过程中出现延迟或阻滞。窦房传导阻滞可分为一度窦房传导阻滞、二度窦房传导阻滞和三度窦房传导阻滞。在一度窦房传导阻滞中，冲动传导延迟但完全传导至心房；在二度窦房传导阻滞中，部分冲动传导至心房，而部分冲动被阻滞；在三度窦房传导阻滞中，窦房结的冲动无法传导至心房，心房与窦房结节律独立工作。窦房传导阻滞可导致心率减慢，类似于窦性心动过缓，但其发生的机制和位置不同。心电图和心脏电生理检查可用于鉴别和评估窦房传导阻滞。

五、治疗

窦性心动过缓的治疗措施取决于患者的症状严重程度、心脏功能、潜在病因及个体情况。对于轻度症状或无症状的窦性心动过缓，可能不需要治疗，而对于严重症状或心功能受损的患者，可能需要采取治疗措施以提高心率和改善症状。

1. 观察和监测

对于轻度症状或无症状的窦性心动过缓，可能只需要定期观察和监测，以确保心率没有进一步下降或出现其他并发症。这包括定期的临床评估、心电图检查和心脏超声检查等。

2. 病因治疗

如果窦性心动过缓是由其他潜在疾病引起的，如药物使用、代谢紊乱或电解质紊乱，需要针对病因进行治疗或调整。例如，如果药物是引起心率减慢的原因，可能需要调整药物剂量或更换其他药物。

3. 药物治疗

在症状严重或心功能受损的情况下，可能需要药物来提高心率。常用的药物包括异丙肾上腺素、肾上腺素和氨茶碱等。这些药物作用于窦房结和传导系统，促进心率增加。治疗药物的选择取决于患者的症状、心脏功能和其他相关因素。药物治疗应由医师根据患者的情况进行调整和监测。

4. 心脏起搏器

对于症状严重或心功能受损的窦性心动过缓患者，心脏起搏器植入可能是一种有效的治疗方法。心脏起搏器是一种在胸部植入的小型装置，可以通过发放电脉冲来提高心率，维持正常的心律。根据需要，起搏器可以设定为根据患者的活动水平自动调整心率，或者以固定的最低心率工作。

5. 外部心脏起搏

在急性病情下，如窦性心动过缓引起的晕厥或严重症状，可以采用外部心脏起搏作为临时措施。外部心脏起搏器是一种外部设备，通过电极贴片或导线连接到患者的胸壁，用来传递电脉冲刺激心脏，提高心率。这种方法通常用于急救或等待植入心脏起搏器之前的过渡时期。

6. 手术治疗

在某些特殊情况下，可能需要手术治疗来纠正窦性心动过缓。例如，当窦房结功能严重受损或窦房结周围传导组织存在异常时，可能需要进行手术干预，如窦房结射频消融术、窦房结旁路手术等。这些手术可以通过破坏或创造传导通路来调节心律，以恢复正常的心率。

第六节　病态窦房结综合征

病态窦房结综合征简称病窦综合征，是由于病变导致窦房结功能减退，产生多种心律失常的综合表现。患者可在不同时间出现一种以上的心律失常，经常同时合并心房自律性异常。部分患者同时有房室传导功能障碍。主要特征为窦性心动过缓，当合并快速性心律失常反复发作时称为心动过缓-心动过速综合征（慢-快综合征）。导致窦房结损害的因素主要有淀粉样变性、甲状腺功能减退、感染、纤维化与脂肪浸润、退行性变等，引起窦房结起搏与窦房传导功能障碍。此外，窦房结周围神经和心房肌的病变、窦房结动脉供血减少也是病态窦房结综合征的病因，迷走神经张力增高、某些抗心律失常药物抑制窦房结功能，也可引起窦房结功能障碍。

一、病因

1. 年龄因素

病态窦房结综合征在年龄较大的人中更为常见。随着年龄的增长，窦房结的细胞功能和电生理特性会发生变化。老年人的窦房结细胞可能会逐渐退变并失去正常的电生理功能，导致窦房结功能受损。

2. 心脏结构异常

心脏结构异常可能导致病态窦房结综合征的发生。这包括心肌病变、心脏手术后的瘢痕组织形成、心肌缺血或心肌梗死等。这些结构异常可能影响窦房结的电活动和信号传导，导致窦房结功能异常。

3. 心脏手术或介入治疗

某些心脏手术或介入治疗可能导致病态窦房结综合征。例如，心脏起搏器植入、心脏瓣膜手术、冠状动脉旁路移植术等都可能损伤或干扰窦房结的功能。这些手术或治疗过程中的创伤、瘢痕组织形成或电生理干扰可能导致窦房结功能异常。

4. 药物因素

某些药物使用也与病态窦房结综合征相关。药物，特别是影响心脏的自主神经系统的药物，如β受体阻滞剂、钙通道阻滞药和某些抗心律失常药，可能导致心率减慢和窦房结功能受损。

5. 电解质紊乱

电解质紊乱也可能是病态窦房结综合征的病因之一。例如，低钾血症可以影响窦房结细胞的电活动，导致窦房结功能异常。其他电解质异常，如低镁血症，也可能干扰心脏的电活动，导致窦房结功能异常。

6. 自主神经功能紊乱

自主神经功能紊乱可能与病态窦房结综合征相关。交感神经系统和副交感神经系统对心脏的调节非常重要。交感神经系统的过度活跃或副交感神经系统的功能异常可能导致窦房结功能受损。这种自主神经功能紊乱可能与慢性疾病（如糖尿病、高血压）或自主神经系统疾病（如自主神经性心脏功能紊乱）相关。

7. 先天性心脏疾病

先天性心脏疾病可能与病态窦房结综合征有关。例如，心房间隔缺损、房室间隔缺损、法洛四联症等心脏结构异常可能影响窦房结的功能和信号传导，导致病态窦房结综合征的发生。

8. 炎症和感染

某些炎症和感染性疾病可能对窦房结产生直接损害，导致病态窦房结综合征的发生。例如，心肌炎、风湿性心脏病等炎症性疾病可能导致心肌细胞受损和纤维化，影响窦房结的功能。感染性疾病如心内膜炎也可能对窦房结产生负面影响。

9. 遗传因素

遗传因素在病态窦房结综合征的发病中可能起到一定的作用。研究表明，某些基因突变与窦房结功能异常相关，从而增加了患病态窦房结综合征的风险。遗传因素可能导致窦房结细胞的离子通道异常、蛋白质功能异常或结构缺陷，从而引起病态窦房结综合征。

二、临床表现

1. 心动过缓

心动过缓是病态窦房结综合征最常见的表现之一。由于窦房结功能异常，心率可能显著降低。正常成年人的安静心率通常为60～100次/分，而病态窦房结综合征患者的心率可以降至每分钟低于60次。心动过缓可能导致心脏泵血能力降低，引起相应症状，如乏力、气短、心悸或运动耐量下降。

2. 窦房传导阻滞

病态窦房结综合征患者可能会出现窦房传导阻滞，即窦房结的冲动传导在传至心房的过程中出现延迟或阻滞。窦房传导阻滞分为一度窦房传导阻滞、二度窦房传导阻滞和三度窦房传导阻滞。一度窦房传导阻滞表现为窦性P波延迟但完全传导至心房；二度窦房传导阻滞表现为部分窦性P波传导至心房，而部分P波被阻滞；三度窦房传导阻滞表现为窦房结的冲动无法传导至心房，心房与窦房结节律独立工作。窦房传导阻滞可能导致心率不规则或心率减慢，进一步加重病态窦房结综合征的症状。

3. 窦性停搏

病态窦房结综合征患者可能会出现窦性停搏，即窦房结在一段时间内停止产生冲动，导致心房无法受到正常的刺激。窦性停搏可能持续几秒钟到几分钟不等。这种暂停可能导致暂时的心动停止，患者可能会感到心悸、头晕等。

4. 心房颤动

病态窦房结综合征患者也容易出现心房颤动，即心房的不规则快速收缩。心房颤动可能是由于窦房结功能不稳定，导致心房的电活动异常。心房颤动可导致心率不规则、心房有效收缩减少和血液淤滞，增加血栓形成和卒中的风险。

5. 窦房折返性心动过速

折返性心动过速是属于病态窦房结综合征的一种心律失常，表现为窦房结的冲动逆传至心房，导致心房快速而不规则地收缩。这种折返性心动过速可能是病态窦房结综合征的典型表现之一，通常伴随快速和不规则心率，与窦房结功能异常密切相关。

6. 症状性缺血

病态窦房结综合征引起的心率减慢和心律失常，可能导致心脏供血不足，特别是在活动时。心肌缺血可能引起胸痛、压迫感、呼吸困难和心绞痛等症状。

7. 晕厥

病态窦房结综合征患者常常出现晕厥症状，这是心脑供血不足造成的，当心率过缓或突然暂停时，供应到脑部的血液减少，导致短暂的意识丧失。晕厥可能发生在日常活动或体力活动后。

8. 体位相关症状

某些病态窦房结综合征患者在改变体位时，尤其是从躺着或坐着的姿势迅速站起时，可能出现短暂的低血压和晕眩，这称为直立性低血压，是由于窦房结功能异常所引起的自主神经功能失调。

三、辅助检查

1. 心电图

心电图是最常用的辅助检查工具，可以用于评估窦房结的功能和心律。在病态窦房结综合征患者的心电图中，常见的表现包括窦性心动过缓（心率低于 60 次 / 分）、窦房传导阻滞（窦性 P 波与心房收缩之间的时间延长）、窦性停搏（窦性 P 波消失）及其他心律失常（如心房颤动）。心电图还可以提供关于心脏结构和其他潜在心律失常的信息。

2. 心脏超声检查

心脏超声检查是一种无创的检查方法，通过超声波成像来评估心脏的结构和功能。对于病态窦房结综合征患者，心脏超声检查可以检测心室功能、心房的大小和结构、心脏瓣膜功能，以及排除其他潜在的心脏结构异常。

3. 心脏电生理检查

心脏电生理检查是一种侵入性的检查方法，用于评估心脏电活动和心律失常的起源及传导机制。通过在心脏中放置导管，可以记录和刺激心脏的电活动。心脏电生理检查可用于确定窦房结的冲动产生和传导情况，以及评估窦房结功能状态和窦房传导阻滞的程度。

4. 动态心电图

动态心电图通过可携带的心电图仪器连续记录心电图信号，通常持续 24 小时或更长时间。这种监测方法可以提供更长时间的心电图记录，有助于检测和记录病态窦房结综合征发作、心律失常的持续时间和频率。通过动态心电图监测，可以更好地了解病态窦房结综合征的病情和心律异常的情况。

5. 窦房结功能评估

为了更准确地评估窦房结的功能状态，可以进行特殊的功能评估测试。窦房结功能评估包括窦房结恢复时间（SNRT）测试和校正窦房结恢复时间（SNRTC）测试。

（1）窦房结恢复时间（SNRT）测试：是一种通过刺激窦房结并记录其恢复时间来评估窦房结功能的测试。在测试过程中，通过刺激窦房结，记录冲动传导的恢复时间，以评估窦房结对心率调节的恢复能力。长时间的 SNRT 可能提示窦房结功能异常。

（2）校正窦房结恢复时间（SNRTC）测试：是一种通过刺激窦房结并记录其产生的冲动是否传导到心房来评估窦房结起搏能力的测试。在测试过程中，刺激窦房结并记录心房收缩情况。如果窦房结产生的冲动无法传导到心房，说明窦房结起搏能力受损。

6. 负荷试验

负荷试验是一种通过心电图监测和记录患者在运动负荷下的心率和心律变化来评估窦房结功能的测试。这种测试可以模拟日常生活中的体力活动，观察患者在运动时窦房结的反应。负荷试验可以揭示病态窦房结综合征患者在活动时心率的下降情况，以及是否出现心房颤动等心律失常。

7. 血液检查

血液检查可以用于评估与病态窦房结综合征相关的潜在病因和影响因素。例如，通过检测血清电解质水平，特别是钾和镁的浓度，可以了解电解质紊乱是否是病态窦房结综合征的病因之一。此外，血液检查还可以评估甲状腺功能、肾功能和炎症标志物等，以排除其他可能导致心律失常的疾病。

四、鉴别诊断

1. 窦性心动过速

窦性心动过速是窦房结自发性冲动过快导致的心律失常。与病态窦房结综合征相比，窦性心动过速的心率通常超过 100 次 / 分，而不是减慢。此外，窦性心动过速通常不伴有窦房传导阻滞、窦性停搏或其他窦房结功能异常的表现。

2. 窦房传导阻滞

窦房传导阻滞是指窦房结产生的冲动在传导至心房的过程中出现延迟或阻滞。与病态窦房结综合征相比，窦房传导阻滞可能是由其他疾病引起的，如心房颤动、心房扑动、房室传导阻滞等。在窦房传导阻滞中，心率的降低是由于窦房结与心房之间的传导受阻，而不是窦房结自身的功能异常。

3. 窦房结功能低下症

窦房结功能低下症与病态窦房结综合征存在一定的重叠，但窦房结功能低下症更强调窦房结的固有功能异常。与病态窦房结综合征相比，窦房结功能低下症可能没有明确的传导阻滞或窦性停搏的表现。此外，窦房结功能低下症可能更多地表现为窦房结自发性冲动的不稳定性，包括心动过缓和心动过速的交替出现。

4. 心房颤动

心房颤动是一种常见的心律失常，其特点是心房的快速和不规则收缩。与病态窦房结综合征相比，心房颤动通常是由心房电活动异常引起的，而不是窦房结功能异常导致的。然而，病态窦房结综合征患者可能同时存在心房颤动，因为窦房结功能异常会增加心房颤动的风险。区分病态窦房结综合征与心房颤动的关键在于确定心律失常的起源是来自窦房结还是心房。

五、治疗

治疗病态窦房结综合征的主要目标是针对其病因进行治疗，同时避免使用可能进一步减慢心率的药物。当心率显著下降并伴有明显症状时，可以采用药物治疗以提高心率，而在出现反复心源性晕厥的情况下，则可能需要植入人工心脏起搏器。

治疗首先集中于病因，努力解决或控制引起病态窦房结综合征的根本问题。

1. 药物治疗

（1）阿托品：口服阿托品 0.3mg，每日 3～4 次；必要时，也可以通过皮下注射或静脉注射 1～2mg 的方式给药。阿托品可能会导致口干、视物模糊等不良反应，且在严重情况下，可能出现心率过快、幻觉等症状。心功能不全或前列腺增生患者应谨慎使用，而有青光眼等疾病的患者则禁止使用。

（2）异丙肾上腺素：每 3～4 小时通过舌下含服 10～20mg 或每分钟 1～2μg 静脉滴注给药。异丙肾上腺素可能引起头晕、心绞痛等不良反应。因此，心绞痛或心肌梗死患者应避免使用。

（3）氨茶碱：口服 0.1g，每日 3 次；必要时可以通过静脉滴注 0.25g 于 5% 葡萄糖注射液 500mL 中给药。氨茶碱可能导致恶心、心率加快等不良反应。

2. 起搏治疗

（1）临时起搏器：适用于药物难以控制或不宜使用药物的病态窦房结综合征患者，如急性心肌梗死并发病态窦房结综合征、药物中毒引起的病态窦房结综合征等情况。

（2）永久起搏器：适用于长期存在明显症状的慢性病态窦房结综合征患者，特别是伴有心动过缓导致的心力衰竭或心绞痛，以及慢-快综合征伴有显著症状的患者。

3. 起搏器的选择

对于房室结功能正常的患者，可选择心房按需起搏器（AAI）。

伴有房室结功能异常和心功能不全的患者，应考虑使用全自动型起搏器（DDD）。

对于频发房性快速心律失常而心功能良好的患者，一般使用心室按需起搏器（VVI）。

如果条件允许，频率应答式起搏器（如 VVI 或 DDD）将提供更理想的治疗效果。

第三章　心脏停搏与心脏性猝死

第一节　心脏停搏

心脏停搏是指心脏的自主电活动停止，导致心脏无法有效地收缩和泵血。在心脏停搏期间，心脏的传导系统无法产生或传导冲动，心脏的机械活动暂时中断。心脏停搏也被称为心脏骤停。

心脏停搏可以分为突发性心脏停搏和持续性心脏停搏两种类型。突发性心脏停搏是指心脏在没有先兆或警告的情况下突然停止跳动。这种情况通常发生在心脏电活动突然终止时，心房和心室无法协调收缩。突发性心脏停搏可能是由严重的心律失常（如心室颤动或室性心动过速）引起的。突发性心脏停搏需要立即进行心肺复苏（CPR）和电除颤来恢复心脏的正常跳动。持续性心脏停搏是指心脏的自主电活动长时间停止，无法自行恢复。这种情况可能由严重的心脏病、窦房结功能异常、心室传导阻滞等引起。持续性心脏停搏需要紧急医疗干预，可能包括心脏起搏器植入或其他治疗措施来维持心脏的跳动和血液循环。

一、病因

1. 心律失常

（1）心室颤动：心室颤动是一种严重的心律失常，心脏的电活动变得非常不规则和无序，导致心室无法有效收缩和泵血。心室颤动是心脏停搏最常见的原因之一，常常由冠心病、心肌缺血、心肌病等引起。

（2）室性心动过速：室性心动过速是一种快速而不正常的心室激动，导致心室收缩过快而无法充分充盈。在特殊情况下，室性心动过速可以进一步发展成心室颤动，导致心脏停搏。

（3）无脉性心电活动（PEA）：无脉性心电活动是指心脏存在电活动，但没有有效的心室收缩和脉搏。这可能是由于心脏传导系统严重障碍、心室停搏或其他原因导致的。

2. 急性冠脉综合征

急性冠脉综合征包括心肌梗死和不稳定型心绞痛。这些疾病引起心肌缺血和心肌损伤，可能导致心脏停搏。

3. 心肌病

（1）扩张型心肌病：扩张型心肌病是一种心肌结构和功能异常的疾病，心室扩大并逐渐失去收缩力。心肌病可能导致心脏停搏，尤其是在晚期病情进展时。

（2）肥厚型心肌病：肥厚型心肌病是一种心肌肥厚和僵硬的疾病，可能导致心室排空障碍和电活动异常，进而引发心脏停搏。

4. 心脏传导系统异常

（1）窦房结功能异常：窦房结功能异常包括窦房结功能低下症和病态窦房结综合征。

在这些疾病中，窦房结的自主电活动受损，导致心率过慢、窦房传导阻滞或窦性停搏，最终可能引发心脏停搏。

（2）房室传导阻滞：房室传导阻滞是指心脏传导系统中心房与心室之间的传导受阻。严重的房室传导阻滞可能导致心脏停搏。

5. 其他疾病

（1）心肌炎：心肌炎是心肌组织的炎症，可能由病毒感染、自身免疫反应或其他感染引起。严重的心肌炎可以导致心肌功能受损和心律失常，甚至引发心脏停搏。

（2）先天性心脏病：某些先天性心脏病，如先天性心房传导阻滞或心室传导阻滞，可能导致心脏停搏。

（3）药物或毒物作用：某些药物或毒物的使用或暴露，如抗心律失常药、抗精神病药物、药物过量、中毒等，可能对心脏的电活动产生负面影响，导致心脏停搏。

（4）电击或电击休克：严重的电击或电击休克，如触电事故、心脏手术期间的电击等，可能导致心脏电活动紊乱和心脏停搏。

（5）电解质紊乱：严重的电解质紊乱，特别是血钾水平过低或过高，可能影响心肌细胞的电活动，导致心脏停搏。

（6）呼吸暂停和窒息：严重的呼吸暂停和窒息可能导致缺氧和二氧化碳潴留，进而影响心脏的电活动和功能，导致心脏停搏。

二、临床表现

1. 意识丧失

心脏停搏导致供氧不足，脑部受累，患者常常在停搏发生后迅速丧失意识，无法做出自主反应。意识丧失可能在停搏发生后立即出现。

2. 无脉搏和无呼吸

在心脏停搏期间，心脏无法有效地泵血，血液循环停止，因此患者将没有可触及的脉搏和呼吸。这是识别心脏停搏的重要标志之一。

3. 突然倒地或晕厥

心脏停搏导致脑部供氧不足，患者可能会突然倒地或出现晕厥，失去姿势控制。

4. 无反应和无自主运动

心脏停搏后，患者无法做出自主反应，无法呼唤、移动或响应外界刺激。肌肉松弛，没有自主运动。

5. 发绀

由于供氧不足，患者的皮肤和黏膜可能出现发绀，尤其是在口唇、指甲床和四肢末梢。

6. 呼吸困难

心脏停搏导致氧气供应不足，患者可能出现呼吸困难、浅表呼吸或完全停止呼吸。

7. 抽搐

在心脏停搏的早期阶段，部分患者可能会出现抽搐，是由于脑部缺氧引起的。

8. 瞳孔扩大

心脏停搏后，患者的瞳孔可能扩大，失去对光的反应。

三、辅助检查

1. 心电图

心电图是最常用的检查工具之一，用于记录心脏的电活动。在心脏停搏时，心电图显示心脏的自主电活动停止。通过心电图，医务人员可以确定心律失常的类型，如心室颤动、室性心动过速或无脉搏心电活动（PEA）。这有助于指导紧急电除颤和心肺复苏措施。

2. 血气分析

血气分析可以提供有关血氧饱和度、二氧化碳分压和酸碱平衡等指标的信息。在心脏停搏期间，患者的氧气供应不足，可能发生二氧化碳潴留和酸碱平衡失调。血气分析可以评估和纠正这些异常，以支持心肺复苏和维持生命。

3. 血液检查

血液检查可以提供有关心脏功能和心肌损伤的信息。通过测量肌钙蛋白等标志物的水平，可以评估心肌损伤的程度。血液检查还可以检测电解质异常，如血钾水平的变化，这对心脏功能恢复和心律管理非常重要。

4. 胸部 X 线检查

胸部 X 线检查可以用于评估心脏和肺的结构和功能。它可以帮助医务人员排除其他潜在的病因，如气胸、心脏压塞等。胸部 X 线检查还可以检查呼吸道和肺的情况，以指导进一步的治疗。

5. 超声心动图

超声心动图是一种无创检查方法，通过超声波成像技术来评估心脏的结构和功能。在心脏停搏后，超声心动图可以帮助医务人员评估心脏的收缩功能、心室大小和运动情况，以确定是否存在心肌损伤或其他结构异常。

6. 心脏导管检查

心脏导管检查是一种介入性检查方法，用于评估心脏的冠状动脉供血情况及冠状动脉狭窄的程度。在心脏停搏后，心脏导管检查可以帮助确定是否存在冠心病等血管疾病，以指导进一步的治疗。

7. 心脏 MRI

心脏 MRI 是一种高分辨率的影像学检查方法，可提供关于心脏结构、心脏功能和血流动力学的详细信息。在心脏停搏后，心脏 MRI 可以帮助评估心肌损伤、心脏功能和心脏血管状况，以指导后续的治疗。

8. 活组织检查

在某些情况下，可能需要进行心脏活组织检查来确定心脏停搏的病因。心脏活组织检查可以通过取样心脏组织进行病理学分析，以确定是否存在心肌炎、心肌病或其他心脏疾病。

四、鉴别诊断

1. 心室颤动和室性心动过速

心室颤动和室性心动过速是心脏停搏最常见的原因之一，也是严重的心律失常，导致心室无法有效地收缩和泵血。鉴别诊断通常通过心电图或心脏监测来确定。电除颤是恢复正常心律的关键治疗措施。

2. 心房颤动

心房颤动（AF）是一种心律失常，发生时心房电活动不规则，心室收缩不协调。在某些情况下，AF 可能导致心脏停搏。鉴别诊断要基于心电图和临床表现，需要排除其他可能的原因。

3. 急性冠脉综合征

急性冠脉综合征包括心肌梗死和不稳定型心绞痛。这些疾病导致心肌缺血和心肌损伤，可能引发心脏停搏。鉴别诊断需要考虑病史、临床表现和心电图的特征。

4. 冠状动脉狭窄

严重的冠状动脉狭窄可能导致心肌供血不足，引起心脏停搏。冠状动脉造影或非侵入性心血管成像可以用于鉴别诊断和评估血管状况。

5. 心肌炎性心肌病

心肌炎是一种心肌组织的炎症，可能由病毒感染、自身免疫反应或其他感染引起。严重的心肌炎可以导致心肌损伤和心律失常，进而引发心脏停搏。鉴别诊断需要结合病史、体格检查、心电图和心肌标志物等。

6. 窦房结功能异常

窦房结功能异常包括窦房结功能低下症和病态窦房结综合征。这些疾病导致窦房结的自主电活动受损，可能引发心脏停搏。鉴别诊断需要结合心电图和病史。

7. 房室传导阻滞

房室传导阻滞是指心脏传导系统中心房与心室之间的传导受阻。严重的房室传导阻滞可能导致心脏停搏。鉴别诊断需要结合心电图和病史。

五、治疗

1. 心肺复苏

心肺复苏是心脏停搏患者的首要治疗措施，旨在通过人工提供心脏按压和人工呼吸来维持血液循环与氧供。心肺复苏的步骤包括：检查患者的意识和反应，呼叫急救人员；如果患者没有意识或无反应，立即开始胸外按压，按压位置位于胸骨下缘中点；在适当的频率和深度下进行连续胸外按压，通常为至少 100～120次/分，至少压缩 5cm 的深度；在按压之间提供有效通气，采用口对口或面罩通气或使用呼吸球囊面罩；在进行心肺复苏的同时，呼叫急救人员并准备除颤器进行电除颤。

2. 电除颤

电除颤是一种通过电击来终止严重心律失常，如心室颤动或室性心动过速的治疗方法。电除颤通过传递电流来重置心脏的电活动，使其恢复正常的跳动。在紧急情况下，急救人员或医疗专业人员使用自动体外除颤器（AED）或专业级除颤器在合适的时机进行电除颤。

3. 药物治疗

药物治疗可用于心脏停搏的复苏过程中，以帮助维持心律稳定和恢复心脏功能。常用的药物包括以下三种。

（1）肾上腺素：可以增加心脏的兴奋性和收缩力，促进心脏跳动。它通常作为 CPR 的一部分，用于提高血压和心输出量。

（2）抗心律失常药：如胺碘酮或利多卡因可能用于控制严重的心律失常，如心室颤动或室性心动过速。

（3）血管活性药物：如硝酸甘油或硝酸异山梨酯可用于扩张冠状动脉，改善心肌的供氧情况。

4. 心脏起搏器

在特殊情况下，如病态窦房结综合征或严重的房室传导阻滞，心脏起搏器可能被植入以维持心脏的正常节律和跳动。它可以通过向心脏发出电信号来引发心脏收缩。

5. 内科和介入治疗

对于某些可逆原因引起的心脏停搏，如电解质紊乱、药物中毒或缺氧等，及时纠正原因可能会恢复心脏功能。此外，某些心脏疾病可能需要进行内科治疗或介入手术，以预防心脏停搏的再次发作。

6. 持续监护和支持

在成功恢复心脏跳动后，患者需要持续的监护和支持。这包括密切观察心电图、血压和血氧饱和度等指标，进行血液检查，以评估心肌损伤和电解质紊乱情况。如果患者无法维持自主呼吸，可能需要进行机械通气。此外，心脏停搏的患者通常需要住院观察和进一步的评估。

第二节　心脏性猝死

心脏性猝死（SCD）是指由于心脏电活动突然终止导致心脏停搏的临床病理过程。在心脏性猝死发生时，心脏突然停止有效收缩和泵血，导致血液无法供应到身体的各个器官，如果不立即进行急救和复苏，可能导致严重的后果甚至死亡。

心脏性猝死通常是由于严重的心律失常，特别是心室颤动（VF）引起的。心室颤动是一种心脏电活动紊乱的心律失常，心室出现快速而无序的电激动，无法产生有效的心脏收缩。其他引起心脏性猝死的心律失常还包括室性心动过速（VT）和无脉搏心电活动（PEA）。

一、病因

1. 冠心病

冠心病是心脏性猝死最常见的病因之一。冠心病是由冠状动脉供血不足引起的心肌缺血和心肌梗死。当冠状动脉发生严重狭窄或阻塞时，心肌的氧供减少，导致心肌细胞死亡，触发心室颤动或室性心动过速等严重的心律失常，进而导致心脏性猝死。

2. 心肌病

心肌病是一组心肌结构和功能异常的疾病，可能导致心脏性猝死。心肌病可以是遗传性的，如扩张型心肌病、肥厚型心肌病和致心律失常型右心室心肌病等。心肌病还可以是获得性的，如炎症性心肌病、药物或毒物引起的心肌病等。心肌病变使心肌结构和功能异常，增加了心脏性猝死的风险。

3. 先天性心脏异常

先天性心脏异常是指出生时心脏结构发育不完全或异常。某些严重的先天性心脏异常，如主动脉瓣狭窄、室间隔缺损等，可能导致心脏性猝死。这些异常可引起心脏电生理的紊乱，增加心律失常的风险。

4. 心律失常

（1）心室颤动和室性心动过速：是心脏性猝死最常见的心律失常类型。心室颤动是一种心室电活动紊乱的快速而无序的心律失常，导致心脏无法有效地收缩和泵血。室性心动过速是一种心室电活动异常的快速心律失常。这些严重的心律失常会导致血液供应不足，迅速引发心脏性猝死。

（2）心房颤动：是心房电活动不规律的心律失常，可导致心室收缩不协调。在某些情况下，心房颤动可能引发心室颤动或室性心动过速，进而导致心脏性猝死。

5. 遗传性心脏病

遗传性心脏病，如长 QT 间期综合征、Brugada 综合征、致心律失常型右心室心肌病等，增加了心脏性猝死的风险。这些疾病由基因突变引起，影响心脏电生理，导致心律失常发作和心脏性猝死。

6. 药物和毒物

某些药物和毒物的使用或暴露也可导致心脏性猝死。例如，某些抗心律失常药的过量使用、心脏毒素（如可卡因）或某些药物（如心脏抑制剂）的不良反应可能干扰正常的心脏电活动，导致心脏性猝死。

7. 其他因素

其他因素也可能增加心脏性猝死的风险，如电解质紊乱（如低钾血症、低镁血症等）、突发性运动、强烈的情绪波动或应激反应、高血压、肥胖、吸烟、饮酒过量等。

二、临床表现

1. 突发的意识丧失

心脏性猝死最常见的表现是突然丧失意识，患者无法回应刺激或与周围环境进行交流。这种意识丧失是突然发生的，没有先兆症状。

2. 呼吸停止

心脏停搏导致患者呼吸停止。在心脏性猝死期间，患者不会有自主呼吸，胸部没有呼吸运动。这是一种紧急情况，需要立即进行人工通气和心肺复苏。

3. 无脉搏

心脏停搏导致患者的动脉脉搏消失。医务人员可以通过检查颈动脉或股动脉等部位来确定患者是否有脉搏。

4. 突然倒地

心脏性猝死往往导致患者突然倒地，无法控制自己的身体姿势。这是由于心脏停搏导致大脑缺血，患者立即失去肌肉控制。

5. 恶心、呕吐和胸闷

心脏性猝死的患者可能在发作前出现短暂的恶心、呕吐和胸闷感。这些症状可能是心肌缺血引起的，可能是心脏停搏的前兆。

6. 休克状态

心脏性猝死会导致血液供应不足，引起休克状态。患者可能出现皮肤苍白、冷汗、血压下降、脉搏微弱或消失等征象。这是由于心脏停搏导致心输出量急剧减少，无法维持组织和器官的正常灌注。

7. 抽搐或痉挛

有些心脏性猝死的患者可能在心脏停搏发生时出现抽搐或痉挛。这是由脑缺血引起的异常电活动所致，通常出现在心脏停搏的早期阶段。

三、辅助检查

1. 心电图

心电图是一种无创的检查方法，用于记录心脏的电活动。在心脏性猝死的急救过程中，紧急进行心电图监测有助于确定心脏的电活动情况，如是否存在心室颤动、室性心动过速或其他心律失常。心电图还可以评估ST段抬高、T波倒置、QRS波群等变化，帮助确定心肌缺血或心肌损伤的存在。

2. 血液检查

血液检查可以提供关于心肌损伤和电解质紊乱的信息。常规的血液检查包括心肌肌钙蛋白和肌酸激酶等心肌标志物的测定，用于评估心肌损伤的程度。此外，检查血液中的电解质水平，如钾、镁和钙等，可以帮助判断电解质紊乱是否是心脏性猝死的潜在原因。

3. 超声心动图

超声心动图是一种无创的检查方法，通过超声波显像技术可以观察心脏的结构和功能。在心脏性猝死的患者中，超声心动图可以检查心脏的收缩功能、心室大小、心脏瓣膜异常等。此外，超声心动图还可以检测是否存在心肌梗死、心肌病变或其他结构异常，有助于评估患者的预后和指导治疗。

4. 冠状动脉造影

冠状动脉造影是一种介入性检查方法，通过向冠状动脉内注入对比剂，结合X线摄影技术，可以直观地显示冠状动脉的情况。在心脏性猝死的患者中，冠状动脉造影用于评估冠状动脉是否存在狭窄、阻塞或血栓形成，这些因素可能导致心肌缺血和心脏性猝死的发生。此外，冠状动脉造影还可以评估是否存在冠状动脉疾病，为后续的介入治疗提供指导。

5. 心脏MRI

心脏MRI是一种非侵入性检查方法，通过磁场和无线电波生成高分辨率的心脏图像。它可以提供有关心脏结构、功能和血流的详细信息。在心脏性猝死的患者中，心脏MRI可以评估心肌的损伤范围和程度，检测梗死灶、心肌纤维化等情况，帮助确定患者的预后和制订治疗方案。

6. 心脏电生理检查

心脏电生理检查是一种通过将电极放置在患者心内，记录心脏电活动并诱发心律失常的检查方法。在心脏性猝死的患者中，心脏电生理检查可以帮助确定存在的心律失常类型、诱发心室颤动或室性心动过速的条件，以及评估治疗的效果。该检查常用于评估心脏起搏器或心律调节器的植入需求。

四、鉴别诊断

心脏性猝死是一种突然发生的心脏电活动终止，导致心脏停搏的紧急病理过程。鉴别诊断是为了排除其他可能导致相似症状和病理改变的疾病，并确认心脏性猝死的确切原因。以下是心脏性猝死鉴别诊断的详细叙述。

1. 非心脏性原因

在鉴别诊断中，首先要排除非心脏性原因引起的突然的意识丧失和心脏停搏。非心脏性疾病，如癫痫、脑卒中、低血糖、中毒、中枢神经系统疾病等，也可能导致突然的意识丧失和心脏停搏。通过详细询问病史、体格检查和其他辅助检查（如脑电图、头颅 CT 等）来排除这些非心脏性原因。

2. 呼吸系统疾病

呼吸系统疾病也可以导致呼吸停止和意识丧失，与心脏性猝死的临床表现相似。严重的哮喘发作、肺栓塞、严重的呼吸道感染等都可能导致突然的呼吸停止。通过检查呼吸道通畅性、肺部听诊、胸部 X 线检查或 CT 等影像学检查来排除呼吸系统的病因。

3. 神经源性晕厥

神经源性晕厥是指神经系统异常引起的短暂性意识丧失。与心脏性猝死相比，神经源性晕厥发生的病因和机制不同。常见的神经源性晕厥包括血管迷走性晕厥、颈动脉窦综合征和神经介导的晕厥等。通过详细询问病史、体格检查和其他辅助检查（如头颈血管超声、动态心电图等）来排除神经源性晕厥。

五、治疗

1. 心肺复苏

心肺复苏是心脏性猝死急救过程中的首要步骤，包括胸外按压和人工通气，以保持氧气供应和血液循环。胸外按压通过按压胸骨来维持心脏的机械挤压，以保持血液流动。人工通气则通过口对口或口对鼻的方式给予患者呼吸支持。早期和高质量的心肺复苏是提高生存率的关键。

2. 自动体外除颤器

自动体外除颤器（AED）是一种用于诊断和治疗心律失常的设备。它能够监测心脏的电活动，并在需要时提供电击来恢复正常的心律。自动体外除颤器可在急救人员到达之前由普通公众使用。使用自动体外除颤器时，按照设备的指示将电极贴附在患者胸部上，并根据设备的提示进行电击。早期电击能够纠正心室颤动或室性心动过速等可治疗的心律失常。

3. 心脏起搏器

心脏起搏器是一种植入到患者胸部的小型电子设备，用于维持正常的心率和心律。对于某些心脏性猝死患者，特别是由于窦房结功能不良或传导系统异常引起的猝死，植入心脏起搏器可以防止再次发生心脏停搏。心脏起搏器能够通过发放电脉冲来引导心脏的收缩，并在需要时通过感知心脏电活动来提供适当的刺激。

4. 植入型心律转复除颤器（ICD）

植入型心律转复除颤器是一种植入到患者体内的设备，用于监测心脏的电活动并提供治疗。ICD 不仅具备起搏器的功能，还能检测和终止心室颤动与室性心动过速等严重的心律失常。当 ICD 检测到发生危险的心律失常时，它会发出电击来恢复正常的心律。ICD 可以持续监测心脏电活动，并根据需要提供治疗，从而降低再次猝死的风险。

5. 药物治疗

药物治疗在心脏性猝死的管理中也起着重要作用。根据病因和病情，可能会使用不同的药物来控制心律失常、预防心肌缺血和改善心脏功能。抗心律失常药（如胺碘酮、普鲁卡因胺）可用于控制心律失常的发作。抗血小板药物（如阿司匹林、氯吡格雷）和抗凝血药物（如华法林）可用于预防血栓形成和心脏事件的再次发生。

6. 病因治疗

对于心脏性猝死的患者，治疗还应针对潜在的病因进行干预。如果心脏性猝死是由冠状动脉疾病引起的，可能需要进行冠状动脉旁路移植术或冠状动脉介入治疗（如冠状动脉扩张术和支架植入）来改善血液供应。对于遗传性心脏病导致的心脏性猝死，可能需要进行家族基因检测和遗传咨询，以指导家庭成员的筛查和管理。

7. 康复和预防

对于心脏性猝死的幸存者，康复和预防也是重要部分。心脏康复计划包括体力活动、心理支持和教育，旨在帮助患者逐步恢复身体功能、减轻心理压力和提供预防措施。包括定期进行心脏监测、药物管理、定期复诊和遵循健康的生活方式。心脏康复计划可以提高生活质量，减少再次发生心脏事件的风险。

8. 遗传咨询

如果心脏性猝死与遗传性心脏病相关，遗传咨询非常重要。遗传咨询可以提供关于遗传病的风险评估和家族基因检测等。这有助于了解家族成员是否携带相关的基因，并采取适当的预防措施。遗传咨询还可以提供心理支持和教育，帮助患者和家人应对遗传性心脏病的风险。

第四章　冠状动脉粥样硬化性心脏病

第一节　稳定型心绞痛

稳定型心绞痛是指在冠状动脉狭窄的基础上由于心肌负荷增加，导致心肌急剧暂时缺血与缺氧的临床综合征，其特点为阵发性前胸压榨性的疼痛感觉，可放射至心前区、左上肢、两肩，尤其是左肩内侧。常发生于劳累、饱食或情绪激动时，受寒、阴雨天气、急性循环衰竭等为常见诱因。每次发作持续数分钟，休息或含化硝酸甘油后疼痛可缓解或消失。

一、病因

1. 冠状动脉粥样硬化病变

冠状动脉粥样硬化是冠状动脉病变的主要病因，由胆固醇斑块（动脉粥样硬化斑块）在冠状动脉内壁堆积形成，逐渐导致血管腔狭窄或阻塞。这些斑块由胆固醇、血液中的血小板和血管壁细胞组成，最终导致冠状动脉供血不足。

2. 冠状动脉痉挛

冠状动脉痉挛是一种特殊类型心绞痛的病因，其中冠状动脉在短时间内突然痉挛，导致血流量减少。这种痉挛可能与冠状动脉内皮功能异常、血管舒缩调节失衡、血管平滑肌细胞功能异常等因素有关。冠状动脉痉挛可在静息状态下发作，而非一定需要体力活动。

3. 冠状动脉斑块破裂或血栓形成

冠状动脉粥样斑块中的血小板和纤维蛋白聚集，可能导致血栓形成。当血栓形成导致冠状动脉阻塞时，血流将进一步受限，引发心肌缺血和心绞痛。血栓形成通常与冠状动脉斑块的破裂或破裂表面的炎症反应有关。

4. 冠状动脉供血不足

冠状动脉供血不足可能由多种原因引起，如冠状动脉狭窄、冠状动脉扩张不良、冠状动脉供血不足等。这些因素导致冠状动脉无法提供足够的血流量来满足心肌的需求，从而引发心绞痛。常见的冠状动脉狭窄的原因包括冠状动脉粥样硬化、血栓形成、斑块破裂等。

5. 高血压

高血压是心绞痛的危险因素之一。持续的高血压会导致冠状动脉壁增厚，增加了血流阻力，并可能导致冠状动脉供血不足。高血压还可能引起冠状动脉痉挛和冠状动脉粥样硬化的加速发展，进一步增加心绞痛的风险。

6. 糖尿病

糖尿病患者易患冠心病，因为高血糖会损害血管内皮细胞，增加动脉粥样硬化的风险。此外，糖尿病患者往往伴有高血压、高胆固醇和高甘油三酯等代谢异常，这些因素进一步增加了心绞痛的发生概率。

7. 吸烟

吸烟是冠心病和心绞痛的重要危险因素。烟草中的化学物质可以损伤血管内皮细胞，促进动脉粥样硬化的发展。吸烟还会导致血压升高、血小板聚集增加和血液中低密度脂蛋白（LDL）胆固醇水平升高，从而增加心绞痛的风险。

8. 高胆固醇血症

高水平的低密度脂蛋白胆固醇（LDL-C）可沉积在冠状动脉内壁，形成动脉粥样硬化斑块。这些斑块可能逐渐增大，导致冠状动脉狭窄和供血不足，引发心绞痛。另一方面，高密度脂蛋白胆固醇（HDL-C）有助于清除动脉内壁的胆固醇，并具有保护心血管健康的作用。因此，不良的胆固醇代谢可增加心绞痛的风险。

9. 年龄和性别

年龄是发生心绞痛的重要因素，随着年龄的增长，冠状动脉的粥样硬化程度增加，心绞痛的风险也增加。男性相较于女性在较年轻的年龄段更容易发生心绞痛，而女性在绝经后心绞痛发病率逐渐增加，与雌激素水平下降有关。

10. 遗传因素

遗传因素在心绞痛的发生中起着一定作用。有家族史的人群心绞痛的风险较高，这可能与遗传上的易感性和共同的环境因素有关。某些基因变异也与冠状动脉粥样硬化的发展和心绞痛的风险相关。

11. 其他危险因素

其他危险因素也与心绞痛的发生相关，如肥胖、缺乏运动、高血压、炎症反应、代谢综合征和应激等。这些因素可能通过不同的途径影响冠状动脉病变和心绞痛的发生。

二、临床表现

1. 症状

典型的心绞痛以发作性胸痛为主要表现，并有其明显的特点。

（1）部位：疼痛的部位多发生在胸骨体上段或中段之后，可波及心前区，范围如手掌大小，其边界不清，可放射至上肢、两肩，尤其是左臂内侧及小指和环指，或放射至颈、咽或下颌部。

（2）性质：多表现为压榨样或紧束感、闷胀感或窒息感，而不是针刺、刀扎样痛或锐痛。发作开始时疼痛较轻，以后则变得难以忍受或伴濒死的恐惧，迫使其立即停止活动，不愿意说话，直至逐渐缓解。

（3）持续时间：典型心绞痛历时多为3～5分钟，一般不少于1分钟和不超过15分钟。休息或含化硝酸甘油后，多在1～2分钟或数分钟内缓解，超过15分钟缓解一般认为不是硝酸甘油的作用。疼痛1日内可发作数次，亦可数日或数周发作1次。

（4）诱因：心绞痛发作多由增加心脏负荷的一些因素所诱发，如情绪激动、劳累、负重行走、吸烟、寒冷、饱食、性交、心动过速等。疼痛多发生于劳累的当时，而不是其后。

（5）缓解方式：一般在停止原来诱发症状的活动后即可缓解，舌下含服硝酸甘油也可能在数分钟内使之缓解。

2. 体征

平时可无异常体征。若疼痛发作时伴有下列体征，则有助于心绞痛的诊断。①胸痛伴面色苍白、出冷汗，面容焦虑及新出现的加强的第四或第三心音奔马律。②暂时性心尖部收缩期杂音。③胸痛时心率增快和血压增高。④第二心音逆分裂或交替脉。

三、辅助检查

1. 心电图检查

（1）静息心电图：约有 60% 的心绞痛患者静息心电图在正常范围，可有陈旧性心肌梗死改变或非特异性 ST-T 变化，有时可伴有房性、室性期前收缩，房室或束支传导阻滞等心律失常。

（2）心电图：大部分患者发作时心电图可出现一过性 ST 段水平型或下斜型压低，T 波低平或倒置，原为 T 波倒置者发作时变为直立（假性改善）。心绞痛发作时的心电图改变多数时间短暂，需及时描记心电图或心电监护才能发现。变异型心绞痛发作时相关导联 ST 段抬高。

（3）心电图负荷试验：是通过增加心脏工作负荷，观察心电图变化，来判断冠状动脉循环功能的一种测试方法。是早期诊断冠心病的重要手段之一。目前常用的心电图负荷试验有运动和非运动负荷试验两类，前者常用。运动中出现典型心绞痛，心电图改变主要以 ST 段水平型和下斜型压低≥0. 1mV（J 点后 60～80ms）持续 2 分钟为运动负荷试验阳性标准。

（4）动态心电图：让患者佩戴慢速转动的记录装置，以两个双极胸导联连续记录 24 小时心电图，然后在荧光屏上快速播放并选段记录，可从中发现心电图 ST-T 段改变和各种心律失常，出现时间可与患者的活动和症状相对应，胸痛发作时相应时间记录的心电图显示缺血性 ST-T 段改变，有助于心绞痛的诊断。

2. 放射性核素检查

（1）心肌灌注显像：随冠状动脉血流放射性核素 ^{201}Tl（铊）很快被正常心肌摄取，缺血心肌可显示灌注缺损。休息时铊显像所示灌注缺损主要见于心肌梗死后瘢痕部位，在冠状动脉供血不足的心肌，明显的灌注缺损则仅见于运动后缺血区。

（2）心腔造影：循环中的红细胞被标记上放射性核素 ^{99m}Tc 后，得到心腔内血池显像，可测定左心室射血分数及显示心室壁局部运动障碍。

3. 冠状动脉造影

冠状动脉造影是目前诊断冠心病最准确的方法，属于有创性检查。通过股动脉、肱动脉和桡动脉将特制的冠状动脉造影导管分别送入左、右冠状动脉，注入对比剂，使左、右冠状动脉及其主要分支得到清晰显影，从而判断冠状动脉狭窄的部位及程度。造影的主要指征为：①药物治疗后心绞痛仍较重者，为明确冠状动脉病变情况，以考虑介入性治疗和旁路移植手术；②胸痛似心绞痛而不能确诊者；③中老年患者心脏增大，疑有心力衰竭、心律失常、冠心病而无创性检查未能确诊者。一般认为，冠状动脉管腔狭窄 70% 以上可以确诊，冠状动脉管腔狭窄在 50%～70% 者也有一定意义。

4. 其他检查

X 线检查多无异常发现，亦可见心影增大。二维超声心动图可探测到缺血区心室壁的异常动作。心肌超声造影可了解心肌血流灌注，多排螺旋 CT、磁共振冠状动脉造影，也已用于冠状动脉病变的诊断，血管镜检查、冠状动脉内超声显像及多普勒检查有助于指导冠心病介入治疗时，采用更恰当的治疗措施。

四、鉴别诊断

1. 心肌梗死

心肌梗死是冠状动脉病变引起的严重心脏疾病，其症状与稳定型心绞痛相似，但心肌梗死的症状持续时间更长且不易缓解。鉴别诊断主要依靠心电图变化和心肌酶学指标。心肌梗死时，心电图可能显示 ST 段抬高和 Q 波出现，同时心肌酶学指标如肌钙蛋白、肌酸激酶和心肌酶等也会升高。冠状动脉造影是确诊心肌梗死的关键检查方法，可以显示冠状动脉的完全阻塞。

2. 不稳定型心绞痛

不稳定型心绞痛是冠状动脉病变导致的心绞痛的一种形式，其特点是发作频率增加、发作持续时间延长、发作的触发因素变化，以及在休息状态下也可能发作。与稳定型心绞痛相比，不稳定型心绞痛更危险，可能预示着冠状动脉病变的进展和心肌梗死的风险增加。鉴别诊断需要综合考虑病史、症状、心电图和血液生化指标。不稳定型心绞痛患者常出现心电图动态变化、心肌酶学指标升高、心肌应激试验阳性等特点。

3. 心律失常

心律失常是指心脏的电活动异常引起心跳不规则或过快、过慢。某些心律失常如室性早搏、室性心动过速、房性早搏等可能会产生类似心绞痛的症状，但它们的发作和触发因素与稳定型心绞痛不同。鉴别诊断需要通过心电图和心律失常监测来确定是否存在心律失常。

五、治疗

治疗冠状动脉疾病的核心目标是改善心肌的血流供应和降低心肌的氧气消耗，同时通过治疗冠状动脉粥样硬化过程，减少血栓形成，以此降低心绞痛和心肌梗死的风险。长期使用阿司匹林（每日 75～300mg）与有效的降血脂治疗可以稳定冠状动脉斑块，从而达到上述目标。

1. 心绞痛的即刻治疗

（1）即刻休息：心绞痛发作时，患者应立即停止所有活动并休息，以减轻心脏的负担、缓解症状。

（2）药物治疗：对于较为严重的心绞痛发作，可选择作用迅速的硝酸酯类制剂进行治疗，这类药物能够直接扩张冠状动脉，降低心脏的负荷，并减少心肌的氧气需求，从而缓解心绞痛。

（3）硝酸甘油：通常以 0.3～0.6mg 剂量舌下含化，多数患者在 3 分钟内即可感受到缓解。使用时需注意可能出现的不良反应，如头痛、面部潮红等。

（4）硝酸异山梨酯：剂量一般为 5～10mg，舌下含化，作用维持时间为 2～3 小时。

2. 缓解期的治疗

（1）生活方式调整：注意休息，避免过度劳累和心理压力，以预防心绞痛的复发。

（2）抗血小板药物：阿司匹林是抑制血小板聚集的常用药物，有助于预防血栓形成。氯吡格雷也是一种选项，开始剂量为300mg，随后维持剂量为每日75mg。

（3）调节血脂：调脂药物，尤其是HMG-CoA还原酶抑制剂（他汀类），在改善冠状动脉粥样硬化方面发挥重要作用。起始剂量应该根据个体情况调整。

（4）硝酸酯制剂的长期使用：通过降低心脏前后负荷和改善冠状动脉血流，减少心肌的耗氧量。

（5）β受体阻滞剂和钙通道阻滞药：通过降低心率、减弱心肌收缩力和扩张冠状动脉来减轻心绞痛症状。

3. 经皮冠状动脉介入治疗

经皮冠状动脉介入治疗（PCI）是治疗冠状动脉疾病的重要手段，包括经皮冠状动脉球囊扩张术和支架植入术。这些手段可以有效扩张狭窄的冠状动脉，改善心肌的血流供应。随着技术的进步，支架植入术已成为治疗冠心病的常规手段。特别是药物洗脱支架的使用，通过释放药物减缓血管内膜增生，从而显著降低了再狭窄的风险。然而，药物洗脱支架可能增加冠状动脉内血栓形成的风险，因此患者在手术后需要长期使用抗血小板药物来预防血栓形成。近年来，生物可降解支架的研发为进一步降低再狭窄率和提高患者治疗安全性提供了新的可能。

4. 预防治疗

对冠心病患者而言，预防治疗是至关重要的一环，主要包括以下几点。

（1）生活方式的改变：均衡饮食、适量运动、戒烟和限酒、保持健康体重、管理压力等措施都有助于降低冠心病发作的风险和预防心绞痛的发作。

（2）血压和血糖控制：高血压和糖尿病是冠心病的两大危险因素。因此，有效控制血压和血糖水平对预防冠心病的进展至关重要。

（3）定期体检：定期进行心脏功能检查和血液检测，及时发现和处理问题，对防止心绞痛发作和冠心病的进一步恶化至关重要。

第二节　不稳定型心绞痛

目前已趋向将劳力性心绞痛以外的缺血性胸痛统称为不稳定型心绞痛（UA）。这不仅是基于对不稳定的粥样斑块的深入认识，也表明了这类心绞痛患者临床上的不稳定性，进展至心肌梗死的危险性，必须予以足够的重视。

一、病因

1. 冠状动脉粥样硬化

冠状动脉粥样硬化是冠状动脉病变的主要病因，它是指冠状动脉内膜发生脂质沉积、纤维组织增生和钙化，形成斑块。这些斑块通常由胆固醇、胆固醇酯和炎症细胞组成。随着斑块的形成和积累，冠状动脉的内径逐渐变小，影响血液的正常流动。

2. 斑块破裂

不稳定型心绞痛的一个主要机制是斑块破裂。当斑块内的纤维帽破裂或破损时，血液中的血小板会聚集在断裂的斑块上，形成血栓。这个血栓可以部分或完全堵塞冠状动脉，导致心肌供血不足，引发心绞痛甚至心肌梗死。

3. 冠状动脉痉挛

冠状动脉痉挛也是不稳定型心绞痛的一个病因。冠状动脉痉挛是冠状动脉突然而持续地收缩，导致冠状动脉供血不足。这种痉挛可能与血管内皮功能异常、血管平滑肌收缩异常及神经系统的异常激活有关。冠状动脉痉挛常常发生在病变较轻的冠状动脉段上。

二、临床表现

胸痛的部位、性质与稳定型心绞痛相似，但具有以下特点之一。

（1）原有稳定型心绞痛，在 1 个月内疼痛发作的频率增加、程度加重、时间延长、诱发因素变化，硝酸酯类药物缓解作用减弱。

（2）1 个月之内新发生的心绞痛，并因较轻的负荷诱发。

（3）休息状态下发作心绞痛或较轻微活动即可诱发心绞痛，发作时表现有 ST 段抬高的变异型心绞痛也属此列。

（4）由于贫血、感染、甲亢、心律失常等原因诱发的心绞痛称为继发性不稳定型心绞痛。

不稳定型心绞痛与非 ST 段抬高型心肌梗死（NSTEMI）同属非 ST 段抬高的急性冠状动脉综合征（ACS），两者的区别在于血中心肌坏死标志物的测定，因此对非 ST 段抬高的 ACS 必须检测心肌坏死标志物并确定未超出正常范围时方能诊断 UA。

由于不稳定型心绞痛患者的病情严重程度不同，其处理和预后也有很大的差别，在临床上分为低危组、中危组和高危组。低危组指新发的或是原劳力性心绞痛恶化加重，发作时 ST 段下移≤1mm，持续时间＜20 分钟；中危组就诊前 1 个月内（但 48 小时内未复发）发作 1 次或数次，静息心绞痛及梗死后心绞痛，发作时 ST 段下移＞1mm，持续时间＜20 分钟；高危组就诊前 48 小时内反复发作，静息心绞痛 ST 段下移＞1mm，持续时间＞20 分钟。

三、辅助检查

1. 心电图

心电图是最常用的辅助检查方法之一，它可以记录心脏电活动的变化，帮助评估冠状动脉供血不足引起的心肌缺血情况。在不稳定型心绞痛发作时，心电图可能显示 ST 段压低、倒置或 ST 段抬高、T 波倒置等变化，这些变化反映了心肌缺血的存在。

2. 心肌酶学检查

心肌酶学检查可用于评估心肌损伤的程度。在不稳定型心绞痛引起心肌缺血时，心肌细胞可能受损并释放特定的酶。常用的心肌酶学指标包括肌钙蛋白（cTnT、cTnI）、肌酸激酶同工酶 MB（CK-MB）和乳酸脱氢酶（LDH）等。这些指标在心绞痛发作后的数小时内开始升高，并可持续数日。

3. 冠状动脉造影

冠状动脉造影是一种介入性检查方法，用于直接显示冠状动脉的狭窄和阻塞程度。通过将一根导管插入动脉，注入对比剂并进行 X 线摄影，可以清晰地观察冠状动脉的形态和血流情况。冠状动脉造影是一种直接可靠的方法，可以帮助医师确定冠状动脉病变的程度和位置，以指导治疗决策。

4. 单光子发射计算机断层成像

单光子发射计算机断层成像（SPECT）是一种核医学检查方法，可以评估心肌的血流分布和心肌灌注情况。患者会被注射一种放射性示踪剂，然后通过放射性摄影机获取心脏的图像。在不稳定型心绞痛患者中，SPECT 可用于检测冠状动脉狭窄和冠状动脉供血不足的程度。

5. 应激试验

应激试验可以通过增加心脏的负荷来诱发心绞痛发作，评估患者的心脏功能和冠状动脉供血情况。常用的应激试验包括运动负荷试验和药物负荷试验。在运动负荷试验中，患者通过运动（如跑步或骑自行车）来增加心脏负荷，观察是否出现心绞痛症状和心电图变化。药物负荷试验是使用药物（如多巴胺或阿米洛利）来模拟心脏负荷增加的情况。

6. 超声心动图

超声心动图可以评估心脏的结构和功能，包括心脏收缩功能、心室壁运动、心脏瓣膜功能等。对于不稳定型心绞痛患者，超声心动图可帮助排除其他心脏疾病，并提供有关冠状动脉供血不足引起的心肌功能异常的信息。

7. 心脏 MRI

心脏 MRI（CMR）是一种非侵入性影像学检查方法，可以提供高分辨率的心脏图像。它可以评估心肌的结构和功能，并检测冠状动脉的病变情况。对于不稳定型心绞痛患者，CMR 可以帮助确定冠状动脉供血不足导致的心肌缺血的区域和病变程度。

四、鉴别诊断

1. 心肌梗死

不稳定型心绞痛和心肌梗死有相似的临床表现，因为二者均由于冠状动脉病变导致心肌缺血。然而，心肌梗死是心肌组织的严重缺血和坏死，通常伴随心肌酶学指标的显著升高。鉴别诊断主要依靠心肌酶学指标的变化和心电图的改变，如 ST 段抬高、Q 波出现等。

2. 肺疾病

肺疾病如肺栓塞、肺炎等也可引起胸痛或胸闷感。鉴别诊断的关键是通过详细询问病史和相关检查（如肺影像学检查、动脉血气分析等）来评估肺部病变是否存在。

3. 胃食管反流病

胃食管反流病（GERD）是胃酸倒流到食管引起的病症，其典型症状是胸骨后的烧灼感或酸涩感。鉴别诊断的关键是通过询问病史、胃镜检查和 24 小时食管 pH 监测来评估胃食管反流病是否存在。

4. 胸膜炎

胸膜炎是胸膜的炎症，常常伴随胸痛、咳嗽和呼吸困难。胸膜炎的诊断依赖于详细的病史、体格检查和胸部 X 线检查或 CT 扫描等检查。

5. 心脏瓣膜疾病

心脏瓣膜疾病，如主动脉瓣狭窄、二尖瓣脱垂等，也可能导致胸痛或胸闷感。鉴别诊断的关键是通过心脏听诊、心脏超声检查和其他心脏影像学检查来评估心脏瓣膜的结构和功能。

6. 神经源性疼痛

神经源性疼痛，如胸段神经根痛、间歇性跳痛等，也可表现为胸痛。鉴别诊断的关键是通过详细询问病史和神经系统检查来评估神经源性疼痛是否存在。

7. 焦虑和抑郁症

焦虑和抑郁症常常伴随心绞痛症状出现，可能导致症状加重和临床表现复杂化。鉴别诊断需要通过详细的心理评估和询问心理病史来评估焦虑和抑郁症是否存在。

五、治疗

不稳定型心绞痛的发展通常难以预料，因此患者应该在医师的监控下进行观察。对于疼痛发作频繁或持续不缓解的患者，以及高危患者，应该立即住院治疗。

一般处理包括卧床休息1～3日，并进行床边24小时心电监测。对于有呼吸困难、发绀的患者，应给予氧气吸入以维持血氧饱和度在90%以上。对于烦躁不安、剧烈疼痛的患者，可以考虑给予皮下注射吗啡5～10mg。如有必要，应该重复检测心肌坏死标志物。

缓解疼痛时，单次含化或喷雾吸入硝酸酯类制剂可能不能缓解症状。一般情况下，可以每隔5分钟使用一次，最多使用3次，然后考虑使用硝酸甘油、硝酸异山梨酯持续静脉滴注或微泵输注。初始剂量为每次10μg/min，每3～5分钟增加10μg/min，直至症状缓解或出现血压下降。如果硝酸酯类制剂静脉滴注效果不佳，或者不能应用β受体阻滞剂，可以考虑使用非二氢吡啶类钙拮抗剂，如地尔硫䓬静脉滴注1～5μg/(kg·min)。

对于变异型心绞痛，钙通道阻滞药的疗效最好。这类药物可以与硝酸酯类药物一起服用，也可以与β受体阻滞剂一起服用。停用这些药物时，应逐渐减量然后停止使用，以免诱发冠状动脉痉挛。如果没有低血压的禁忌证，应尽早开始使用β受体阻滞剂，并根据个体情况调整口服剂量。

抗血栓（凝）抗血小板聚集（如阿司匹林、氯吡格雷、替罗非班）及抗血小板制剂的使用是必要的。阿司匹林的剂量为75～325mg/d，但对于对该药过敏、有活动性消化性溃疡、局部出血或出血体质的患者不适用。氯吡格雷的剂量为75～150mg/d，不良反应较小，作用较快。替罗非班是血小板糖蛋白Ⅱb/Ⅲa受体拮抗剂，特别适合于介入治疗时使用，初始剂量为10μg/kg静脉注射，然后0.15μg/(kg·min)持续静脉滴注，至少使用24小时。

对于个别病情极端严重的患者，保守治疗效果不佳时，应该考虑进行急诊冠状动脉造影及介入治疗或外科手术治疗。

治疗过程中，如果患者病情稳定，出院后应继续强调抗凝及调脂治疗，以促使斑块稳定。缓解期的进一步检查及长期治疗方案与稳定型心绞痛相同。

第三节　无症状性心肌缺血

无症状性心肌缺血是指心脏供血不足导致心肌缺血，但没有出现明显的症状。通常情况下，心肌缺血会引起胸痛或胸闷感，但在无症状心肌缺血中，这些典型症状可能缺失。

心肌缺血是由于冠状动脉供血不足引起的。冠状动脉是心脏供血的主要血管，当冠状动脉中的血液供应受到限制时，心肌组织无法获得足够的氧气和营养物质，从而引起心肌缺血。

无症状性心肌缺血可能发生在冠状动脉狭窄，但没有引起明显症状的情况下。这种情况可能发生在特定人群中，如糖尿病患者、老年人、神经系统疾病（如脑卒中或帕金森病）患者、高血压患者等。

一、病因

1. 冠心病

冠心病是冠状动脉狭窄的主要病因。它通常由动脉粥样硬化引起，即在血管壁形成脂质斑块。脂质斑块可以逐渐增大并阻塞冠状动脉，导致供血不足。

2. 血栓形成

在动脉狭窄的部位，血液中的血小板和凝血因子可能会聚集形成血栓。血栓可以阻塞冠状动脉，导致心肌缺血。

3. 冠状动脉痉挛

冠状动脉痉挛是冠状动脉短暂的收缩和痉挛，导致血液流量减少。这种情况可能是冠状动脉内皮功能异常、神经调节紊乱等原因引起的。

4. 心肌供血不足

除了冠状动脉狭窄外，其他因素也可能导致心肌供血不足，如动脉炎、心肌桥、冠状动脉血流动力学异常等。

二、临床表现

1. 无明显疼痛或不适

与典型心绞痛不同，无症状性心肌缺血的患者往往没有胸痛或胸闷感。这可能使患者忽视或误解心脏问题，错将症状归因于其他原因。

2. 焦虑或紧张

部分患者可能会感到焦虑、紧张或不安。这种情况可能是由于潜在的心脏问题引起的自觉或无意识的恐惧。

3. 不明原因的疲劳

无症状性心肌缺血的患者可能经常感到疲劳，尽管没有明显的活动或劳累。这种疲劳感可能是心肌供血不足引起的，导致心脏无法有效地满足身体的能量需求。

4. 呼吸困难

某些患者可能在活动或劳累时出现呼吸困难。这是因为心肌供血不足导致心脏泵血功能减弱，无法满足身体对氧气的需求。

5. 心悸或心动过速

部分患者可能会感到心悸或心跳加快，即使在休息状态下。这可能是心脏代偿性反应的结果，以试图增加心脏供血。

6. 消化不良

无症状性心肌缺血的患者可能会出现消化不良症状，如胃部不适、恶心、呕吐、食欲下降等。这可能是由于心脏供血不足导致胃肠道血流减少，影响消化功能。

7. 焦虑性睡眠障碍

部分患者可能在睡眠中出现焦虑、多梦、失眠等问题。这可能与心脏问题引起的焦虑和不安感有关。

8. 体力活动耐受能力下降

尽管没有明显的症状，无症状性心肌缺血的患者在进行体力活动时仍可能会出现耐受能力下降的情况。他们可能会感到容易疲劳、气短或无法完成平时可以轻松完成的活动。

三、辅助检查

1. 心电图

心电图是最常用的检查方法之一，用于评估心脏的电活动。通过将电极放置在胸部和四肢上，可以记录下心脏的电信号，以检测心脏是否存在缺血性变化。无症状性心肌缺血患者典型的心电图表现包括 ST 段压低或抬高、T 波倒置等。

2. 运动负荷试验

运动负荷试验通过让患者在监测下进行体力活动，如步行或在跑步机上跑步，同时记录心电图、血压和心率的变化，评估患者在运动时心脏的反应，并检测是否存在心肌缺血。

3. 心脏超声检查

心脏超声检查利用超声波技术来生成心脏结构和功能的图像。它可以评估心脏的收缩和舒张功能，检查心肌运动是否异常，并检测心脏瓣膜功能。对于无症状性心肌缺血，超声心动图可以检测心肌运动的异常，提示存在心肌缺血的可能性。

4. 核素心肌灌注显像

核素心肌灌注显像是一种用于评估心肌血流供应情况的检查方法。患者会接受放射性核素注射，并通过摄取放射性核素的心肌区域来观察心肌血流的分布情况。这可以帮助医师确定是否存在心肌缺血区域。

5. CT 冠状动脉造影

CT 冠状动脉造影是一种非侵入性影像学检查方法，可以生成冠状动脉的高分辨率三维图像。它可以检测冠状动脉的狭窄或阻塞情况，并评估冠状动脉的供血情况。

6. 冠状动脉造影

冠状动脉造影是一种侵入性检查方法，通过将对比剂注入冠状动脉，使用 X 线和血管造影技术来观察冠状动脉的情况。它可以准确评估冠状动脉的狭窄和阻塞情况，确定血流供应不足的部位和程度。冠状动脉造影是诊断冠心病和心肌缺血最可靠的方法之一。

7. 应激试验

对于无症状性心肌缺血的患者，如果非侵入性检查结果不确定或存在疑问，医师可能会选择进行应激试验。常见的应激试验包括药物诱导的心肌应激试验，如多巴酚丁胺或腺苷心肌灌注试验。这些试验可以通过模拟心脏负荷增加来诱发心肌缺血，从而评估心脏的应激反应和血流情况。

8. 运动负荷核素心肌灌注显像

运动负荷核素心肌灌注显像结合了运动负荷和核素显像技术，用于评估心肌的血流供应情况。患者会在监测下进行体力活动，同时接受放射性核素注射。通过比较休息时和运动时的核素显像图像，可以检测心肌的灌注缺陷，确定心肌缺血的存在。

四、鉴别诊断

1. 非心源性胸痛

非心源性胸痛是指与心脏疾病无关的胸痛或不适。这些疼痛可能源于肌肉、骨骼、消化系统、呼吸系统等其他结构的病理或功能异常。通过详细询问病史、体格检查和其他辅助检查方法，如胸部 X 线检查、胸部 CT 扫描、肺功能检查、消化道内镜检查等，可以帮助排除非心源性胸痛的可能性。

2. 心绞痛

心绞痛是冠状动脉供血不足导致的一种胸痛症状，但在无症状性心肌缺血中可能缺失典型的心绞痛发作。鉴别诊断需要通过详细询问病史、心电图、运动负荷试验、冠状动脉造影等方法，评估是否存在典型的心绞痛特征，如活动诱发、休息缓解、硝酸甘油可缓解等。

3. 心律失常

心律失常是心脏电活动异常导致的心脏节律紊乱。某些心律失常可能导致心肌供血不足，产生类似心肌缺血的症状。通过心电图、动态心电图、心脏监测、心脏超声等方法，可以评估心律失常的类型和严重程度，并与无症状性心肌缺血进行鉴别。

4. 心肌病

心肌病是一组心肌结构或功能异常的疾病，可能导致心肌缺血的类似症状。通过心电图、心脏超声、心脏 MRI、心肌活检等方法，可以评估心肌的结构和功能，并排除心肌病的可能性。

5. 呼吸系统疾病

呼吸系统疾病，如肺感染、肺栓塞等，可以产生胸痛或呼吸困难等症状，类似于心肌缺血。通过详细询问病史、体格检查和其他辅助检查方法，如胸部 X 线检查、肺功能检查、肺通气/灌注扫描等，可以评估呼吸系统疾病是否存在，并排除其与无症状性心肌缺血的关联。

6. 胃肠道疾病

胃肠道疾病，如胃溃疡、胃食管反流病等，也可以引起胸痛或胃部不适。通过详细询问病史、体格检查和其他辅助检查方法，如胃镜检查、胃酸监测等，可以评估胃肠道疾病是否存在，并排除其与无症状性心肌缺血的关联。

7. 神经系统疾病

神经系统疾病，如神经痛、颈椎病等，也可以引起胸痛或放射痛的症状。通过详细询问病史、神经系统检查和其他辅助检查方法，如颈椎 X 线检查、脑部 MRI 等，可以评估神经系统疾病是否存在，并排除其与无症状性心肌缺血的关联。

8. 精神因素

精神因素，如焦虑、抑郁等，也可以导致类似心肌缺血的症状，如胸痛、心悸等。通过详细询问病史、心理评估和其他辅助检查方法，如心理问卷、心理治疗等，可以评估精神因素在症状产生中的作用，并排除其与无症状性心肌缺血的关联。

五、治疗

1. 药物治疗

（1）抗血小板药物：如阿司匹林被广泛应用于无症状性心肌缺血的治疗。它可以抑制血小板聚集，降低血栓形成的风险，从而改善冠状动脉的血液流动。

（2）β 受体阻滞剂：是一类常用的药物，可减慢心率、减弱心脏收缩力，并减少心脏对氧气的需求。它们被广泛用于治疗无症状性心肌缺血，以降低心肌缺血发作的风险。

（3）钙通道阻滞药：可以扩张冠状动脉，增加心肌血流，并减少心脏的氧气需求。它们可以用于控制血压、减轻心脏负荷，并改善心肌缺血。

（4）雷米普利和其他血管紧张素转换酶抑制剂：血管紧张素转换酶抑制剂可以降低血压，并改善冠状动脉的血液流动。它们在控制高血压和心脏负荷方面发挥重要作用。

（5）高强度他汀类药物：常用于降低血脂，特别是低密度脂蛋白（LDL）胆固醇水平。这有助于减少动脉粥样硬化斑块的形成和冠状动脉狭窄，从而改善心肌供血情况。

（6）其他药物：根据患者的具体情况，可能还会使用其他药物，如硝酸酯类药物、抗凝药物（如华法林）、降压药物等。这些药物的使用旨在控制血压，减少心脏负荷，改善冠状动脉血流，并降低心肌缺血的风险。

2. 改变生活方式

（1）戒烟：吸烟是心血管疾病的重要危险因素之一。戒烟对于改善血管健康、降低心脏事件风险至关重要。患者应尽早戒烟，并寻求戒烟计划和支持。

（2）健康饮食：采用健康的饮食习惯，如低盐、低脂、高纤维的饮食，有助于降低血压、控制血脂、维持体重等。推荐的饮食模式包括地中海式饮食或终止高血压膳食疗法（DASH）饮食。

（3）锻炼：适量的有氧运动有助于改善心血管健康、增强心脏功能、降低血压、控制体重等。患者应遵循医师的建议，根据自身情况进行适度而规律的运动。

（4）控制体重：对于超重和肥胖患者，减少体重对于改善心脏健康至关重要。通过合理控制饮食和增加体力活动，有助于减轻心脏负担，改善心肌供血情况。

（5）管理慢性疾病：如果患者同时患有高血压、糖尿病或高血脂等慢性疾病，积极管理这些疾病非常重要。控制血压、血糖和血脂水平有助于降低心脏负担，改善心肌供血。

3. 侵入性治疗

（1）经皮冠状动脉介入治疗：对于发现冠状动脉严重狭窄的患者，冠状动脉内支架植入术是一种常用的治疗方法。它通过导管技术在患者的冠状动脉中放置支架，扩张狭窄的血管，恢复血液的正常流动。这可以改善心肌供血情况，减轻心肌缺血的症状，并降低心脏事件的风险。

（2）冠状动脉旁路移植术：适用于多支冠状动脉病变严重的患者。在手术中，医师会使用其他血管（通常是静脉或动脉）进行搭桥，绕过狭窄或阻塞的冠状动脉，恢复心肌的血液供应。

4. 心理支持

无症状性心肌缺血的诊断可能会给患者带来焦虑、恐惧或沮丧等。因此，心理支持在治疗过程中起着重要的作用。心理咨询、认知行为疗法、支持治疗等方法可以帮助患者应对情绪困扰，促进心理健康。

第四节　急性心肌梗死

急性心肌梗死（AMI）是指在冠状动脉病变的基础上，冠状动脉血供突然减少或中断，引起相应心肌严重而持久的缺血损伤和坏死。临床表现有剧烈而持久的胸骨后疼痛、发热。血白细胞计数增多、红细胞沉降率增快、血清心肌坏死标志物浓度增高，心电图进行性改变，并可发生严重的心律失常、休克和心力衰竭，甚至猝死。少数患者症状较轻，仅觉胸闷或无任何症状，待发现时已属陈旧性心肌梗死。本病在欧美常见，美国35～84岁人群中本病年发病率男性为71%，女性为22%，最近10年来，急性心肌梗死死亡率下降至接近30%，50%的死亡发生在发病后1小时内，其死因为心律失常，最常见的死因为心室颤动。

一、病因

绝大多数急性心肌梗死的基本病因为冠状动脉粥样硬化（偶为冠状动脉栓塞、炎症、先天性畸形、痉挛和冠状动脉口阻塞）造成一支或是多支血管管腔狭窄和供血不足，而侧支循环未充分建立。在此基础上，一旦血供急剧减少或中断，使心肌严重而持久缺血达1小时以上，即可发生心肌梗死。

大量的研究证明，绝大多数心肌梗死病因是冠状动脉内不稳定斑块破裂，继之出血和管腔内血栓形成，使管腔闭塞，少数情况下粥样斑块内或其下发生出血或持久痉挛也可使冠状动脉完全闭塞。进行重体力劳动、情绪过分激动、血压剧升或进食较油腻的食物等因素均可能促使整个斑块破裂出血及血栓形成。

二、临床表现

1. 先兆表现

（1）初发型心绞痛，持续15～30分钟或更长，硝酸甘油效果不佳或连服两次而不能缓解者。

（2）原为稳定型心绞痛，而近日疼痛次数、持续时间及疼痛性质均明显加重者。

（3）疼痛伴ST段明显抬高或压低，T波倒置或高尖者。

（4）胸痛伴恶心、呕吐、大汗、头晕、心悸者。

（5）症状发作时伴血压剧增或骤降，或伴有心律失常或左心功能不全者。

（6）确诊为糖尿病及高血压病的高龄患者（尤其合并冠心病者），原有心力衰竭突然加重或突然出现心力衰竭又无明显诱因；原有高血压突然血压不明原因地下降；突然出现室性心律失常或休克表现；出现原因不明的晕厥或脑血管意外症状者。

2. 症状

（1）疼痛：是最先出现的症状，多发生于清晨，部位和性质与心绞痛相同，但多无明显诱因，常发生于安静时。典型症状为胸骨后压榨性疼痛，并有窒息或濒死感，可持续数小时或更长，伴焦虑、多汗，休息或含服硝酸甘油无效。部分患者疼痛部位可位于背部、颈部或上腹部等。少数患者无疼痛，一开始即表现为休克或急性心力衰竭。

（2）全身症状：常有发热、头晕、多汗、乏力等。发热多于起病2～3日开始，一般在38℃左右，约持续1周。

（3）胃肠道症状：胸部剧痛时常伴恶心、呕吐、上腹胀痛，与迷走神经受坏死心肌刺激和心输出量降低组织灌注不足有关。梗死后1周内常有纳差、腹胀；个别患者可有呃逆。

（4）心律失常：75%～95%的患者合并心律失常，多发生在1～2周，24日内最多见。心律失常以室性期前收缩最多，出现频发性、多源性或成对出现的室性期前收缩、室性阵发性心动过速、R-on-T 型室性期前收缩时为心室颤动先兆。下壁梗死多合并房室传导阻滞，常能自行恢复，也可出现窦性心动过缓、窦性停搏、窦房传导阻滞；前壁梗死可发生心室内传导阻滞，如发生房室传导阻滞则表明梗死范围广泛，病情严重。

（5）低血压与休克：如疼痛缓解而收缩压仍低于 80mmHg（10.67kPa），有烦躁、多汗、面色苍白、皮肤湿冷、脉细而快、尿量减少（每小时<20mL）、反应迟钝甚至晕厥者，系休克表现。休克多在起病后数小时至 1 周内发生，约见于 20% 的患者，主要是心肌广泛（40% 以上）坏死，心输出量急剧下降所致。部分患者尚有血容量不足的因素。神经反射引起的血管扩张属次要。

（6）心力衰竭：主要为急性左心衰竭，可在起病最初数日内发生，或在疼痛、休克好转阶段出现，为梗死后心脏舒缩显著减弱或不协调所致。可有呼吸困难、咳嗽、发绀等症状，重者可发生肺水肿。右心室梗死多一开始即表现为右心衰竭伴血压下降。

3. 体征

（1）心脏体征：心浊音界可轻度至中度扩大，心率增快，少数患者心率减慢；心尖部第一心音减弱，提示心肌收缩力减弱；可出现第四心音或第四心音奔马律，少数可闻及第三心音奔马律；部分患者在起病第 2～33 日出现心包摩擦音，为反应性纤维性心包炎所致；心尖区可出现粗糙的收缩期杂音或伴收缩中晚期喀喇音，为二尖瓣乳头肌功能失调或断裂所致；可有各种心律失常。

（2）血压：除在剧烈胸痛时，血压可短暂升高外，几乎所有患者都有不同程度的血压降低。病前有高血压者，血压可降至正常，其后可不再恢复到病前的水平。梗死面积较大者，可发生休克。

此外，可有与心律失常、休克或心力衰竭有关的其他体征。

三、辅助检查

1. 心电图

心电图是急性心肌梗死最常用的辅助检查方法之一。它通过记录心脏电活动的变化来检测心肌缺血和坏死的特征。在急性心肌梗死时，心电图通常会显示特征性的改变，如 ST 段抬高、Q 波出现、T 波倒置等。这些变化出现在特定导联上可以帮助确定梗死的部位和范围。

2. 血清心肌标志物

血清心肌标志物是指在心肌梗死时释放到血液中的特定蛋白质或酶类物质。最常用的心肌标志物包括肌钙蛋白、肌酸激酶（CK）及其同工酶 CK-MB 等。这些标志物的浓度升高可以提供心肌损伤的证据，并用于诊断和评估心肌梗死的严重程度。

3. 超声心动图

超声心动图是一种无创的检查方法，通过超声波来观察和评估心脏结构和功能。在急性心肌梗死中，超声心动图可以显示心肌收缩功能的异常、心室壁运动的异常、室间隔破裂等，并帮助评估心肌梗死的范围和严重程度。

4. 冠状动脉造影术

冠状动脉造影术是一种介入性检查方法，通过向冠状动脉注入对比剂，结合 X 线摄影技术来评估冠状动脉的病变情况。它可以直接观察冠状动脉的狭窄程度、血栓形成和血管壁异常。冠状动脉造影术可以确定导致心肌梗死的狭窄血管，并指导治疗冠状动脉病变的进一步操作，如冠状动脉内支架植入术或冠状动脉旁路移植术。

5. 放射性核素心肌显像

放射性核素心肌显像是一种核医学检查方法，通过给患者注射放射性示踪剂，然后使用放射性摄影仪来观察心肌的血液供应情况。在急性心肌梗死中，该检查可以评估心肌的灌注情况，检测心肌梗死的范围和严重程度。

6. 心肌病理学检查

心肌病理学检查是通过对心肌组织进行显微镜下的观察和分析来确定心肌梗死的诊断和病变特点。进行病理学检查通常需要在心脏手术中取得心肌标本。

四、鉴别诊断

1. 心绞痛

心肌梗死时心前区疼痛的性质与心绞痛很相似，但在多数情况下心肌梗死所致的胸痛更为严重，持续时间更长且无明显诱因。心肌梗死常并发心律失常、左心衰竭、低血压甚至休克。心电图是否有特征性和动态性改变，心肌坏死标志物是否升高，根据以上鉴别要点一般不难鉴别。

2. 急性心包炎

本病引起的疼痛可波及整个胸部或局限于胸骨部、上腹部等，但疼痛与发热同时出现。咳嗽、吞咽、深呼吸或身体前倾常使疼痛加剧。早期即有心包摩擦音，全身症状一般不如心肌梗死严重；心电图除 aVR 外 ST 段均呈弓背向下的抬高，但很少超过 5mm，也不会表现为单向曲线，T 波倒置，无异常 Q 波出现。

3. 急性肺动脉栓塞

患者可有胸痛、咯血、呼吸困难和休克，伴有右心负荷急剧增加的表现，如发绀、肺动脉瓣区第二心音亢进、颈静脉怒张、肝大、双下肢水肿等。心电图 Ⅰ 导联 S 波加深，Ⅲ 导联 Q 波显著、T 波倒置，胸导联过渡区左移，右胸导联 T 波倒置改变等。

4. 主动脉夹层分离

胸痛一开始即达高峰，呈撕裂样，常放射至背部、胸部、腹部、腰部或下肢，两上肢血压和脉搏有明显差别，可有下肢暂时性瘫痪、偏瘫和主动脉瓣关闭不全的表现等。二维超声心动图、X 线检查或磁共振显像多能帮助确诊。

5. 急腹症

多种急腹症均有上腹部疼痛，可伴休克。详细询问病史、体格检查、心电图检查和血清心肌坏死标志物测定可帮助鉴别。

五、治疗

及早发现，及早住院，并加强住院前的就地处理。治疗原则是保护和维持心脏功能，挽救濒死的心肌，缩小心肌缺血范围，防止心肌梗死面积扩大，从而改善冠状动脉血供，降低心肌耗氧量，及时处理严重心律失常和各种并发症，防止猝死。

（一）监护和一般治疗

1. 休息和镇静

血液动力学稳定且无并发症的患者可卧床休息 1～3 日，病情不稳定或高危患者卧床时间应适当延长，延长的时间多视病情而定，其间患者的进食、大小便及翻身等应有人协助，并注意身心（精神上）两方面的休息。患者焦虑、烦躁，可口服地西泮 1mg，每日 3 次，必要时给地西泮 5～10mg 肌内注射。

2. 吸氧

最初几日持续或间断通过鼻导管、面罩吸氧。

3. 心脏监护

连续心电监护，定期监测血压、心率、呼吸、体温等生命指标。有心力衰竭或休克者，宜作漂浮导管进行血流动力学监测。

4. 护理

护理措施包括：①限制探视，保证充分睡眠和休息，禁烟、咖啡等。消除精神紧张和恐惧，避免情绪波动。②根据病情确定卧床休息时间。③饮食，最初 2～3 日流质饮食，以后渐过渡为半流质或软食，宜低脂低盐，少量多餐，严禁饱餐，适当进食蔬菜和水果。④保持大小便通畅，防止因排便用力导致急性左心衰竭、心脏破裂或猝死。若 2 日以上未解大便，应给予缓泻剂如番泻叶，或用开塞露、肥皂水灌肠。膀胱过分充盈或排尿困难亦可导致致命性心律失常，故应主动协助患者小便。

5. 抗血小板聚集

阿司匹林通过抑制血小板内的环氧化酶使血栓素 A_2 合成减少，达到抑制血小板聚集的作用。口服阿司匹林 1～2 小时内血浆药物浓度达高峰，半衰期随剂量增加而延长。首剂 150～300mg/d，3 日后改为小剂量 100mg 维持。氯吡格雷是新型的 ADP 受体拮抗剂，口服后起效快，不良反应明显少于噻氯匹定，初始剂量 300mg，以后 75mg/d 维持。

（二）解除疼痛

剧痛时使用吗啡 5～10mg 或哌替啶 50～100mg，肌内注射，必要时 1～2 小时后再注射 1 次，以后每 4～6 小时可重复应用，但要注意呼吸功能的抑制。同时静脉滴注硝酸甘油（10～20μg/min）。疼痛较轻者可用可待因 0. 03～0. 06g，肌内注射或口服。中药苏合香冰片、苏合香丸、冠心苏合丸、麝香保心丸等也可含用或口服。心肌再灌注治疗可有效解除疼痛。

（三）心肌再灌注

起病 3～6 小时内，使闭塞的冠状动脉再通，心肌得到再灌注，濒临坏死的心肌有可能得以存活或使坏死范围缩小，预后改善，是近年来 AMI 治疗学上令人注目的一大进展。

此法可明显降低急性期死亡率及并发症的发生率，并能提高患者的生存质量。临床有溶栓治疗、经皮穿刺腔内冠状动脉成形术和主动脉-冠状动脉旁路移植术。

1. 溶栓疗法

检查血常规、凝血功能，测血心肌坏死标志物、凝血酶原时间、纤维蛋白原。建立静脉通道，给极化液加硝酸甘油 2～4mg 静脉滴注。口服阿司匹林、氯吡格雷各 0. 3g。

（1）溶栓适应证：①两个或两个以上相邻导联 ST 段抬高（胸导联≥0. 2mV，肢导联≥0. 1mV），或病史提示急性心肌梗死伴左束支传导阻滞，起病时间＜12 小时，患者年龄＜75 岁。② ST 段显著抬高的心肌梗死患者年龄＞75 岁，经慎重权衡利弊后仍可考虑。③ ST 段抬高的心肌梗死，发病时间已达 12～24 小时，但如有进行性缺血性胸痛，广泛 ST 段抬高者可考虑。

（2）溶栓禁忌证：①既往发生过出血性脑卒中，1 年内发生过缺血性脑卒中或脑血管事件。②颅内肿瘤。③近期（2～4 周）有活动性内脏出血。④疑为主动脉夹层。⑤入院时有严重且未控制的高血压（>180/110mmHg）或慢性严重高血压病史。⑥目前正在使用治疗剂量的抗凝药或已知有出血倾向。⑦近期（2～4 周）创伤史，包括头部外伤、创伤性心肺复苏或较长时间（>10 分钟）的心肺复苏。⑧近期（<3 周）外科大手术。⑨近期（<2 周）曾在不能受压迫部位的大血管行穿刺术。

（3）溶栓方法

① 链激酶：皮试阴性后，先肌内注射异丙嗪 25mg，静脉给地塞米松 3～10mg，预防过敏反应，一般用 50 万～100 万 U 链激酶加生理盐水 100mL 在 30 分钟内静脉滴入，或用 50 万 U 加生理盐水 100mL 在 60 分钟内静脉滴入。

② 尿激酶：一般用 100 万～150 万 U 溶于 100mL 生理盐水在 0. 5～1 小时内静脉滴入。配合皮下注射肝素 7500～10000U，每 12 小时 1 次，或低分子肝素皮下注射，每日 2 次。

③ 重组组织型纤溶酶原激活物（rt-PA）：由于 rt-PA 的半衰期极为短暂，现主张使用冲击法或静脉滴注，前者指先从静脉内注射 10mg，然后将 50mg 溶于 200mL 生理盐水，1 小时内滴入，其后在 1 小时滴入 40mg，总量为 100mg，后者指以 0. 75mg/kg 体重静脉滴注 90 分钟或是用 80～120mg 加入液体中静脉滴注 3 小时。用 t-PA 前先静脉注射肝素 5000U，用药后以每小时 700～1000U 肝素持续静脉滴注 48 小时，之后改为皮下注射 7500U，每 12 小时 1 次，连用 3～5 日。

采用其他溶栓药物后应复查凝血时间，待恢复到正常值的 1. 5～2 倍时，静脉滴注肝素 500～1000U/h，之后调整剂量，使凝血时间保持在正常值的 1. 5～2 倍之间，5 日后停用。每日口服阿司匹林 300mg，3 日后改为每日 75～150mg，长期服用。

（4）冠状动脉再通指标：在急性心肌梗死溶栓时，及时、准确地判断冠状动脉是否再通对指导下一步的治疗和判断预后都具有十分重要的意义，冠状动脉造影评价溶栓治疗效果是目前最客观、最直接、最有意义的指标，当前国际上多采用心肌梗死溶栓治疗临床试验（TIMI）分级法判定。

冠状动脉造影直接判断：符合下述Ⅱ级（TIMI Ⅱ）以上为再通。

0 级：无再灌注或闭塞远端无血流。

Ⅰ级：对比剂部分通过闭塞部位，梗死区供血冠状动脉充盈不完全。

Ⅱ级：部分再灌注或对比剂能完全充盈冠状动脉远端，但对比剂进入和清除的速度较完全正常的冠状动脉慢。

Ⅲ级：完全再灌注，对比剂在冠状动脉内能迅速充盈及清除。

临床指标间接判断：①胸痛 2 小时内基本消失。②心电图抬高的 ST 段于 2 小时内回降≥50%。③症状缓解同时出现CK-MB峰值时间提前（于发病后14小时内出现）。④2小时内出现特有的再灌注性心律失常，如舒张晚期室性期前收缩、加速性室性自主节律、室性心动过速或心室颤动、严重窦性心动过缓伴血压下降等。

2. 介入治疗

（1）直接（急诊PCI）适应证为：①ST段抬高和新出现左束支传导阻滞（影响ST段的分析）的心肌梗死。② ST 段抬高的心肌梗死并发心源性休克，心肌梗死发病时间在 36 小时以内，心源性休克发生在 18 小时以内，年龄<75 岁。③适合再灌注治疗而有溶栓治疗禁忌证者。④非 ST 段抬高的心肌梗死，但梗死相关动脉严重狭窄，血流≤TIMI Ⅱ级。

注意事项：①发病 12 小时以上不宜施行 PCI。②不宜对非梗死相关的动脉施行 PCI。③要由有经验者施术，以避免延误时机。有心源性休克者宜先行主动脉内球囊反搏术，待血压稳定后再施术。

（2）补救性 PCI：溶栓治疗后仍有明显胸痛，抬高的 ST 段无明显降低者，即溶栓不成功者应尽快行冠状动脉造影，如显示 TIMI　0～Ⅱ级血流，说明相关动脉未再通，宜立即施行补救性 PCI。

（3）择期 PCI：溶栓治疗成功的患者，如无缺血性复发表现，可在 7～10 日后行冠状动脉造影，如残留的狭窄病变适用 PCI 则可行 PCI 治疗。

3. 紧急主动脉-冠状动脉旁路移植术

介入治疗失败或溶栓治疗无效、有手术指征者，宜争取 6～8 小时内施行主动脉-冠状动脉旁路移植术。

（四）心律失常的治疗

心律失常是急性心肌梗死的常见并发症，也是心肌梗死早期主要死因之一。因此，必须及时发现和正确处理心律失常。

1. 室性心律失常

（1）室性期前收缩及阵发性室性心动过速：对频发、多源、R-on-T 室性期前收缩及阵发性室性心动过速可严密观察或进行如下治疗。一般首选利多卡因，立即静脉注射利多卡因 50～100mg，5～10 分钟后可重复 1 次，至期前收缩消失或总量已达 300mg，继以每次 1～3mg/min 静脉滴注维持 48～72 小时。室性心律失常反复者可用胺碘酮。

（2）加速性室性自身节律：多发生于梗死后 24 小时以内，常见于下壁梗死，可能与窦房结缺血损伤、心室的自律性增高和再灌注心律失常有关。多属良性，一般无需特殊处理。对持续较久者可静脉注射阿托品 0. 5～1mg，也可试用利多卡因。

（3）持续性单形性室性心动过速伴心绞痛、肺水肿、低血压时：宜给予同步直流电复律，起始电能量 200J，如不成功可给电能量 300J。

（4）持续性单形性室性心动过速：如不伴上述情况，可给予利多卡因治疗，剂量同上，亦可用胺碘酮治疗，150mg 于 10 分钟内缓慢静脉注射，然后每次 1mg/min 静脉滴注 6 小时，再每次 0. 5mg/min 维持滴注。

（5）心室颤动：尽快采用直流电非同步除颤。

2. 传导阻滞

AMI 伴房室传导阻滞多发生于下壁梗死，心率多在 45～60次/分，QRS 波群不宽，房室传导阻滞可呈一度、二度Ⅰ型、三度交替出现。高度以上房室传导阻滞患者宜进行心脏起搏治疗。

心率＜40 次 / 分，且伴有心力衰竭或心源性休克者，应尽早安装临时起搏器。

3. 室上性快速心律失常

偶发性房性期前收缩，一般不需要治疗，但对频发或多源性房性期前收缩，可用维拉帕米治疗。对于阵发性房性心动过速者，若无心力衰竭，可用维拉帕米 5mg 加葡萄糖溶液 20mL，缓慢静脉注射 10 分钟。效果不佳者，10～15 分钟后可重复使用。若心率减慢，则应立即停注。此药在原有房室传导阻滞、低血压或用过 β 受体阻滞剂者应慎用，并注意不与 β 受体阻滞剂合用。因为维拉帕米使心率减慢血压下降时反射性地引起交感神经兴奋，而β受体阻滞剂可阻断这一反应，使不良反应加重。心房颤动比心房扑动常见，发作多为暂时性，每次发作持续几分钟至数小时，绝大多数患者在24小时内中止。治疗可用洋地黄、普萘洛尔或维拉帕米。伴有明显血流动力学障碍者，如有指征，可行直流电复律。

4. 窦性心动过缓

缓慢的心律失常患者可用阿托品（0.5～1mg）肌内或静脉注射。

（五）心泵衰竭的治疗

AMI泵衰竭的主要临床表现是急性左心衰竭和心源性休克。坏死心肌超过40%者多出现心源性休克。可根据泵衰竭的不同表现采取相应措施。左心衰竭者，除积极治疗AMI外，应选用吗啡和利尿剂治疗。尽早使用短效ACEI，小剂量开始。肺水肿合并严重高血压者最好选用血管扩张剂硝普钠，小剂量（每次10μg/min）开始，减轻左心室的负荷，或用多巴酚丁胺10μg/(kg•min）静脉滴注等治疗。急性肺水肿合并严重低氧血症者可行人工机械通气治疗。血压不低者可选硝酸甘油静脉滴注，小剂量（每次10μg/min）开始。洋地黄制剂可能引起室性心律失常，宜慎用。由于最早出现的心力衰竭主要是坏死心肌间质充血、水肿引起心室顺应性下降所致，而心室舒张末期容量尚不增大，因此在梗死发生后24小时内宜尽量避免使用洋地黄制剂。有右心室梗死的患者应慎用利尿剂。

（六）低血压和休克的治疗

（1）补充血容量。估计有血容量不足或中心静脉压和肺动脉楔压低者，用右旋糖酐或5%～10%的葡萄糖补充容量。对广泛大面积心肌梗死或高龄患者应避免过度扩容诱发左心衰竭。

（2）应用升压药。补足血容量后血压仍不升，可用多巴胺3～5μg/(kg•min)，或去甲肾上腺素每次2～8μg/min，或多巴酚丁胺3～10μg/(kg•min）静脉滴注。下壁心肌梗死合并右心室心肌梗死时常见低血压，扩容治疗是关键，若补液1～2小时后心输出量仍不增加，可用上述升压药。

（3）应用血管扩张剂。经上述处理后血压仍不升高，而肺小动脉楔压升高，心输出量减少，或周围血管显著收缩，以至四肢厥冷，并有发绀时，可予硝普钠每次开始15μg/min，硝酸甘油每次开始10～20μg/min，每5～10分钟增加5～10μg/min，直至左心室充盈压下降。

（4）上述治疗措施均无效时，可予主动脉内球囊反搏（IABP）治疗，但根本措施是心肌再灌注（溶栓和急诊PCI）。

AMI合并心源性休克时死亡率高达80%，在IABP支持下急诊PCI可大大降低死亡率。

（七）其他疗法

1. β受体阻滞剂

β受体阻滞剂可降低心率和心肌收缩性，故可减低心肌耗氧量，防止梗死扩展，预防梗死后室壁膨展；减少急性心肌缺血时儿茶酚胺的释放，防止严重心律失常。梗死后长期应用β受体阻滞剂可显著减少再梗死和猝死率。主张在没有禁忌证情况下，于AMI起病后尽早给药。

适应证：①无合并症的早期AMI患者（发病4小时内）。②合并高血压、快心率或有房性期前收缩者。③严重胸痛，梗死有扩展者。

禁忌证：低血压（收缩压＜100mmHg）、重度心动过缓（心率＜50次/分）、心功能不全、房室传导阻滞、支气管哮喘等。

药物选择：美托洛尔 25～50mg，每日 2 次；比索洛尔 2.5～5mg，每日 1 次；普萘洛尔 10mg，每日 2～3 次。

2. 血管紧张素转换酶抑制剂和血管紧张素Ⅱ受体阻滞剂

血管紧张素转换酶抑制剂和血管紧张素Ⅱ受体阻滞剂在起病早期应用，从低剂量开始，如卡托普利（起始 6.25mg，然后 12.5～25mg，每日 2 次）、依那普利（2.5mg，每日 2 次）、雷米普利（5～10mg，每日 1 次）、福辛普利（10mg，每日 1 次）等，有助于改善恢复期心肌的重塑，降低心力衰竭的发生率，从而降低死亡率。用于治疗前壁心肌梗死伴左心功能不全的患者获益最大。不能耐受血管紧张素转换酶抑制剂者，可选用血管紧张素Ⅱ受体阻滞剂如氯沙坦和缬沙坦等。

3. 抗凝治疗

此法可作为溶栓疗法的辅助措施，单独应用者少。适用于梗死范围较广，复发性梗死，或既有梗死先兆又有高凝状态，或 AMI 并发血栓性静脉炎、肺栓塞，心脏明显扩大并有心力衰竭或室壁瘤形成，心源性休克及伴有糖尿病酸中毒的患者。有出血倾向，严重肝肾功能不全，患重度高血压、活动性消化性溃疡、心包炎，高龄和近期手术创口未愈或有出血史者禁用。一般先用肝素 50～75mg 加入葡萄糖液中静脉注射，每 6 小时 1 次，或皮下注射 75mg，每 12 小时 1 次，共用 2～3 日，使凝血酶原时间维持在正常对照的 2～2.5 倍；或华法林第 1 日 1.5～2mg，第 2 日 5～10mg，以后每日 2.5～5mg 维持。抗凝治疗一般至少 2～4 周。治疗过程中一旦发生出血，应立即停止抗凝治疗，并静脉注射等量鱼精蛋白对抗过量肝素，口服抗凝剂者可静脉注射维生素 K_1。

4. 极化液疗法

10% 葡萄糖液 500mL 加普通胰岛素 8～12U 和氯化钾 1.5g，若能加 25% 硫酸镁 20mL 更好，静脉滴注，每日 1 次，一般 7～14 日为一个疗程。极化液能增加心肌的能量储备，促进心肌摄取和代谢葡萄糖，使钾离子进入细胞内，恢复细胞膜的极化状态，有利于心脏的正常收缩，防止心律失常的发生和促进梗死面积缩小。

5. 其他

羟甲基戊二酸单酰辅酶 A（HMG-CoA）还原酶抑制剂（他汀类）降脂药，可以稳定冠状动脉斑块，抗炎，改善内皮细胞功能，应尽早使用。

（八）右心室心肌梗死的处理

治疗措施与左心室心肌梗死略有不同。右心室心肌梗死引起右心衰竭伴低血压，而无左心衰竭的表现时，宜扩张血容量。在 24 小时内可静脉滴注输液 3～6L，直到低血压得到纠正。如此时低血压未能得到纠正，可用正性肌力药。不宜用利尿药和硝酸酯类药物。

（九）非 ST 段抬高心肌梗死的处理

非 ST 段抬高心肌梗死患者住院病死率较低，但再梗死率、心绞痛再发生率和远期病死率则较高。治疗措施除了禁用溶栓治疗外与 ST 段抬高心肌梗死基本相同。钙通道阻滞药中的地尔硫䓬和抗血小板的阿司匹林联合应用对降低再梗死和远期病死率有显著效果。

（十）其他并发症的治疗

心肌梗死后综合征是继发于心肌损伤的免疫反应，可用糖皮质激素或阿司匹林、吲哚美辛等治疗。乳头肌断裂时应施行主动脉内球囊反搏、血管扩张剂和利尿剂治疗，在度过急性心肌梗死危险期后，择期进行二尖瓣替换术。无症状的室壁瘤不需特殊治疗。对伴有顽固性心力衰竭、严重心绞痛、难以控制的危险性心律失常及反复发生周围动脉栓塞的较大室壁瘤，内科治疗效果不佳，宜手术治疗，手术时机以梗死后半年为宜。室间隔穿孔合并血液动力学障碍者，在血管扩张剂、利尿剂及 IABP 辅助下急诊修补。室间隔穿孔较小且无血液动力学障碍者，6 周后择期手术。对合并栓塞者其治疗除溶栓、抗凝外，可采取一些对症、辅助措施。急性心肌梗死后患者由于卧床，抵抗力降低，尤其 65 岁以上的老年人更易罹患肺部感染，可常规给予青霉素预防感染。

第五章　高血压

第一节　原发性高血压

原发性高血压是一种慢性、进行性的血压升高疾病，其起因未明确。它是最常见的高血压类型，占所有高血压患者的90%～95%。

一、病因

1. 遗传因素

研究表明，原发性高血压在一定程度上具有家族聚集性。如果一个人的父母或近亲有高血压，那么他们患高血压的风险较高。遗传变异可以影响肾、血管、神经调节系统等多个方面，从而影响血压的调节。

2. 环境因素

生活环境和工作环境中的因素与原发性高血压的发生有关。例如，高盐饮食、高糖饮食、高胆固醇饮食、缺乏运动、肥胖、饮酒和吸烟等都可能增加患高血压的风险。

3. 生活方式因素

不健康的生活方式也是诱发原发性高血压的一个重要因素。长期的精神紧张、压力、睡眠不足和不规律的作息时间可能导致血压升高。

4. 其他因素

年龄、性别和种族也与原发性高血压的发生有关。高血压的发病率随着年龄的增长而增加，男性比女性更容易患高血压，而非洲裔人群相比其他种族更容易患高血压。

二、临床表现

1. 头痛

头痛是高血压最常见的症状之一。患者可能感到头部胀痛、搏动感或压力感，特别是在清晨起床或情绪紧张时。头痛通常位于头的后部，但也可以发生在颞部、前额或全头。

2. 眩晕和头晕

高血压患者可能会有眩晕、头晕或晕倒的感觉。这是血压升高导致脑部供血不足或血压波动引起的。

3. 心悸

心悸是指心跳感知增加或不规则的心搏。患者可能会感觉到心脏跳动得更快或更强烈。

4. 呼吸困难

高血压可能导致心脏负荷过重，造成心脏功能减退和肺水肿。患者可能会感到呼吸困难、气短或不能平躺。

5. 视物模糊

高血压会对视网膜血管产生影响，导致视网膜损害，称为高血压视网膜病变。这可能导致视物模糊、视野缺失、眼前闪光或飞蚊症等视觉问题。

6. 疲劳和乏力

长期的高血压可能导致心脏过度负荷和血液循环不畅，使患者感到疲劳和乏力。他们可能觉得无精打采、缺乏精力和活力。

7. 颈部和背部疼痛

高血压可能导致血管痉挛或动脉粥样硬化，影响颈部和背部的血液供应，导致疼痛或不适。

8. 尿频和夜尿增多

高血压患者可能出现尿频和夜间多次起床排尿的情况。这可能是由于肾受损或心脏负荷增加导致尿液产生增多或影响尿液浓缩能力。

需要注意的是，以上临床表现并非原发性高血压的特异性症状，因为这些症状也可能与其他疾病有关。部分患者在早期阶段可能没有任何症状或只有轻微不适。因此，对于高血压的确诊，准确测量血压是至关重要的。

三、辅助检查

1. 血压测量

血压测量是诊断和管理原发性高血压的基础。通常使用袖带式血压计测量血压，血压分为收缩压（SBP）和舒张压（DBP）。血压应在安静环境中测量，患者应坐着或躺着，遵循正确的测量步骤。

2. 血常规检查

血常规检查可以评估贫血、白细胞计数和血小板计数等指标。

3. 肾功能检查

肾功能检查包括血清肌酐、尿素氮和尿常规等。这有助于评估肾功能是否受损。

4. 血清电解质

检测电解质的浓度，如钠、钾、钙和镁等。电解质紊乱可能与高血压的发生有关。

5. 血糖检测

血糖检测可以评估血糖水平，排除糖尿病对高血压的影响。

6. 血脂检查

测量血液中的胆固醇和甘油三酯水平，有助于评估血脂异常是否存在。

7. 心电图

心电图可以检测心脏的电活动，并帮助评估心脏的结构和功能。心电图可以检测心脏节律是否正常，是否存在心肌缺血、心肌肥厚或心肌损伤等异常。

8. 超声心动图

超声心动图是一种无创性检查方法，可以评估心脏的结构和功能。它可以检测心脏的大小、心室肥厚程度、心腔扩张程度、心瓣膜功能等，帮助评估高血压对心脏的影响。

9. 肾动脉超声

通过超声检查肾动脉，可以评估肾动脉狭窄是否存在，该情况有时与高血压相关。

10. 视网膜检查

视网膜检查是通过眼底镜观察视网膜血管的检查方法。高血压可以引起视网膜损害，包括动脉狭窄、出血、渗出和视网膜血管变细等。通过检查视网膜的状态，可以评估高血压对眼部的影响，并了解是否存在高血压视网膜病变。

11. 心脏核磁共振

心脏核磁共振是一种非侵入性影像学检查方法，可以提供关于心脏结构和功能的详细信息。它可以检测心腔的大小、心肌的厚度、心脏功能，以及是否存在心肌缺血或心肌梗死等异常。

12. 动态血压监测

动态血压监测是一种连续记录血压的检查方法，可以提供更全面和准确的血压信息。常用的方法包括 24 小时动态血压监测和运动血压监测。这些监测方法可以评估血压在不同时间段、不同活动水平下的变化，并帮助确定血压的稳定性和是否存在高血压。

四、鉴别诊断

1. 继发性高血压

继发性高血压是指由其他疾病或药物引起的高血压。继发性高血压常见的病因包括肾疾病、内分泌疾病、血管病变、药物引起的高血压等。鉴别诊断的关键在于详细的病史采集和相关检查。例如，检查肾功能、甲状腺功能、肾上腺功能，血管超声等可以帮助排除继发性高血压。

2. 高血压样病变

某些疾病状态表现为高血压样病变，如肾上腺髓质增生、肾动脉狭窄、肾病综合征等。这些疾病会导致血压升高，但不符合原发性高血压的定义。鉴别诊断的方法包括相关的影像学检查（如 CT 扫描、MRI）和血液检查（如 24 小时尿儿茶酚胺排泄量测定）等。

3. 药物引起的高血压

某些药物或化学物质可能会导致高血压。例如，非甾体抗炎药、儿茶酚胺类药物、肾上腺素类药物、口服避孕药、激素类药物等都可能引起高血压。如果怀疑药物是诱发高血压的原因，鉴别诊断的方法包括停用或更换药物，然后观察血压的变化。

五、治疗

1. 生活方式干预

（1）饮食调整：推荐采用促进心脏健康的饮食模式，如 DASH 饮食（膳食干预降低高血压），减少食盐摄入，限制饱和脂肪和胆固醇摄入，增加膳食纤维、水果、蔬菜和全谷物的摄入。

（2）控制体重：减轻体重对于高血压患者来说是非常重要的，因为减少体重可以降低血压水平。建议通过合理饮食和适度体育锻炼来实现体重的控制。

（3）增加体育锻炼：规律的有氧运动，如快走、慢跑、游泳等，可以降低血压水平，促进心血管健康。建议每周进行至少 150 分钟的中等强度运动或 75 分钟的高强度运动。

2. 药物治疗

（1）利尿剂：可以增加尿液排泄，降低体液量，减轻心脏负荷。常用的利尿剂包括噻嗪类利尿剂、袢利尿剂和保钾利尿剂。

（2）钙通道阻滞药：通过阻断钙离子进入血管平滑肌细胞的通道，减少血管收缩，从而降低血压。

（3）血管紧张素转换酶抑制剂（ACEI）和血管紧张素Ⅱ受体阻滞剂（ARB）：这些

药物可以抑制血管紧张素转换酶或阻断血管紧张素受体，从而扩张血管、减少钠和水的潴留，降低血压。

（4）β受体阻滞剂：可以减慢心率、降低心脏的收缩力和心输出量，从而降低血压。

3. 联合用药

根据患者的具体情况和血压控制目标，医师可能会选择合适的药物联合治疗，以达到更好的血压控制效果。常见的组合包括利尿剂与ACEI、ARB或钙通道阻滞药的联合应用。

4. 定期随访和调整治疗

对患者进行定期随访非常重要，以监测血压水平和评估治疗效果。根据患者的血压情况和个体化的治疗目标，医师可能会逐步调整药物剂量、增加或减少药物种类，并根据需要进行辅助检查。

5. 并发症的预防和管理

高血压患者需要特别关注心血管并发症的预防和管理，包括控制血脂、血糖和血凝块形成等方面的风险因素，以减少心脑血管事件的发生。

6. 生活方式的改变

生活方式的改变不仅在治疗初期重要，在长期管理中也是关键。患者应该维持健康的饮食习惯、适度的体育锻炼、戒烟、限制饮酒，并保持良好的体重控制。

第二节　继发性高血压

继发性高血压是指由其他已知疾病或病因引起的高血压。与原发性高血压（无明确病因）不同，继发性高血压有明确的病因，并且治疗的重点在于针对导致高血压的根本原因进行治疗。

一、病因

1. 肾疾病

肾疾病是最常见的继发性高血压的病因之一。例如，慢性肾疾病、肾动脉狭窄、肾盂肾炎等可以导致肾功能损害，引起高血压。

2. 内分泌系统疾病

内分泌系统疾病可以导致继发性高血压。例如，肾上腺皮质功能亢进症、嗜铬细胞瘤、甲状腺功能亢进症、原发性醛固酮增多症等。

3. 血管病变

血管病变也可能导致继发性高血压。例如，肾动脉狭窄、动脉硬化、血管炎等可以导致血流受限，引起高血压。

4. 药物或物质引起的高血压

某些药物和物质也可以引起继发性高血压。例如，口服避孕药、激素类药物、非甾体抗炎药、可卡因等都可能导致高血压。

5. 妊娠相关高血压疾病

孕妇在妊娠期间可能出现妊娠高血压、子痫前期和子痫等疾病，这些都属于继发性高血压。

二、临床表现

1. 血压升高

持续性或间断性的高血压是继发性高血压最常见的特征。血压升高的程度和持续时间取决于病因和病情的严重程度。血压水平可以高于原发性高血压，但也可能在正常范围内。

2. 症状性高血压

继发性高血压的病因可以导致症状出现，如头痛、头晕、心悸、胸闷、呼吸困难等。这些症状通常与血压升高的程度和速度有关。

3. 靶器官损害

继发性高血压如果不加以控制和治疗，可以对多个器官系统造成损害。常见的损害部位包括心血管系统、肾、眼、脑部等。

（1）心血管系统：长期高血压可以导致心脏肥厚、心肌梗死、心力衰竭、冠心病等心血管并发症。

（2）肾：高血压可能会引起肾小球硬化、肾功能损害，甚至进展为慢性肾病。

（3）眼：高血压可导致视网膜病变，包括视网膜出血、渗出和动脉狭窄等。

（4）脑部：不受控制的高血压可能增加脑卒中的风险，包括缺血性和出血性脑卒中。

4. 病因相关症状

继发性高血压的临床表现可能与导致高血压的病因有关。例如，肾疾病引起的高血压可能伴随尿液改变、肾功能不全等症状；内分泌系统疾病引起的高血压可能伴随激素过多或功能亢进的相关症状。

三、辅助检查

1. 血压测量

血压测量是高血压诊断和管理的基础。它可以通过血压计定期监测血压，以评估血压水平的变化和治疗效果。血压应在安静环境中测量，患者应坐着或躺着，遵循正确的测量步骤。

2. 血常规检查

血常规检查可以评估贫血、白细胞计数和血小板计数等指标。

3. 肾功能检查

肾功能检查包括测定血清肌酐、尿素氮和尿常规等。这有助于评估肾功能是否受损。

4. 血糖检测

血糖检测可以评估血糖水平，排除糖尿病对高血压的影响。

5. 血脂检查

测量血液中的胆固醇和甘油三酯水平，有助于评估是否存在血脂异常。

6. 肾影像学检查

对于怀疑肾疾病导致的高血压，肾影像学检查可以帮助确定肾的结构和功能，包括超声检查、CT 扫描和 MRI 等。

7. 内分泌功能检查

对于疑似内分泌疾病导致的高血压，可以进行相关的内分泌功能检查。例如，测量肾上腺素、去甲肾上腺素、醛固酮和甲状腺激素等的水平。

8. 血管造影

血管造影是一种侵入性检查方法，通过注射对比剂，观察血管的形态和血流情况。它常用于评估肾动脉狭窄和其他血管病变。

9. 心电图

心电图可以检测心脏的电活动，并帮助评估心脏的结构和功能，检测心脏节律是否正常，是否存在心肌缺血、心肌肥厚或心肌损伤等异常。

10. 脑部影像学检查

对于高血压引起的脑血管病变的病因评估，脑部影像学检查（如头部CT扫描或MRI）可以提供详细的图像信息，帮助评估脑血管的状况，检测脑血管病变、脑出血、脑梗死等。

11. 肾动脉造影

肾动脉造影是一种侵入性检查方法。它通过向肾动脉注入对比剂，来观察肾动脉的状况，帮助评估肾动脉狭窄或其他血管异常。

12. 其他检查

根据具体疾病或推测的病因，可能需要进行其他特定的辅助检查。例如，对于妊娠相关高血压疾病，可能需要进行尿蛋白定量和肝功能检查。

四、鉴别诊断

1. 原发性高血压

原发性高血压是指无明确病因的慢性高血压。与继发性高血压相比，原发性高血压更常见。因此，在排除其他潜在病因后，应将原发性高血压作为一个重要的鉴别诊断对象。

2. 肾疾病

许多肾疾病可以导致高血压，如慢性肾病、肾动脉狭窄、肾小球肾炎、多囊肾等。肾疾病引起的高血压通常伴有尿液异常、肾功能损害等特征，通过肾影像学检查和肾功能测试可以进行鉴别。

3. 内分泌系统疾病

内分泌系统疾病也可以导致高血压，如肾上腺皮质功能亢进症、甲状腺功能亢进症、原发性醛固酮增多症等。对于怀疑内分泌疾病的患者，可以通过相关的内分泌功能检查和影像学检查来鉴别。

4. 血管病变

血管病变如肾动脉狭窄、肺动脉高压等可以引起继发性高血压。通过血管造影、超声检查或CT扫描等影像学检查可以鉴别。

5. 药物或物质引起的高血压

药物和物质也可能引起高血压，如口服避孕药、激素类药物、非甾体抗炎药、可卡因等。对于有药物或物质使用史的患者，可以通过评估用药时间和剂量之间的关系来进行鉴别。

6. 妊娠相关高血压疾病

在孕妇中，妊娠高血压、子痫前期和子痫等疾病也可以引起高血压。通过妊娠期监测、血浆肾素活性测定和抗肾素抗体检测等可以鉴别。

五、治疗

1. 病因治疗

（1）肾疾病：对于肾疾病引起的高血压，治疗的重点是控制原发性肾疾病。这可能包括控制糖尿病、肾小球肾炎、多囊肾等基础疾病，并采取适当的药物治疗和肾保护措施。

（2）内分泌系统疾病：内分泌系统疾病引起的高血压可能需要针对具体的内分泌异常进行治疗。例如，肾上腺皮质功能亢进症可能需要手术切除肿瘤，甲状腺功能亢进症可能需要抗甲状腺药物治疗。

（3）血管病变：对于血管病变引起的高血压，治疗的重点是改善血管功能，扩张血管。这可能包括药物治疗、血管成形术、支架置入等。

（4）药物或物质引起的高血压：对于药物或物质引起的高血压，可能需要停用或更换引起高血压的药物，并寻找替代治疗方案。

2. 药物治疗

（1）药物选择：根据病因和病情的不同，选择合适的药物来控制血压。常用的药物包括利尿剂、血管紧张素转换酶抑制剂（ACEI）、血管紧张素Ⅱ受体阻滞剂（ARB）、钙通道阻滞药、β受体阻滞剂等。具体的药物选择应根据患者的病情、年龄、性别、并发疾病和药物相互作用等因素进行个体化决策。

（2）药物联合治疗：对于继发性高血压患者，可能需要多种药物联合应用来达到更好的血压控制效果。医师会根据患者的具体情况，结合不同药物的作用机制和不良反应，制订个体化的联合治疗方案。

3. 并发症管理

继发性高血压常伴随潜在病因引起的器官损害和并发症。例如，心脏肥厚、心力衰竭、肾功能损害、脑血管病变等。因此，治疗过程中需要重点关注并发症的预防和管理。根据具体情况，可能需要进一步的诊断和治疗，如心脏病理性肥厚的药物治疗、肾功能保护策略、脑血管病变的预防等。

4. 定期随访和调整治疗

对于继发性高血压患者，定期随访非常重要。医师会根据患者的血压控制情况和病情变化，适时调整药物剂量和联合治疗方案。同时，定期的随访还可以监测并发症的进展和病情的变化。

5. 生活方式干预

无论是原发性高血压还是继发性高血压，都需要进行生活方式干预。这包括合理的饮食习惯、适度的体育锻炼、限制饮酒、戒烟等。生活方式干预对于血压控制和整体健康都有重要作用。

第三节　老年高血压

老年高血压是指发生在老年人群中的高血压。它是老年人常见的健康问题之一，随着人口老龄化趋势的增加，老年高血压的发病率也在逐渐增加。

老年高血压的定义与年龄相关，通常指年龄在 60 岁及以上的人群。根据世界卫生组织的分类标准，老年高血压的血压标准如下：收缩压≥140mmHg；舒张压≥90mmHg。

一、病因

1. 血管改变

随着年龄的增长，血管壁逐渐失去弹性，血管内膜增厚，导致血管阻力增加。这些血管改变可能影响血液流动并升高血压。

2. 相对体液过多

老年人常伴随相对体液过多的情况，即身体内的水分和钠盐含量较高。这可能与肾功能减退、水钠潴留，以及体液调节功能下降有关。相对体液过多导致血容量增加，血管内压力升高，进而引发高血压。

3. 肾功能下降

随着年龄的增长，肾的滤过率和排泄能力逐渐减退。这可能导致水钠潴留、醛固酮水平升高，进而导致血容量增加和血压升高。

4. 神经调节紊乱

随着年龄的增长，调节血压的神经系统可能受到影响，导致自主神经功能紊乱。这可能导致交感神经系统的活性增加和副交感神经系统的功能减弱，从而引起血压升高。

5. 其他慢性疾病

老年人常伴随其他慢性疾病，如糖尿病、慢性肾疾病、代谢综合征等。这些疾病本身或所使用的药物可能升高血压水平。

6. 遗传因素

遗传因素也可能在老年高血压的发生中起到一定作用。有些人可能具有家族性高血压倾向，遗传的血压调节异常可能导致老年高血压的发生。

二、临床表现

老年高血压的临床表现在不同个体之间可能有所不同，而且老年人的高血压常常是无症状或症状不明显的。

1. 头痛

头痛是老年高血压的常见症状之一，尤其是在早晨起床时或剧烈活动后容易出现。

2. 眩晕和晕厥

由于高血压引起血流动力学变化，老年人可能会出现眩晕和晕厥的症状。

3. 呼吸困难

高血压可以导致心脏负荷过重，影响心脏的泵血功能，进而导致呼吸困难。

4. 心悸和胸闷

心悸是老年高血压的常见症状之一，胸闷感可能与心脏供血不足有关。

5. 疲乏和乏力

由于血液流动受限和心脏负荷增加，老年高血压患者可能会感到疲乏和乏力。

6. 尿频和夜尿增多

高血压引起的肾功能改变可能导致尿频和夜尿增多的症状。

7. 视物模糊

高血压可能对视网膜和眼部血管产生影响，导致视物模糊或视觉异常。

三、辅助检查

1. 血压测量

血压测量是高血压诊断的基础，通常使用血压计测量上肢的收缩压和舒张压。老年人的血压应定期测量，包括在安静状态下多次测量，以获得更准确的结果。

2. 血液检查

血液检查可以提供有关老年高血压患者的生化指标和相关疾病的信息。常规血液检查包括测量血液中的电解质水平、血糖、肾功能、肝功能、血脂等指标。这些检查可以帮助评估肾、心血管和代谢方面的功能状况。

3. 尿液分析

尿液分析可以提供有关肾功能和可能存在的尿液异常的信息。常规尿液检查包括尿常规、尿蛋白定量等。尿蛋白定量是评估肾损害和尿蛋白排泄的重要指标。

4. 心电图

心电图可以检测心脏的电活动，评估心脏节律和可能存在的心脏异常。在老年人中，心电图可以帮助排除或确认心律失常、心肌缺血等心血管疾病。

5. 胸部 X 线检查

胸部 X 线检查可以提供有关心脏和肺的信息，评估心脏的大小、形状和肺的状况。它可以帮助鉴别心血管疾病相关的异常，如心脏扩大、肺水肿等。

6. 超声心动图

超声心动图是一种无创检查方法，可以提供详细的心脏结构和功能的信息。它可以评估心脏的大小、壁厚、射血分数等指标，检测心脏瓣膜异常和心肌功能异常。

7. 脑血管影像学检查

对于老年人，脑血管病变是常见的并发症之一。脑部影像学检查如头部 CT 扫描或脑部磁共振成像（MRI）可以用来评估老年高血压患者的脑血管病变情况，包括脑梗死、脑出血等。这些影像学检查可以帮助诊断和评估可能的脑血管并发症。

8. 腹部超声检查

腹部超声检查可以评估肾和肾血管的情况，以排除肾疾病引起的继发性高血压。

9. 动态血压监测

对于老年人，定期的动态血压监测可更加准确地评估血压的变化。动态血压监测通常通过佩戴有自动充气袖带的便携式血压计，在 24 小时内自动定期测量血压。

四、鉴别诊断

1. 原发性高血压

原发性高血压是指无明确病因的慢性高血压。它是最常见的高血压类型，不仅在老年人中普遍存在，也可以出现在其他年龄段。排除其他疾病导致的高血压后，应将原发性高血压作为一个重要的鉴别诊断对象。

2. 心血管疾病

心血管疾病在老年人中较为常见，包括冠心病、心力衰竭、心律失常等。这些疾病可能导致血压升高，并伴随相关的症状，如胸痛、心悸、呼吸困难等。通过心电图、心脏超声、心肌酶学检查等可以进行心血管疾病的鉴别诊断。

3. 肾疾病

肾疾病，特别是慢性肾疾病，可能导致高血压。肾疾病引起的高血压通常伴有尿液异常、肾功能损害等特征。肾功能检查、尿液分析、肾超声等可以帮助评估肾疾病对高血压的影响。

五、治疗

1. 生活方式干预

（1）饮食调整：采用 DASH 饮食（膳食方法防治高血压）原则，包括增加水果、蔬菜、全谷物和低脂蛋白质的摄入，限制饱和脂肪酸、胆固醇和钠的摄入。

（2）控制体重：通过合理饮食和适量运动，减轻超重和肥胖患者的体重，有助于降低血压。

（3）减少钠的摄入：限制盐的摄入，每日摄入量应控制在 6g 以下。

（4）限制饮酒：建议男性每日饮酒量不超过两个标准饮酒单位，女性不超过一个标准饮酒单位。

（5）增加体育锻炼：适度的有氧运动，如快走、游泳、骑自行车等，每周至少 150 分钟，可以帮助降低血压。

（6）戒烟：尼古丁会导致血压升高，戒烟可以改善血压控制。

2. 药物治疗

（1）利尿剂：如噻嗪类、袢利尿剂，可以促进尿液排出，减少体内液体量，从而降低血压。

（2）钙通道阻滞药：如硝苯地平、氨氯地平，抑制钙离子进入心肌细胞和血管平滑肌细胞，从而放松血管，降低血压。

（3）血管紧张素转换酶抑制剂（ACEI）：如卡托普利、依那普利，抑制血管紧张素转换酶，阻断血管紧张素Ⅱ生成，从而使血管扩张，降低血压。

（4）血管紧张素Ⅱ受体阻滞剂（ARB）：如氯沙坦、缬沙坦，作用于血管紧张素Ⅱ受体，阻断其效应，达到降压的作用。

（5）β 受体阻滞剂：如美托洛尔、阿替洛尔，减慢心率，降低心输出量，减少心脏负荷，降低血压。

药物的选择应根据患者的具体情况和血压水平来确定。通常情况下，开始时可使用单药治疗，但如果单药治疗无法达到目标血压，可能需要联合用药。选择老年患者的治疗药物时需要考虑他们的特殊情况，如可能的药物相互作用、药物耐受性和不良反应等。

第四节 高血压危象

高血压危象是一种严重的、有潜在生命威胁的医疗状况，发生在血压急剧并且极度升高的情况下，远超过正常血压水平（一般认为是超过 180/120mmHg）。它需要立即医疗干预，以避免长期健康问题或潜在的致命后果。高血压危象主要分为两类：高血压急症和高血压紧急情况。

一、病因

1. 未治疗或控制不良的高血压

长期未治疗或不适当管理的高血压是高血压危象最常见的病因之一，它可能导致血压突然剧烈上升到危险水平。

2. 药物不合理使用

停止使用或不规律服用高血压药物，或使用某些可能引起血压升高的药物（如某些非处方药、抗抑郁药、避孕药）以及药物滥用。

3. 继发性高血压的病因

继发性高血压是由另一种疾病或病状引起的高血压，如肾疾病、内分泌疾病、睡眠呼吸暂停综合征、肿瘤等。

4. 不良的生活方式

不良的生活方式包括过度摄入盐分、饮酒、缺乏运动、过度肥胖、高应激水平等。

5. 急性或慢性医疗状况

急性或慢性医疗状况包括心脏疾病、肾疾病、糖尿病、高胆固醇水平、动脉硬化等，这些状况可以加剧高血压的危害。

6. 急性应激

强烈的情绪反应、疼痛或其他形式的急性应激可能会暂时性地使血压升高到极端水平。

7. 妊娠相关并发症

如先兆子痫和子痫前期，这些是妊娠期间特定的高血压状态，可能会导致高血压危象。

8. 使用非法药物

使用某些药物，如可卡因和安非他明，也可能引发血压急剧上升。

二、临床表现

1. 中枢神经系统症状

由于脑血管急剧收缩，脑血流量减少，可出现剧烈头痛、恶心、呕吐、视物模糊、意识模糊，甚至昏迷。在某些情况下，可能会出现抽搐和短暂的神经功能缺失，如言语不清、肢体无力或瘫痪，这些症状可能暗示脑血管意外的发生，如脑卒中。

2. 心血管系统症状

心脏承受着极大的压力，出现胸痛、心绞痛或心力衰竭的迹象，如呼吸困难、心率加快、心律失常。严重时，可发展为急性冠脉综合征或心肌梗死。

3. 肾损害

肾是高血压危象中主要受影响的器官之一。临床上，患者可能出现蛋白尿，血尿，急性肾衰竭的征兆，如尿量减少、血肌酐水平升高。

4. 视网膜改变

高血压可导致视网膜血管病变，表现为视力减退、视网膜出血或视网膜脱落，这可能是急性或渐进性的。

5. 其他症状

其他症状包括焦虑、出汗、面色苍白等非特异性症状。

三、辅助检查

1. 血液检查

（1）全血细胞计数：检查是否有贫血或感染的迹象，这可能是目标器官受损或并发症的指征。

（2）血生化分析：包括肾功能测试（血肌酐、尿素氮）、电解质（钠、钾、氯、碳酸氢盐）水平，这有助于评估肾损害程度和体液平衡情况。

（3）肝功能测试：了解肝受损情况，肝是高血压可能影响的另一目标器官。

（4）血脂分析：评估心血管风险因素，包括总胆固醇、低密度脂蛋白（LDL）、高密度脂蛋白（HDL）和甘油三酯水平。

（5）心肌酶学检查：包括肌钙蛋白T和肌钙蛋白I、乳酸脱氢酶（LDH）、天冬氨酸转氨酶（AST）和肌酸激酶（CK），这有助于评估是否存在心肌损伤。

2. 尿液检查

（1）尿常规：检查是否有蛋白尿、血尿或其他异常成分，这些可能是肾受损的迹象。

（2）24小时尿蛋白定量：更精确地评估蛋白尿程度，了解肾损伤的严重性。

3. 心电图

心电图（ECG）可以监测心脏的电活动，识别任何心律失常、心肌缺血或心肌梗死的迹象。

4. 胸部X线检查

胸部X线检查可以评估心脏大小（心脏肥大的迹象）、肺部情况（肺水肿的证据）以及大血管的状态。

5. 超声心动图

超声心动图可以评估心脏结构和功能，包括心室壁运动、心脏瓣膜的情况以及心脏泵血功能。

6. 影像学检查

（1）颅脑CT扫描或MRI：若疑有脑卒中、脑出血或其他中枢神经系统并发症，这些检查能提供直接的视觉证据。

（2）肾超声：评估肾大小、结构以及是否有肾动脉狭窄等情况。

（3）眼底检查：通过专门的相机检查视网膜血管，了解是否有高血压引起的视网膜病变。

四、鉴别诊断

1. 主动脉夹层

（1）临床特点：主动脉夹层通常表现为突发性、剧烈的胸痛或背痛，痛感可沿着主动脉蔓延至腹部或背部。虽然主动脉夹层患者的血压可能会很高，但主要的区别在于疼痛的性质和位置。

（2）鉴别要点：影像学检查，如胸部CT血管成像（CTA）或磁共振血管成像（MRA），是确诊主动脉夹层的关键。

2. 急性冠脉综合征（ACS）

（1）临床特点：包括急性心肌梗死（AMI）和不稳定型心绞痛，表现为胸痛、呼吸困难等。虽然这些症状可能与高血压危象中的心脏症状相似，但 ACS 的疼痛更可能与心脏问题直接相关。

（2）鉴别要点：心电图（ECG）和心肌损伤标志物（如肌钙蛋白）的检测对于 ACS 的鉴别诊断至关重要。

3. 脑卒中

（1）临床特点：脑卒中表现为突发性神经功能障碍，如言语不清、面部或肢体无力、视力问题等。高血压危象可能导致或伴有脑卒中，但脑卒中的直接原因是脑血管的阻塞或破裂。

（2）鉴别要点：通过头部 CT 扫描或 MRI 可确定是否存在脑卒中及其类型（缺血性或出血性）。

4. 急性肾损伤

（1）临床特点：急性肾损伤表现为突发性肾功能下降，伴有尿量减少、血肌酐升高等。虽然高血压危象可能导致肾损害，但急性肾损伤的原因多样，包括缺血、毒素暴露等。

（2）鉴别要点：血液和尿液检查评估肾功能，肾超声检查有助于确定损伤的性质和原因。

五、治疗

1. 紧急降压治疗

（1）治疗目标：在高血压危象中，初步的目标是在最初的数小时内将血压降低不超过 25%（以确保降压过程安全），然后如果患者稳定，可以在接下来的 24～48 小时内将血压缓慢降至 160/100mmHg 左右。对于某些特定情况（如急性主动脉夹层），降压目标可能需要更为激进和特定。

（2）降压药物选择：选择静脉给药的降压药物，因为它们的作用快，容易控制。常用的降压药物包括硝普钠（用于心绞痛或心力衰竭）、拉贝洛尔（β 受体阻滞剂，用于高血压和降低心脏负担）、尼卡地平（钙通道阻滞药，用于松弛平滑肌和降压）、利血平（α 受体阻滞剂，用于血管扩张）等。药物的选择需要根据患者的具体情况和并发症来定。

2. 支持治疗和监测

（1）严格监测：紧密监测患者的血压、心率、心电图、尿量和呼吸状态，以评估治疗效果和及时发现任何可能的并发症。

（2）维持液体和电解质平衡：通过静脉给予适量的液体和电解质以维持稳定的内环境。

（3）床边护理：提供高质量的护理，包括保持安静的环境、心理支持和基础生命体征的监测。

3. 处理并发症

（1）目标器官损害的管理：针对心脏、大脑、肾等器官的损害进行特定的治疗。例如，心脏受损可能需要使用利尿剂、ACE 抑制剂或 β 受体阻滞剂；脑卒中的管理可能涉及抗血小板药物或抗凝治疗；针对肾损害，需要调整药物剂量和避免使用有潜在肾毒性的药物。

（2）预防感染：在医院中，尤其是对于卧床的患者，预防性使用抗生素以防止感染的发生。

第六章　心脏瓣膜病

第一节　二尖瓣狭窄

二尖瓣狭窄是一种心脏瓣膜疾病，指的是二尖瓣开放时狭窄或阻塞，导致心脏无法充分将血液从左心房泵入左心室。这种狭窄会导致心脏负荷增加，并可能引起心脏肌肉肥厚和心脏功能不全。二尖瓣狭窄是最常见的瓣膜疾病之一，常见于年长者。

二尖瓣位于左心房和左心室之间，由三个结构组成：前瓣叶、后瓣叶和舒张期时扩张的瓣环。二尖瓣在心脏收缩时关闭，防止血液从左心室流回左心房。在舒张期间，它打开以允许血液从左心房进入左心室。

一、病因

二尖瓣狭窄的主要原因是风湿热，风湿热反复发作，或长期反复咽峡炎或扁桃体炎，引起瓣叶粘连融合而致瓣口狭窄。约 25% 的风湿性心脏病患者为单纯二尖瓣狭窄，40% 患者为二尖瓣狭窄合并二尖瓣关闭不全。女性患者占所有风湿性二尖瓣狭窄患者的 2/3。风湿热引起的二尖瓣狭窄主要在瓣膜交界处、瓣尖、腱索等处，特征为二尖瓣尖边缘融合和腱索融合导致这些结构增厚、缩短，狭窄的二尖瓣呈典型的漏斗型，瓣口多呈“鱼口”状或“钮孔”状。二尖瓣狭窄少见的病因有瓣环钙化，导致瓣环钙化的原因包括老年人常见的瓣膜退行性病变，先天性发育异常，结缔组织病（如系统性红斑狼疮）或恶性肿瘤（如多发性骨髓瘤）等。

二、临床表现

1. 呼吸困难

二尖瓣狭窄的主要症状是劳力性呼吸困难，主要由肺顺应性降低引起，可伴有咳嗽和喘鸣。任何使心率增加的因素，如体力活动、肺部感染、发热、性活动、妊娠、心房颤动伴有快速心室率或其他快速心律失常等均可引起。随狭窄加重出现夜间阵发性呼吸困难和静息时呼吸困难，端坐呼吸甚至发生急性肺水肿。

2. 咯血

支气管静脉同时回流至肺静脉及体循环静脉。肺静脉压升高，可致支气管静脉破裂引发突然大咯血，或痰中带血伴有夜间呼吸困难；急性肺水肿时咳大量粉红色泡沫样痰，肺梗死亦导致咯血。

3. 咳嗽

咳嗽可因支气管黏膜淤血水肿使患者易患支气管炎，或扩大的左心房压迫左主支气管引起。

4. 声音嘶哑

扩大的左心房和肺动脉压迫左侧喉返神经引起。

5. 胸痛

二尖瓣狭窄合并重度肺高压可出现胸骨后或心前区压迫感或闷痛，历时常较心绞痛久，硝酸甘油无效，胸痛机制未明，二尖瓣狭窄手术后胸痛可消失。此外，二尖瓣狭窄合并风湿性冠状动脉炎、冠状动脉栓塞或肺梗死时也可有胸痛，老年患者尚需注意是否合并冠心病。

三、辅助检查

1. X 线检查

后前位胸片显示左心缘变直，右心缘呈双心房。心影呈“梨”形，称“二尖瓣型心脏”；左前斜位片示左心房扩大，使左主支气管上抬；右前斜位片示食管下段后移。尚可见右心室扩大，肺动脉扩张，肺静脉淤血，间质水肿所致 Kerley B 线。

2. 心电图

左心房扩大是二尖瓣狭窄的一个主要心电图特征，表现为Ⅱ导联 P 波宽度＞0. 12s，伴有切迹，P 波电轴在 +45°～−30°，Pv_1 终末负向量增大，称二尖瓣型 P 波；另有 QRS 电轴右偏及右心室肥大征象。心房颤动常发生在已有左心房扩大的患者，且与左心房扩大持续时间、左心房心肌纤维化程度及患者年龄有关。

3. 超声心动图

超声心动图是诊断二尖瓣狭窄患者的基石。风湿性二尖瓣狭窄的超声心动图显示二尖瓣增厚、回声增强、二尖瓣融合，以及舒张期出现瓣叶分离不良，左心房常见扩大，而单纯二尖瓣狭窄左心室腔正常或缩小，二维超声心动图有助于识别左心房血栓和评价二尖瓣钙化以及左心室的收缩力。二尖瓣狭窄 M 型超声心动图检查可见 E-F 斜率降低，二尖瓣前后瓣叶同向运动呈“城垛样”。二维超声心动图可见瓣叶增厚、粘连、钙化，瓣口面积缩小，左心房扩大，重者可伴右心室及右心房扩大，连续多普勒测舒张期跨瓣压差增大。多普勒超声心动图是定量二尖瓣狭窄严重程度的最准确的非侵入性技术。对于大多数二尖瓣狭窄患者，详细的超声心动图检查通常可提供足够的治疗计划信息而无需心导管检查。

据超声影像的改变可将二尖瓣狭窄分为隔膜型与漏斗型，并可按瓣口狭窄程度分为轻、中、重度狭窄。按狭窄的二尖瓣孔长径分为轻度＞1. 2cm，中度 0. 8～1. 2cm，重度＜0. 8cm。按狭窄的二尖瓣口面积分为轻度 1. 5～2. 5cm^2，中度 1. 0～1. 5cm^2，重度 0. 6～1. 0cm^2。

4. 心导管检查

如果症状、体征与超声心动图测定计算的二尖瓣瓣口面积不一致，在考虑介入或手术治疗时应经心导管检查，同步测定肺毛细血管压和左心室压，以确定跨瓣压差和计算瓣口面积，正确判断狭窄程度。

四、鉴别诊断

1. 肥厚型心肌病

肥厚型心肌病是指心脏肌肉在心脏舒张期时变厚和僵硬，导致心脏舒张功能受损。与二尖瓣狭窄相比，肥厚型心肌病可以导致类似的症状，如呼吸困难和疲劳。然而，肥厚型心肌病不一定与二尖瓣狭窄有关，可能与其他因素（如高血压、心肌病或心肌缺血等）有关。

鉴别诊断的关键在于评估心脏结构和功能。超声心动图可以提供有关二尖瓣形态、运动和狭窄程度的信息，同时还可以评估左心室和左心房的大小、壁厚及舒张功能。心电图、胸部X线摄影和血液检查也可以用来排除其他心脏病变。

2. 心房颤动

心房颤动是一种常见的心律失常，它可能与二尖瓣狭窄相关。在二尖瓣狭窄的患者中，心房颤动可能是左心房扩大和心脏负荷增加所致。心房颤动会导致心脏泵血不规律，增加血栓形成和栓塞风险。

鉴别诊断的关键在于心电图和心脏超声检查。心电图可以显示心房颤动的特征性波形，而超声心动图可以评估心脏结构、瓣膜功能和左心房大小。其他检查如24小时动态心电图、心脏MRI和心脏导管检查可能有助于进一步评估心律失常和心脏功能。

3. 肺动脉高压

肺动脉高压是指肺动脉压力升高，可能与肺血管狭窄、肺疾病或心脏病变等因素有关。在二尖瓣狭窄的患者中，肺动脉高压可能是左心房和左心室增压导致的。

肺动脉高压的鉴别诊断依赖于多种检查方法。超声心动图可以评估二尖瓣狭窄的严重程度，并评估肺动脉的压力和大小。肺功能测试可以检查肺功能，排除肺疾病引起的肺动脉高压。心导管检查可以直接测量肺动脉压力，并评估肺血管阻力。

4. 其他瓣膜疾病

在鉴别诊断二尖瓣狭窄时，还需要考虑其他心脏瓣膜疾病，如主动脉瓣狭窄或关闭不全、三尖瓣疾病等。这些疾病可能与二尖瓣狭窄同时存在或单独存在。

超声心动图是最常用的评估瓣膜功能的方法，可以评估不同瓣膜的形态、运动和功能。心脏导管检查可以提供更准确的瓣膜阻力和压力梯度的测量。

5. 心肌病

心肌病是指心肌结构或功能异常的疾病，可能导致心脏扩大和功能障碍。某些类型的心肌病，如梗死后心肌病或肥厚型心肌病，可能与二尖瓣狭窄有关。

诊断心肌病需要综合考虑病史、体格检查、心电图、心脏超声等多种检查结果。心脏MRI可以提供更详细的心肌结构和功能信息。

五、治疗

在治疗风湿性二尖瓣和三尖瓣狭窄时，如果病情还在左心房的代偿阶段，主要的治疗策略是预防和治疗咽部链球菌感染以及风湿性疾病的活动期。日常生活中，应注意劳逸结合，保持饮食清淡且富含维生素，避免参与剧烈运动和重体力劳动，保持心脏功能处于良好状态。

1. 药物治疗

当病情进展至左心房失代偿期，患者应适当休息，限制水分和钠的摄入，并在必要时辅以利尿剂以减轻症状。在处理由二尖瓣狭窄引起的急性肺水肿（即左心房衰竭）时，应采取半卧位、吸氧、注射吗啡或哌替啶、镇静、快速利尿、使用血管活性物质或四肢交替结扎止血带以减少回心血量，以及使用氨茶碱和去除诱因等措施。与左心室衰竭的处理相似，但在使用洋地黄时需更加谨慎，因为其强心作用可能加剧病情。在某些情况下，尤其是心房颤动、显著窦性心动过速和室上性心动过速患者，仍可适量使用洋地黄，但主要是为了减慢心率而非增加收缩力。

针对血管扩张治疗，首选硝酸甘油等静脉给药，以减少回心血量和改善肺淤血。对于二尖瓣狭窄合并大咯血的处理，关键在于密切监测病情，预防窒息，保持半卧位，给予吸氧和适当的止血药物。不推荐使用具有强烈收缩血管作用的药物，如垂体后叶素，因其可能加重心脏负担。

2. 经皮二尖瓣球囊成形术

经皮二尖瓣球囊成形术（PBMV）是一种微创手术方法，通过球囊扩张技术来解除二尖瓣的狭窄。这种方法相比传统的开放手术具有恢复时间短和风险较低的优点，特别适合于那些因为年龄或其他健康问题而不适合进行开放心脏手术的患者。

3. 闭式二尖瓣分离术

（1）适应证：与 PBMV 相似，包括以下几点。①中度以上二尖瓣狭窄，瓣口面积 $<1.5cm^2$，心功能Ⅱ～Ⅲ级；②年龄最好在 20～55 岁，但无绝对界限，随外科技术的进步，不少高龄者仍可施行分离术；③半年内无风湿活动或感染性心内膜炎；④妊娠者以怀孕 1～5 个月为宜；⑤二尖瓣狭窄类型以隔膜增厚型为佳；⑥二尖瓣狭窄合并大咯血或急性肺水肿，内科无法控制的，可施行紧急分离术。

（2）禁忌证：①二尖瓣严重钙化；②合并中、重度二尖瓣关闭不全；③左心房内有血栓形成或近期有体动脉栓塞史；④风湿活动期或合并感染性心内膜炎（风湿活动须先控制在半年以上）。

4. 直视二尖瓣成形术

适应证和禁忌证与闭式二尖瓣分离术相似。随外科技术的进步，目前心功能Ⅳ级、重度二尖瓣狭窄呈巨大心脏，心胸比例 10%～80%，均已非手术禁忌证，在内科积极配合下，仍可手术治疗。有房颤和栓塞病史、心房内有血栓不仅不是禁忌证，还应尽早直视下手术。对于瓣膜有严重纤维化、钙化者或属于漏斗型者，先天性二尖瓣狭窄或合并有中度以上二尖瓣关闭不全者，应考虑换瓣术。

第二节 二尖瓣关闭不全

二尖瓣关闭不全（MR）是指二尖瓣在心室收缩时关闭不完全，导致血液从左心室回流到左心房。这种疾病通常是由于二尖瓣结构或功能异常引起的。

二尖瓣是位于左心室和左心房之间的瓣膜，它由两个瓣叶组成：前瓣叶和后瓣叶。正常情况下，二尖瓣在心室收缩时紧密关闭，防止血液反流到左心房。但在二尖瓣关闭不全的情况下，瓣叶无法完全闭合，血液可以反流到左心房。

一、病因

1. 二尖瓣退行性变

随着年龄增长，二尖瓣组织逐渐退化，导致瓣膜弹性降低，闭合不完全。

2. 二尖瓣脱垂

二尖瓣的瓣叶松弛或过度拉长，使得瓣叶无法紧密闭合。

3. 二尖瓣病变

二尖瓣发生结构性病变，如二尖瓣狭窄、二尖瓣增厚、二尖瓣脓肿等，导致瓣叶无法正常关闭。

4. 心肌梗死

心肌梗死可能导致心肌损伤，影响二尖瓣的功能。

5. 心肌病

心肌病变（如扩张型心肌病）会导致心室扩大，进而引起二尖瓣关闭不全。

6. 先天性畸形

二尖瓣的结构异常或发育不良，如二尖瓣裂缺，也可以导致关闭不全。

二、临床表现

慢性二尖瓣关闭不全常见，轻度者可终生无症状，重度者以软弱无力、全身动脉系统缺血为突出表现。肺淤血所致的呼吸困难出现较晚。上述症状可因原发病因不同而不同。①风湿性心脏病者无症状期长，可达 20 年或更长。一旦出现明显症状，多已有不可逆的心功能损害。咯血及急性肺水肿较二尖瓣狭窄少见。②二尖瓣脱垂者多无症状，严重者在晚期可有左心衰竭。急性二尖瓣关闭不全可发生于乳头肌坏死、腱索断裂的情况下。仅有少数腱索断裂而病变轻者可仅有轻微劳力性呼吸困难。病变重者常出现急性左心衰竭、急性肺水肿，甚至心源性休克。

三、辅助检查

1. X 线检查

慢性重度反流常见左心房左心室明显增大，左心衰竭者可见肺淤血及急性肺水肿征象。二尖瓣环钙化者可在左侧位或右前斜位胸片上见 C 形钙化影。急性患者心影可正常或左心房轻度增大伴明显肺淤血，甚至肺水肿征。

2. 心电图

慢性患者主要表现为左心房增大，即 P 波增宽伴切迹，部分可有左心室肥厚。少数病程长者可有右心室肥厚。常伴心房颤动。急性患者窦性心动过速常见。

3. 超声心动图

彩色多普勒血流成像或脉冲波多普勒超声成像在左心房和二尖瓣心房侧探及收缩期高速射流，对于确定二尖瓣有无反流有决定性意义，敏感性几乎达 100%。探测左心房内收缩期最大射流面积可估测反流程度。小于 $4cm^2$ 为轻度，4～$8cm^2$ 为中度，大于 $8cm^2$ 为重度。亦可按二尖瓣血液反流长度确定二尖瓣关闭不全的程度，若反流血流束局限于二尖瓣环附近为轻度二尖瓣关闭不全，达左心房中部为中度二尖瓣关闭不全，直达心房顶部，贯通整个心房为重度二尖瓣关闭不全。二维超声不能明确二尖瓣有无反流，但可显示二尖瓣病变的形态特征（瓣叶和瓣下结构增厚、融合、缩短和钙化，瓣叶冗长、脱垂，瓣环扩大或钙化，有赘生物等）有助于明确二尖瓣关闭不全的病因。

四、鉴别诊断

1. 室间隔缺损

室间隔缺损为全收缩期杂音，在胸骨左缘第 4～6 肋间最明显，不放射到腋下，常伴有收缩期震颤。心电图可有双心室肥厚，胸部 X 线检查可显示左、右心室扩大。

2. 主动脉瓣狭窄

心室部喷射性收缩期杂音，偶伴有收缩期震颤，呈递增-递减型，杂音向颈部传导。

3. 三尖瓣关闭不全

三尖瓣关闭不全为全收缩期杂音，在胸骨左缘4～5肋间最明显，几乎不传导，少数有收缩期震颤。右心室扩大显著时传至心尖区。杂音在吸气时增强，伴有颈静脉收缩期明确搏动（V波）和肝收缩期搏动。心电图示右心室肥厚，胸部X线检查示右心室扩大。

以上有赖于超声心动图来作出正确诊断。

五、治疗

1. 内科治疗

可在积极预防和治疗原发病的基础上，应用以下方法：慢性二尖瓣关闭不全无症状者无须治疗，但应长期随访。出现症状者采取降低后负荷措施，可降低左心室向主动脉的排血阻力，使由左心室通过关闭不全的二尖瓣向左心房的反流量减少，可口服血管紧张素转换酶抑制剂。重度心力衰竭者可采取同时降低前后负荷的措施，静脉滴注扩张动脉和小静脉的药物如硝普钠、硝酸甘油、硝酸异山梨酯，口服或静脉注射利尿剂可减低前负荷，应用强心剂可增加心排血量。对于心房颤动者，应采取减慢心率的措施，同时长期抗凝治疗预防血栓栓塞。急性患者常突然发生急性左心衰竭，治疗目的是降低肺静脉压、增加心输出量。静脉滴注硝普钠、硝酸甘油等可通过扩张小静脉和小动脉降低前后负荷，减少反流量，增加心排血量，从而缓解肺淤血、肺水肿。静脉注射利尿剂可降低前负荷。在应用药物控制症状的基础上，根据病情，紧急或择期手术治疗。

2. 外科治疗

为恢复二尖瓣结构完整性的根本措施。应在左心室功能发生不可逆损害之前进行。急性二尖瓣关闭不全应先内科紧急处理，病情稳定后行冠状动脉造影，然后行人工瓣膜置换术或修补术（或合并冠状动脉搭桥术），慢性二尖瓣关闭不全在以下情况下要行手术治疗：①合理用药治疗后仍有心功能不全和（或）症状尚轻，但非创伤性检查显示左心室功能进行性恶化；②心功能Ⅱ级，有心脏扩大，左心室收缩末期容量指数大于30mL/m^2者；③心功能Ⅲ～Ⅳ级，经内科疗法充分治疗后应及时手术。手术前应行心导管检查和心血管造影检查，以了解血流动力学情况、二尖瓣关闭不全的程度及冠状动脉病变，便于指导手术治疗。手术方法有人工瓣膜置换术和二尖瓣修补术，后者用于非风湿性、非感染性和非缺血性病因者，如二尖瓣脱垂、腱索断裂和瓣环扩张患者等。

第三节　主动脉瓣狭窄

主动脉瓣狭窄（AS）是指主动脉瓣口狭窄，导致主动脉瓣开启受限，血液流出主动脉受阻。这是一种常见的心脏瓣膜疾病，通常由于主动脉瓣瓣叶异常或钙化引起。主动脉瓣狭窄会导致心脏负荷增加、心肌肥厚和心功能减退。

一、病因

1. 风湿性主动脉瓣狭窄

风湿性主动脉瓣狭窄指瓣叶交界处粘连和融合，瓣环的血管增生，进而导致瓣膜游离缘回缩和硬化，以致瓣口呈小的圆形或三角形开口。单纯风湿性主动脉瓣狭窄极少见，多合并主动脉瓣关闭不全和二尖瓣病变。

2. 先天性主动脉瓣狭窄

主动脉瓣的先天性畸形有单叶型、二叶型和三叶型。单叶型瓣膜可引起严重梗阻，是引起1岁以下儿童致命性狭窄的最常见畸形。先天性二叶型瓣膜在出生时即有交界处粘连而产生狭窄，但多无明显症状，常在晚年时钙化造成严重的狭窄。先天性三叶型瓣膜，瓣尖大小不一，某些有粘连，许多瓣膜可在一生中保持正常功能，但最终引起钙化和狭窄。

3. 老年退行性主动脉瓣狭窄

老年退行性钙化常致瓣叶主动脉面钙化、结节、赘生物形成，瓣叶活动受限，引起主动脉瓣口狭窄，无瓣叶粘连或融合。常伴二尖瓣环钙化。为65岁以上老年人单纯性主动脉瓣狭窄的常见原因。

二、临床表现

1. 心血管症状

（1）呼吸困难：由于主动脉瓣狭窄导致心室负荷增加，心脏无法有效泵血，造成心脏血液回流受阻，引起呼吸困难。

（2）压迫性胸痛：主动脉瓣狭窄时，心脏需要产生更大的力量将血液推出，可能引起压迫性胸痛或不适。

（3）心悸和心动过速：由于心脏代偿性增大和心室肥厚，心脏节律可能受到影响，导致心悸和心动过速。

（4）晕厥和眩晕：主动脉瓣狭窄导致心室排血不畅，血流动力学紊乱可能导致供血不足，进而引起晕厥和眩晕。

2. 全身症状

（1）疲劳和体力下降：心室肥厚和心脏负荷增加导致心脏泵血功能下降，患者可能感到疲劳并且体力活动受限。

（2）汗液异常：由于神经反射和交感神经系统被激活，患者可能出现异常的出汗，尤其是在体力活动或情绪激动时。

3. 心脏体征

（1）闻及收缩期杂音：医师在听诊中可能会听到主动脉瓣区域收缩期杂音，由于瓣膜狭窄，血液通过狭窄瓣膜时产生高速流动引起。

（2）心脏搏动强烈：由于心室肥厚和扩大，心脏搏动可能会增强并向左侧胸壁传导。

三、辅助检查

1. X线检查

早期心影可正常，晚期心力衰竭时，左心室及左心房可轻度增大。升主动脉根部常见狭窄后扩张，侧位片可见主动脉瓣钙化。心力衰竭时可有肺淤血征象。

2. 心电图

心电图可见左心室高电压与继发性ST-T改变，左心房增大，部分患者可伴室性心律失常，心房颤动。少数患者可见房室传导阻滞及左束支或其分支阻滞。

3. 超声心动图

二维超声心动图可观察主动脉瓣瓣叶数目，大小，增厚、钙化情况，确定交界处有无粘连融合，瓣口开放大小和形态，瓣环有无钙化，从而确定病因诊断。连续多普勒测定收缩期主动脉瓣口最大血流速度，可计算出瓣口面积、平均和峰跨瓣压差。M 型超声心动图诊断本病不敏感且缺乏特异性。

4. 心导管检查

左心导管检查以确定主动脉瓣狭窄的严重程度，考虑人工瓣膜置换术或分离术。最可靠的方法是用右心导管经房间隔穿刺进入左心室，与另一导管逆行置于主动脉根部，同步测定左心室－主支动脉收缩期压差，主动脉瓣跨瓣压差＞20mmHg，可诊断为主动脉瓣狭窄。根据所得的压力差计算出瓣口面积，＞1.0cm^2 为轻度狭窄，0.75～1.0cm^2 为中度狭窄，＜0.75cm^2 为重度狭窄。心血管造影可判断主动脉狭窄类型，即瓣下、瓣膜部和瓣上狭窄。对年龄较大的患者应行冠状动脉造影以确定是否并存冠状动脉病变。

四、鉴别诊断

1. 主动脉瓣关闭不全

主动脉瓣关闭不全是指主动脉瓣关闭不完全，导致血液在左心室收缩时反流回到左心室。与主动脉瓣狭窄相比，主动脉瓣关闭不全的临床表现和体征有所不同：听诊时，主动脉瓣关闭不全通常伴有舒张期杂音，而主动脉瓣狭窄则伴有收缩期杂音。主动脉瓣关闭不全患者可能出现心脏扩大和心功能不全的症状，如呼吸困难、水肿和体力下降。超声心动图可以显示主动脉瓣关闭不全时反流的程度和左心室的扩大程度。

2. 心肌梗死

心肌梗死是冠状动脉阻塞导致心肌缺血和坏死的结果。与主动脉瓣狭窄相比，心肌梗死的症状和体征可能有所不同：心肌梗死通常表现为胸痛，可能放射到颈部、肩膀、臂部或下颌。心肌梗死时，心电图通常显示特征性的 ST 段抬高和 Q 波增宽。超声心动图可以显示心肌梗死引起的心肌损伤区域和心室功能异常。

3. 心脏压塞

心脏压塞是指心包腔内液体积聚，压迫心脏，影响心脏充盈和泵血功能。与主动脉瓣狭窄相比，心脏压塞的症状和体征有所不同：心脏压塞通常表现为进行性呼吸困难、胸痛和乏力。听诊时，可能出现心音遥远、脉搏弱或消失的征象。胸部 X 线检查和超声心动图是诊断心脏压塞的主要方法。超声心动图可以显示心包积液和受压的心脏结构，如心室、心房和主动脉。此外，心包穿刺也是确诊心脏压塞的重要方法，通过穿刺心包腔并抽取积液进行分析确诊。

4. 心肌肥厚

心肌肥厚是指心肌细胞增大和心室壁增厚，通常是为了适应心脏负荷的增加。与主动脉瓣狭窄相比，心肌肥厚的症状和体征可能有所不同：心肌肥厚通常与高血压、心脏瓣膜疾病或心肌疾病等因素相关。听诊时，心肌肥厚患者可能有正常的心音或轻微的收缩期杂音。超声心动图可以显示心肌肥厚的程度和心腔的大小。

五、治疗

1. 内科管理策略

在处理风湿性心脏病和其他心脏瓣膜疾病时，内科治疗的关键目标包括以下几个。

（1）预防风湿热的再次发作：定期监测患者状况，以及在必要时使用长效青霉素进行预防性治疗。

（2）预防和管理感染性心内膜炎：对于高风险患者，在进行牙科手术或其他可能导致细菌进入血液的程序前，使用抗生素预防。

（3）预防和治疗心律失常：使用适当的药物治疗房性和室性心律失常，以保持心脏节律正常和降低心律失常的风险。

（4）预防和治疗心绞痛与心力衰竭：采用 ACE 抑制剂、β 受体阻滞剂、利尿剂等药物，以及调整生活方式来管理心绞痛和心力衰竭症状。

2. 外科干预

对于心脏瓣膜病变，尤其是在病情进展到心力衰竭或出现其他严重症状之前，进行瓣膜置换手术是根本的解决方案。对于特定情况下的单纯主动脉瓣狭窄，可以考虑使用经皮球囊主动脉瓣成形术。而在主动脉瓣狭窄严重的情况下，需要进行瓣膜替换手术。

第四节　主动脉瓣关闭不全

主动脉瓣关闭不全（AI）是一种心脏瓣膜疾病，其中主动脉瓣不能完全关闭，导致心脏收缩时一部分血液从主动脉返回到左心室。这导致心脏在每个收缩周期中要处理更多的血液量，增加了心脏负荷。

一、病因

主动脉瓣关闭不全可以由多种原因引起，包括先天性异常、风湿热、感染性心内膜炎、主动脉根部扩张、主动脉瓣钙化和主动脉瓣脱垂等。最常见的原因是退行性变和风湿热。退行性变通常是由主动脉瓣组织老化和受损引起的，而风湿热则是通过自身免疫反应导致瓣膜病变。

二、临床表现

1. 呼吸困难

主动脉瓣关闭不全会导致左心室扩大和充血，进而影响肺循环，导致肺水肿和呼吸困难。

2. 乏力和体力下降

由于心脏无法有效泵血，机体组织和器官供氧不足，患者可能感到乏力和体力下降。

3. 心绞痛

在严重的主动脉瓣关闭不全中，由于冠状动脉供血不足，患者可能会出现心绞痛的症状。

4. 晕厥

在严重情况下，主动脉瓣关闭不全可能导致心输出量下降，血压下降，从而引起晕厥。

5. 心律失常

主动脉瓣关闭不全可能导致心脏负荷增加和心室扩张，进而增加心律失常的风险。

三、辅助检查

1. 超声心动图

超声心动图是评估主动脉瓣关闭不全最常用的非侵入性检查方法。它可以提供详细的心脏结构和功能信息，包括主动脉瓣的形态、运动和血流情况。通过超声心动图，可以评估主动脉瓣反流的程度和左心室的功能状态，确定主动脉瓣的病变类型（原发性或继发性）、瓣膜的形态和功能，以及评估主动脉根部的大小和功能。

2. 心电图

心电图可以检测心脏的电活动，帮助评估心脏的节律和冠状动脉供血情况。在主动脉瓣关闭不全中，心电图可能显示心室肥厚的征象、心律失常或心肌缺血的迹象。

3. 放射性核素显像

通过注射放射性示踪剂，可以观察心脏的血液供应和心室功能。多普勒显像是一种放射性核素显像技术，可以评估主动脉瓣关闭不全时左心室的舒张功能和反流程度。

4. 心导管检查

心导管检查是一种侵入性检查方法，通过将导管插入心脏，直接测量心脏压力和血流速度。这项检查可以提供更准确的瓣膜功能和心腔压力的信息，评估主动脉瓣关闭不全的严重程度和左心室功能。

5. 磁共振成像

磁共振成像是一种非侵入性影像技术，可以提供详细的心脏结构和功能的信息。CMR 可以评估主动脉瓣关闭不全的程度、心室功能、主动脉根部扩张程度等。

四、鉴别诊断

1. 主动脉瓣关闭不全与主动脉瓣狭窄的鉴别

主动脉瓣关闭不全和主动脉瓣狭窄是主动脉瓣疾病的两种常见类型，但其病理生理机制和临床表现不同。在主动脉瓣关闭不全中，主动脉瓣无法完全关闭，导致血液反流回左心室。而在主动脉瓣狭窄中，主动脉瓣狭窄导致血液无法顺利从左心室排出。在体格检查和辅助检查中，可以通过听诊心脏杂音、超声心动图检查、心导管检查等来鉴别这两种疾病。

2. 主动脉瓣关闭不全与心肌病的鉴别

心肌病是一组心脏肌肉疾病，可能导致心脏功能异常。在某些情况下，心肌病可以导致主动脉瓣关闭不全。鉴别主动脉瓣关闭不全与心肌病的关键是确定主动脉瓣反流是否是由于心肌病导致的结构和功能异常。超声心动图可以提供有关心脏结构和功能的信息，帮助鉴别这两种疾病。

3. 主动脉瓣关闭不全与心内膜炎的鉴别

心内膜炎是心脏瓣膜的感染性炎症，可以导致瓣膜损害和功能异常。在心内膜炎患者中，主动脉瓣关闭不全可能是由于感染引起瓣膜损伤导致的。鉴别心内膜炎和主动脉瓣关闭不全的关键是通过临床表现、体格检查、血液检查（如血培养）和超声心动图来评估是否存在感染性病因。

五、治疗

1. 内科治疗

降低主动脉压力，应用主要扩张动脉的血管扩张剂，降低收缩压和舒张压，使收缩期有更多的血液从左心室泵入主动脉，收缩期末左心室内余血量减少；舒张期主动脉压力减低，反流量减小，舒张期末心室压力减低，有利于心功能的维持，推迟手术时间。可选用硝苯地平，此药有一定的负性肌力作用。当心力衰竭时选用血管紧张素转换酶抑制剂优于硝苯地平，适当选用强心剂、利尿剂也是维持心功能的必要手段之一。对于急性主动脉瓣关闭不全伴发急性左心室衰竭、肺淤血、肺水肿者可静脉滴注硝普钠，降低前后负荷，缓解肺水肿。一般患者需要定期随访观察心功能状态，在心功能受到不可逆性损害之前行人工瓣膜置换术为宜。

2. 外科治疗

人工瓣膜置换术为严重主动脉瓣反流发生不可逆心功能损害之前的最有效的治疗方法。下列情况可考虑手术：①有症状伴左心功能不全者。②有症状患者，伴左心功能正常，内科治疗无效，均应推荐手术。③无症状患者，密切监测左心功能，连续3～6个月多次无创检查（超声心动图、放射性核素显像等）显示心功能减退和运动耐量受损，如左心室射血分数呈进行性和持续性下降至50%，左心室收缩末期内径超过45～50mm，或左心室收缩末期容量＞$55mL/m^2$，则必须手术。如左心功能测定为临界或非持续性降低者，应密切随访。术后大部分患者症状显著改善，心脏大小、心肌重量减小，左心功能有所恢复，但心功能改善程度不及主动脉瓣狭窄患者。

第五节　三尖瓣狭窄

三尖瓣狭窄是指三尖瓣的病损引起心脏血液在舒张期自右心房流入右心室时出现梗阻，单独三尖瓣病变极少，多与二尖瓣病变并存。这种狭窄可以是先天性的，也可以是后天性的，通常与风湿性心脏病或其他心脏疾病有关。三尖瓣是位于右心房和右心室之间的瓣膜，它的主要功能是在心脏收缩期打开，使血液从右心房流入右心室，并在舒张期完全关闭，防止血液反流回右心房。

一、病因

1. 风湿性心脏病

风湿性心脏病是导致心脏瓣膜损伤的主要病因之一，包括三尖瓣。在风湿性心脏病的发展过程中，链球菌感染导致免疫反应，免疫系统对自身心脏组织进行攻击，导致瓣膜受损和狭窄。

2. 先天性畸形

先天性三尖瓣狭窄可能是胚胎期间发生的发育异常导致的。这些异常可能涉及三尖瓣的瓣膜结构、数量或形状方面的问题。

3. 感染性心内膜炎

感染性心内膜炎是一种细菌感染引起的心脏瓣膜炎症，可能影响三尖瓣。感染通过血液循环进入心脏，细菌附着在瓣膜上并导致炎症反应，最终导致瓣膜受损和狭窄。

4. 其他心脏疾病

其他心脏疾病也可能导致三尖瓣狭窄，如右心室肥厚、右心室流出道狭窄、Ebstein 综合征等。这些疾病会对右心室和三尖瓣的压力和体积产生影响，导致瓣膜结构和功能异常。

5. 放射治疗

接受胸部放射治疗的患者可能会出现三尖瓣狭窄。放射治疗可能导致心脏瓣膜的纤维化和钙化，从而引起瓣膜狭窄。

6. 药物滥用

药物滥用也可能导致三尖瓣狭窄。例如，慢性滥用药物（如阿片类药物）可能导致感染性心内膜炎，进而引发三尖瓣狭窄。

二、临床表现

1. 呼吸困难

患者可能会体验到劳力性呼吸困难，最初可能只在进行较重体力活动时出现，但随着病情进展，即使在休息时也可能感到呼吸困难。

2. 疲劳和运动耐量下降

由于心脏泵血能力受限，患者可能会感到容易疲劳和整体运动耐量降低。

3. 肝大

三尖瓣狭窄会导致血液在静脉系统中回流受阻，尤其会影响到肝，可能出现肝大和（在严重病例中）充血性肝硬化。

4. 腹水

随着右心功能衰竭的进展，可能出现腹水，这是血液回流受阻导致腹部静脉压力升高造成的。

5. 颈静脉怒张

右心房压力升高会导致颈静脉充血和怒张，这在临床检查中是一个明显体征。

6. 下肢水肿

右心衰竭还会导致下肢和踝关节的水肿，在日间活动后和晚上更为明显。

7. 心脏杂音

在体格检查中，通过听诊器可以在胸骨左缘第 3～第 5 肋间听到低调的舒张中、晚期隆隆样杂音，右侧卧位深吸气时增强。

三、辅助检查

1. 心电图

P Ⅱ、Ⅲ、aVF 导联 P 波增宽，振幅高，合并三尖瓣关闭不全时可同时有右心室肥厚图型。右心导管检查：三尖瓣舒张期出现跨瓣压差，右心房压增高。

2. 超声心动图检查

M 型超声心动图显示三尖瓣前瓣叶于舒张期平斜型下降，EF 斜率减小。

3. 二维超声

三尖瓣舒张期圆隆状，瓣叶增粗，回声增强，开放受限，其开放幅度小于三尖瓣环的直径。

4. 多普勒超声

在三尖瓣右心室侧可记录到舒张期湍流。

5. X线检查

右心房明显增大，肺动脉不扩张，肺血流不多。

四、鉴别诊断

1. 三尖瓣关闭不全

三尖瓣关闭不全是指三尖瓣关闭不完全，导致右心房和右心室之间的血液反流。与三尖瓣狭窄不同，三尖瓣关闭不全的特点是在心尖区可听到收缩期的高调杂音。此外，超声心动图也可以显示三尖瓣关闭不全所致的血液反流。

2. 心房颤动

心房颤动是一种常见的心律失常，特点是心脏的不规则而快速的心跳。心房颤动可能会导致心房收缩不完全，从而影响三尖瓣的打开和关闭。超声心动图可以检测到心房颤动引起的三尖瓣功能异常和血流动力学变化。

3. 三尖瓣脱垂

三尖瓣脱垂是指三尖瓣的瓣叶异常松弛，导致瓣叶向上凸出进入右心房。三尖瓣脱垂通常伴有收缩期杂音，类似于二尖瓣脱垂的杂音。超声心动图是确诊三尖瓣脱垂的关键检查方法，它可以显示瓣叶脱垂和血流动力学变化。

五、治疗

1. 药物治疗

药物治疗主要用于缓解症状和改善心脏功能。具体的药物治疗方案如下。

（1）利尿剂：用于减轻水肿和排除体内过多的液体。

（2）抗凝血剂：对于患有心房颤动的患者，抗凝血剂可以预防血栓形成和栓塞事件。

（3）心脏舒张剂：心脏舒张剂有助于扩张心脏血管，减轻心脏负荷，改善心脏功能。

2. 心导管治疗

心导管治疗可以通过介入手术修复或扩张狭窄的瓣膜，以恢复瓣膜的正常功能。这种方法通常用于症状明显或心功能受损的中度至重度三尖瓣狭窄患者。

3. 外科手术治疗

对于严重的三尖瓣狭窄或无法通过介入治疗改善病情的患者，外科手术可能是必要的。手术选项包括以下三种。

（1）三尖瓣成形术：通过切除狭窄的瓣膜组织或进行瓣膜修复，恢复瓣膜的正常功能。

（2）三尖瓣置换术：将狭窄的三尖瓣完全取出，用人工瓣膜或组织瓣膜进行置换。

（3）心脏瓣膜修复术：对于特定的患者，尤其是年轻人和合并其他心脏病变的患者，心脏瓣膜修复术可能是一种选择。该手术旨在修复瓣膜的结构和功能，以保留自体瓣膜。

4. 预防感染

对于有人工瓣膜的患者，预防感染非常重要。这些患者在进行任何牙科手术、心脏介入治疗或其他可能引起细菌感染的操作前，应接受预防性抗生素治疗。

5. 病因治疗

如果三尖瓣狭窄是由其他疾病引起的，如风湿性心脏病或结缔组织疾病，治疗应针对原发病的病因进行，以控制病情进展和症状的发生。

第六节　三尖瓣关闭不全

三尖瓣关闭不全是由于三尖瓣器质性或功能性损害致收缩期血液由右心室反流入右心房而产生的血流动力学障碍。正常情况下，三尖瓣在心脏收缩时关闭，防止血液从右心室流回右心房。但当三尖瓣的瓣叶或瓣环发生结构异常或功能异常时，就会导致血液在心脏收缩时从右心室反流至右心房。

一、病因

1. 二尖瓣关闭不全

二尖瓣是左心室与左心房之间的瓣膜，但它与三尖瓣紧密相连。当发生二尖瓣关闭不全时，血液会反流至左心房，最终导致三尖瓣关闭不全。

2. 心肌病变

心肌病变可以导致心肌结构和功能的改变，影响心脏瓣膜的正常运动和关闭。可能的心肌病变包括心肌扩张、心肌缺血、心肌炎症等。

3. 三尖瓣脱垂

三尖瓣脱垂是指三尖瓣的瓣叶异常松弛，向上凸出进入右心房。这种结构异常会导致瓣叶无法完全闭合，从而引起血液反流。

4. 三尖瓣瓣膜异常

三尖瓣的瓣膜结构异常，如瓣膜增厚、钙化、退化等，也会导致瓣叶的闭合不全。

5. 先天性心脏病

先天性心脏病，如艾森门格综合征或法洛四联症，可能涉及三尖瓣关闭不全。

二、临床表现

右心室压正常时，三尖瓣关闭不全可无症状，也可有疲乏、用力时肝区疼痛、颈前搏动、面部肿胀、踝部水肿等。若继发于左心衰竭、二尖瓣狭窄或肺动脉高压，可出现气短、端坐呼吸和周围性水肿。少数患者在发生三尖瓣关闭不全以后，原有的左心衰竭症状，如气短、端坐呼吸等减轻。

体格检查可见颈静脉怒张，右心室扩大，右心室抬举性搏动，胸骨下段左、右缘有喷射性收缩中晚期杂音，肺动脉瓣第二心音增强，可闻及第三心音或奔马律。可有肝大，踝部水肿，或腹水、黄疸、周围性发绀，还可出现心房颤动。

三、辅助检查

1. 超声心动图检查

二维超声心动图可显示三尖瓣活动增强，三尖瓣环扩大，器质性损害时瓣膜增厚，回声增强。超声造影可见显影剂往返于右心室与右心房之间。多普勒超声心动图可见右心房有收缩期湍流。

2. X 线检查

可提供右心房及右心室增大的证据。

3. 心电图

可见左心室肥大，右心房扩大，P 波宽大。

四、鉴别诊断

1. 二尖瓣关闭不全

二尖瓣关闭不全是指二尖瓣无法完全关闭，导致左心房和左心室之间的血液反流。在鉴别诊断中，需要注意区分三尖瓣关闭不全和二尖瓣关闭不全的特征。二尖瓣关闭不全通常伴有左心室扩大和心尖区的收缩期杂音，而三尖瓣关闭不全则表现为心尖区的舒张期杂音。

2. 主动脉瓣关闭不全

主动脉瓣关闭不全是指主动脉瓣无法完全关闭，导致左心室和主动脉之间的血液反流。与三尖瓣关闭不全相比，主动脉瓣关闭不全通常表现为主动脉区的舒张期杂音，而不是心尖区的杂音。

3. 二尖瓣狭窄

二尖瓣狭窄是指二尖瓣口狭窄，阻碍了左心房和左心室之间的血液流动。与三尖瓣关闭不全相比，二尖瓣狭窄的主要特征是舒张早期心尖区有低调杂音，而不是舒张期高调杂音。

4. 肺动脉高压

肺动脉高压是指肺动脉的压力升高，可以由多种原因引起。三尖瓣关闭不全可以导致肺动脉高压，但肺动脉高压也可以由其他原因引起，如肺血栓栓塞、慢性阻塞性肺疾病等。在鉴别诊断中，需要通过心脏超声和肺功能测试来评估肺动脉压力和肺血管阻力。

五、治疗

1. 药物治疗

（1）利尿剂：可减轻体液潴留，缓解水肿和呼吸困难。常用的利尿剂包括袢利尿剂（如呋塞米）和噻嗪类利尿剂（如氢氯噻嗪）。

（2）血管扩张剂：可以减轻血管紧张，降低心脏负荷，包括硝酸盐类药物和 ACE 抑制剂等。

（3）洋地黄类药物：如地高辛可增强心脏收缩力，β 受体阻滞剂可控制心率。

2. 外科修复或置换

（1）外科修复：在特殊情况下，可以通过外科手术修复三尖瓣，以减轻血液反流。修复的目标是修复瓣膜结构和功能，可能涉及缝合瓣叶、修复瓣环或修复瓣叶的结构。

（2）瓣膜置换：在严重的三尖瓣关闭不全和无法进行修复的情况下，可能需要进行瓣膜置换手术。置换可以采用机械瓣膜或生物瓣膜，根据患者的年龄、血液抗凝治疗的需求和其他因素进行选择。

3. 经导管介入治疗

（1）经导管放置临时性或永久性起搏器：在三尖瓣关闭不全引起心律失常或心脏传导阻滞的情况下，可能需要通过经导管放置临时性或永久性起搏器来调节心率和心律。

（2）经导管封堵：在特殊情况下，可以通过经导管封堵血管或血管造影来减轻三尖瓣关闭不全引起的症状和并发症。

4. 病因治疗

（1）针对基础疾病治疗：如果三尖瓣关闭不全的病因是其他心脏疾病，如风湿性心脏病或感染性心内膜炎，需要针对这些疾病进行治疗，以控制炎症、清除感染和预防进一步的损害。

（2）治疗右心功能不全：三尖瓣关闭不全可能导致右心室扩大和功能受损，因此需要治疗右心功能不全，包括使用利尿剂、血管扩张剂和心脏药物等。

5. 定期随访和监测

对于轻度和中度三尖瓣关闭不全的患者，定期的随访和心脏超声检查非常重要，用以监测病情的变化和评估治疗的效果。

对于严重三尖瓣关闭不全的患者，特别是那些有症状和心功能受损的患者，需要更频繁的随访和心脏超声检查，以及定期评估心功能和并发症的发展。

第七节　肺动脉瓣关闭不全

肺动脉瓣关闭不全（PI）是指肺动脉瓣器质性或功能性损害，致右心室舒张时血液从肺动脉通过肺动脉瓣反流入右心室造成的血流动力学障碍。

一、病因

肺动脉瓣关闭不全大多继发于左心衰竭、二尖瓣狭窄、慢性阻塞性肺疾病、原发性肺动脉高压及艾森门格综合征引起的慢性肺动脉高压、肺动脉扩张等。少见病因有先天性或风湿性肺动脉瓣损害、感染性心内膜炎的瓣膜受累及类癌等。

二、临床表现

1. 症状

由于基础心肺病变及右心舒张期负荷加重，患者可有心慌、气短、疲乏无力等一般症状，体循环淤血时可致消化系统症状，右心衰竭时半卧位可减轻症状。

2. 体征

胸骨左缘第 2～3 肋间可闻及响亮的舒张期递减性吹风样杂音，若杂音是继发于肺动脉高压者称 Graham Steell 杂音（如二尖瓣狭窄），第二心音增强，可扪及右心室抬举样冲动。先天性肺动脉瓣关闭不全少见，可在肺动脉瓣正常第二心音后出现低调的舒张期杂音。

三、辅助检查

1. 心电图

心电图（ECG）是评估心脏功能和结构的基本工具之一，虽然它对于直接诊断肺动脉瓣关闭不全的能力有限，但可以揭示右心室肥厚或扩大的迹象，这些迹象可能是长期的肺动脉反流导致的。心电图还可以用来检测是否存在心律失常，这在肺动脉瓣关闭不全的患者中较为常见。

2. 胸部X线片

胸部X线片可以显示心脏的大小和形状，以及肺部的情况。在肺动脉瓣关闭不全的患者中，胸部X线片可能显示右心室扩大。此外，如果肺动脉瓣关闭不全是由于肺动脉高压，X线检查还可能显示肺动脉段扩大。

3. 心脏超声心动图

心脏超声心动图是诊断肺动脉瓣关闭不全的金标准。超声检查可以直接观察肺动脉瓣的形态和功能，评估反流的程度，以及估计肺动脉压力。此外，超声心动图还能评估右心室的大小、形态和功能，这对于确定疾病的严重程度和管理方案至关重要。多普勒超声是超声心动图中的一个重要组成部分，它可以定量分析血流速度和方向，从而准确评估反流的严重性。

4. 磁共振成像

心脏磁共振成像（MRI）是一种更为先进的检查方法，能提供关于心脏结构和功能的详细信息，特别是在评估右心室体积和功能方面。MRI对于判断肺动脉瓣关闭不全的严重程度以及监测潜在的心脏损害非常有用。它在计划手术治疗时尤其重要，因为可以帮助医师准确评估手术的必要性和时机。

5. 心导管检查

心导管检查是一种侵入性检查，通过插入一根细导管到心脏中来测量心脏各腔室的压力和血流量。虽然这种方法不是诊断肺动脉瓣关闭不全的首选手段，但在某些情况下，尤其是当需要精确测定肺动脉压力或评估其他心脏病变时，它可能是必要的。心导管检查还可以帮助评估肺血管的反应性，这对于肺高压患者的治疗计划制订至关重要。

四、鉴别诊断

1. 肺动脉高压

（1）特点：肺动脉高压是指肺动脉的血压持续升高，这可能导致右心室负担加重和心脏结构改变。肺动脉高压可以导致类似肺动脉瓣关闭不全的症状，如呼吸困难、乏力和胸痛。

（2）鉴别点：通过心脏超声心动图和心导管检查可以评估肺动脉压力和右心功能，帮助鉴别肺动脉高压和肺动脉瓣关闭不全。

2. 三尖瓣疾病

（1）特点：三尖瓣位于右心房和右心室之间，三尖瓣疾病（如三尖瓣狭窄或关闭不全）可能导致类似肺动脉瓣关闭不全的症状，因为它们同样影响右心室的血流和功能。

（2）鉴别点：心脏超声心动图是鉴别三尖瓣疾病和肺动脉瓣关闭不全的关键，能够直观显示三尖瓣和肺动脉瓣的结构和功能。

3. 右心室扩张

（1）特点：右心室扩张可能是由多种原因引起的，包括长期心脏负荷过重、心肌病变等。它可能导致心脏输出量减少，从而出现疲劳、呼吸困难等症状。

（2）鉴别点：心脏超声心动图和心脏 MRI 可以精确评估右心室的大小和功能，帮助区分右心室扩张与肺动脉瓣关闭不全。

五、治疗

肺动脉瓣关闭不全的治疗目标是缓解症状、防止右心室功能恶化和提高生活质量。治疗方法取决于肺动脉瓣关闭不全的严重程度、症状，以及是否伴有其他心脏病变。治疗措施通常包括监测、药物治疗、介入手术和心理社会支持等。

1. 监测和跟踪

轻度至中度的肺动脉瓣关闭不全，如果患者无症状或症状轻微，可能不需要立即治疗，但需要定期的心脏监测，包括心脏超声心动图评估右心室的大小和功能、心电图以及定期的临床评估。

2. 药物治疗

尽管没有直接针对肺动脉瓣关闭不全的药物，但可以使用药物治疗相关症状或合并症，如心律失常、心力衰竭等：

（1）利尿剂：用于减轻右心室负担和减轻心力衰竭症状，如腹水和下肢水肿。

（2）血管扩张剂：对于伴有肺动脉高压的患者，可用血管扩张剂降低肺血管阻力并减轻右心室负荷。

（3）β 受体阻滞剂：用于控制心率和改善心室充盈，在某些心律失常的情况下使用。

（4）抗凝血药物：用于发生或有风险发生血栓的患者，如伴有心房颤动者。

3. 手术治疗

对于症状严重或伴有右心室扩大和（或）功能障碍的患者，可能需要进行介入手术或外科治疗。

（1）肺动脉瓣置换术：这是治疗严重肺动脉瓣关闭不全的主要手术方法。根据患者的具体情况，可以选择机械瓣或生物瓣进行置换。

（2）经导管肺动脉瓣置换术：这是一种较新的、较少侵入性的治疗方法，适用于特定患者。通过血管内途径放置一个新的瓣膜，无需开胸手术。

（3）修复手术：在某些情况下，如果原肺动脉瓣的结构允许，可能进行肺动脉瓣修复手术而非置换。

4. 心理社会支持

肺动脉瓣关闭不全的治疗不仅限于医学干预，还包括对患者进行心理和社会支持，帮助他们应对疾病带来的情绪压力和生活质量的改变。主要包括以下几个方面。

（1）患者教育：关于疾病的信息、治疗选项以及健康生活方式的建议。

（2）心理支持：心理咨询或参加支持小组，帮助患者和家庭应对疾病。

（3）生活方式调整：建议患者根据自身情况调整活动水平，避免剧烈运动，同时保持健康饮食和体重控制，减少心脏负担。

第七章　先天性心脏病

第一节　房间隔缺损

房间隔缺损（ASD）是一种先天性心脏病，指的是心脏的房间隔在胚胎发育过程中没有完全闭合，导致左、右心房之间存在开放的通道。房间隔缺损是成年人最常见的先天性心脏病，女性多于男性，男女比例为 1 ∶ 2，且有家族遗传倾向。根据缺损部位的不同可分为原发孔型房间隔缺损和继发孔型房间隔缺损，以继发孔型房间隔缺损最为常见。房间隔缺损早期存在心房水平左向右分流，经过右心房、右心室和肺部的血流量显著增加；晚期因肺动脉高压可发生右向左分流或双向分流。原发孔型房间隔缺损常伴有二尖瓣和三尖瓣发育不良。

一、病因

1. 遗传因素

遗传因素在房间隔缺损的发生中起着重要作用。研究发现，某些基因突变与房间隔缺损的发生有关。有些患者可能具有家族史，他们的近亲中也有人患有房间隔缺损。遗传因素可能影响心脏发育过程中房间隔的形成和闭合。

2. 环境因素

环境因素可能对房间隔的发育产生影响。母体在怀孕期间受到感染、药物暴露或其他有害物质的影响可能增加婴儿患房间隔缺损的风险。例如，母体患有风疹或糖尿病等疾病，或在妊娠期间暴露于某些药物、毒物或辐射等，都可能增加胎儿房间隔缺损的发生率。

3. 遗传综合征

某些遗传综合征与房间隔缺损的发生有关。例如，21-三体综合征患者的房间隔缺损风险较高。其他遗传综合征，如 Turner 综合征、艾森门格综合征等，也可能与房间隔缺损相关。

4. 心脏发育异常

在胚胎发育过程中，心脏结构的形成需要经历多个步骤和时间点。如果这个过程中出现异常，就可能导致房间隔的发育和闭合不完全。例如，心脏管道的分离、融合和扩展可能受到干扰，从而导致房间隔缺损的形成。

二、临床表现

1. 无症状

对于小型的房间隔缺损，患者可能没有任何症状，或者只有轻微的不适。这些患者通常在儿童时期或成年后偶然发现房间隔缺损。

2. 心悸和心动过速

对于中等或较大的房间隔缺损，患者可能会感到心悸或心动过速。这是由于左右心房之间血流动力学改变，导致心脏负荷增加和心率加快。

3. 呼吸困难

在较大的房间隔缺损中，血液通过缺损的通道从左心房流入右心房，增加心脏的负荷。这可能导致心脏扩大和肺动脉压力升高，进而造成呼吸困难，尤其是在体力活动或剧烈运动时。

4. 疲劳和体力下降

由于心脏负荷增加，患者可能感到疲劳，并且在进行体力活动时耐力下降。这是由于心脏无法有效泵血，全身氧供不足导致的。

5. 颈静脉怒张

房间隔缺损导致左右心房之间的血液流动改变，可能导致颈静脉怒张。这是由于血液通过房间隔缺损进入右心房，增加了颈静脉的容量和压力。

6. 生长发育迟缓

在大型的房间隔缺损中，由于心脏负荷增加和全身氧供不足，婴儿可能出现生长发育迟缓。

三、辅助检查

1. 心脏超声检查

心脏超声检查是诊断房间隔缺损的首选方法，它可以提供详细的心脏结构和功能信息。通过超声成像，可以清晰地观察到房间隔的缺损，并测量缺损的大小、位置和形状。此外，心脏超声检查还能评估房间隔缺损对心脏功能的影响，包括心室大小、收缩功能和血液流动情况。

2. 心电图

心电图是一种简单而常用的检查方法，通过记录心脏电活动来评估心脏的功能和节律。在房间隔缺损的患者中，心电图可能显示心室肥厚、心房扩大和心脏节律异常等特征。心电图不能直接诊断房间隔缺损，但它可以提供有关心脏状况的初步信息。

3. 胸部X线检查

胸部X线检查可以提供关于心脏的结构和大小的信息。在房间隔缺损的患者中，X线检查可能显示心脏扩大、肺血管充盈增加和肺动脉高压的征象。然而，X线检查无法直接显示房间隔缺损，仅提示间接征象。

4. 心导管检查

心导管检查是一种侵入性检查方法，通常用于评估心脏的解剖结构和血流动力学。通过将导管插入血管，经由导管测量心室和心房的压力，并注射对比剂来观察血液流动情况。心导管检查可以精确测量房间隔缺损的大小和位置，并评估右心房、右心室和肺动脉的压力。

四、鉴别诊断

1. 室间隔缺损

室间隔缺损是指心脏的室间隔在胚胎发育过程中没有完全闭合，导致左右心室之间存在开放的通道。与房间隔缺损相比，室间隔缺损的位置和发病机制不同。室间隔缺损通常位于室间隔的下部，而房间隔缺损位于心脏的上部。心脏超声检查可以帮助确定缺损的位置和特征，并区分房间隔缺损和室间隔缺损。

2. 二尖瓣狭窄

二尖瓣狭窄是指二尖瓣的瓣膜变窄，导致血液从左心房流入左心室受阻。与房间隔缺损不同，二尖瓣狭窄通常不涉及房间隔。在鉴别诊断时，医师需要通过心脏超声检查来评估二尖瓣的形态和功能，以确定是否存在狭窄。

3. 肺动脉瓣狭窄

肺动脉瓣狭窄是指肺动脉瓣的瓣膜变窄，导致血液从右心室流出受阻。与房间隔缺损不同，肺动脉瓣狭窄通常不涉及房间隔。在鉴别诊断时，医师需要通过心脏超声检查来评估肺动脉瓣的形态和功能，以确定是否存在狭窄。

五、治疗

1. 观察和随访

对于小型的房间隔缺损，如果患者没有明显的症状，医师可能会选择观察和定期随访。定期的心脏超声检查可以帮助医师评估缺损的大小和血流动力学影响，并及时发现潜在的并发症。

2. 药物治疗

药物治疗主要用于缓解症状和改善心脏功能。例如，利尿剂可以减轻心脏负荷，β受体阻滞剂可以降低心率，抗凝剂可以预防血栓形成。药物治疗通常适用于那些不适合手术治疗或暂时不需要手术的患者。

3. 介入治疗

对于中等到大型的房间隔缺损，介入治疗是一种常用的方法。介入治疗通常通过导管经血管插入到心脏中，修复或关闭房间隔缺损。最常见的介入治疗方法是经导管房间隔缺损封堵术，其通过特殊的器械或修复装置将缺损关闭。这种方法无需开胸手术，具有创伤小、恢复快等特点，被广泛应用。常用的器械包括房间隔缺损封堵器和房间隔缺损缝合器等。

4. 外科手术

对于极大型的房间隔缺损或无法通过介入治疗纠正的患者，外科手术可能是必要的选择。手术通常需要进行开胸手术，通过缝合修复房间隔缺损。在手术中，医师会关闭缺损并修复心脏结构。外科手术可能需要较长的恢复时间和住院时间。

5. 长期随访

房间隔缺损患者经治疗后，需要接受长期随访。随访的目的是确保治疗效果和监测任何并发症的出现。在长期随访过程中，医师会定期进行心脏超声检查和其他必要的检查，评估房间隔缺损的修复情况、心脏功能和心脏结构的变化。

第二节　室间隔缺损

室间隔缺损（VSD）是一种常见的先天性心脏病，它指的是心室之间的室间隔没有完全闭合，导致左右心室之间存在开放的通道，这使得血液从左心室流入右心室，导致心脏的血液循环异常。

胚胎期的心脏发育包括心管的形成和室间隔的形成。正常发育过程中，室间隔在第4～8周开始形成，并在第8～12周完全闭合。然而，当心脏发育过程出现异常时，室间隔可能无法完全闭合，导致室间隔缺损形成。

一、病因

1. 遗传因素

室间隔缺损可能与基因突变或遗传因素有关。研究发现，某些存在室间隔缺损患者的家族比一般人群有更高的发病率，提示遗传因素在该病发病机制中起着一定的作用。

2. 染色体异常

染色体异常也与室间隔缺损的发生相关。例如，21-三体综合征患者有较高的室间隔缺损发生率。

3. 环境因素

环境因素也可能影响胚胎期心脏发育，增加发生室间隔缺损的风险。这些环境因素可能包括母体在妊娠期间接触的物质，如药物、酒精、尼古丁等。

二、临床表现

1. 呼吸困难

由于室间隔缺损导致左心室血液流入右心室，引起左至右分流，使右心室负荷增加，这会导致肺循环中的血液增加，出现肺淤血，引起呼吸困难，特别是在运动或活动时更明显。

2. 心悸和疲劳

由于血液在心脏中的异常流动，心脏需要做更多的功来泵血。这可能导致心脏负荷增加，患者会感到心悸和疲劳。

3. 生长迟缓

严重的室间隔缺损可能导致血液在体循环和肺循环之间大量分流，使得全身有效循环血量减少。这可能导致营养不良和生长迟缓，尤其是在婴幼儿期。

4. 发育迟缓

长期的心脏血流动力学改变可能影响儿童的正常发育。患者可能出现智力发育延迟、学习困难和行为问题。

5. 心脏杂音

室间隔缺损可以导致心脏杂音的出现。杂音通常在胸骨左缘第3～4肋间最明显，是由血液从左心室流入右心室时产生的湍流引起的。

6. 倦怠和呼吸急促

严重的室间隔缺损可能导致右心室衰竭和肺动脉高压，患者可能会出现倦怠、呼吸急促和发绀。

7. 感染

由于血液在室间隔缺损处的异常流动，细菌易进入循环系统，增加了感染的风险。室间隔缺损患者容易发生感染性心内膜炎，这是心内膜受到感染后引起的严重疾病。感染性心内膜炎可能导致发热、乏力、关节痛、皮肤瘀斑等症状，并可能引起严重的并发症，如心脏瓣膜损害和脓肿形成。

室间隔缺损的临床表现可能会因缺损的大小和位置不同而有所不同。小型的室间隔缺损可能不会引起明显的症状，而大型的缺损可能会导致较明显的症状和并发症。此外，随着时间的推移，室间隔缺损的临床表现也可能会发生变化，尤其是在儿童生长发育过程中。

三、辅助检查

1. 心脏超声检查

心脏超声检查是诊断室间隔缺损最常用的非侵入性检查方法。它可以通过超声波成像显示心脏结构和功能，并确定室间隔缺损的大小、位置和血流动力学特征。通过彩色多普勒血流成像，医师可以观察血液在缺损处的湍流情况，评估左至右分流的程度。心脏超声检查还可以评估心室功能、肺动脉压力和瓣膜功能等重要参数。

2. 心电图

心电图可以记录心脏的电活动，帮助评估心律和心室肥大的情况。在室间隔缺损的患者中，心电图可能显示左心室肥大、右心室肥大和心室肥厚等特征性改变。然而，心电图对于诊断室间隔缺损并不具有特异性，而是用于辅助诊断和评估心脏的整体情况。

3. 胸部 X 线检查

胸部 X 线检查可以显示心脏的大小、形态和位置，以及肺血管的情况。在室间隔缺损的患者中，X 线可能显示心脏扩大、肺动脉扩张和肺血管纹理增加。这些特征可以与其他心脏疾病进行鉴别诊断，并提供有关缺损的大致位置和严重程度的线索。

4. 心导管检查

心导管检查是一种侵入性检查方法，通常在其他非侵入性检查无法提供足够信息时使用。它通过在动脉或静脉中插入导管，将导管引导至心脏，以测量心脏内的血流压力和氧饱和度。

四、鉴别诊断

1. 动脉导管未闭

动脉导管未闭是指出生后动脉导管未闭的情况。与室间隔缺损相比，动脉导管未闭通常发生在主动脉与肺动脉之间，而不是室间隔上。鉴别诊断的关键在于确定导管的位置和大小。心脏超声检查是最常用的方法，可以显示导管的存在和血流动力学特征。

2. 房间隔缺损

房间隔缺损是指心房之间的缺损，与室间隔缺损不同。房间隔缺损通常位于房间隔上方，而室间隔缺损位于室间隔下方。房间隔缺损的鉴别诊断依靠心脏超声检查来确定缺损的位置和大小。

3. 主动脉瓣关闭不全

主动脉瓣关闭不全是指主动脉瓣未能完全关闭，导致血液从主动脉返回到左心室。与室间隔缺损相比，主动脉瓣关闭不全的主要表现是收缩期杂音和主动脉瓣区域的震颤。心脏超声检查可以帮助确定主动脉瓣的功能和缺损的位置。

五、治疗

1. 观察治疗

对于小型的室间隔缺损，特别是没有明显症状和心功能不受损害的患者，医师可能会选择观察治疗。这意味着定期的随访和监测，以确保患者的病情稳定。观察治疗通常适用于缺损较小、没有明显左至右分流和心室负荷过重的患者。

2. 药物治疗

药物治疗主要用于控制症状和改善心功能。对于有明显症状和心功能受损的患者，可能会使用利尿剂、血管扩张剂和心脏强力药物来减轻心脏负荷和改善心功能。药物治疗通常是手术修复或介入治疗之前的临时措施。

3. 外科手术修复

对于室间隔缺损较大或存在明显症状和心功能受损的患者，外科手术修复是常用的治疗方法。手术修复通常在患者年龄较大时进行，一般在 2 岁以上的儿童或成年患者中较为常见。手术的目标是通过缝合或修补室间隔缺损，关闭缺损，并恢复正常的心脏结构和功能。手术的具体方法和手术切口会根据患者的年龄，缺损的位置和大小，以及医师经验的不同而有所不同。

4. 经导管介入治疗

对于特定类型的室间隔缺损，如肌性室间隔缺损或非致命性缺损，可以考虑经导管介入治疗。这种治疗方法需将导管插入体内，经过动脉或静脉进入心脏，并使用特殊的设备（如修补器械、闭塞装置等）进行修复。

5. 经导管封堵术

对于某些特定类型的室间隔缺损，如肌性室间隔缺损或适当大小的缺损，可以采用经导管封堵术进行介入治疗。这种治疗方法通过将导管插入体内，经过动脉或静脉进入心脏，并使用特殊的封堵装置（如房间隔封堵器、室间隔封堵器等）将封堵物放置在缺损处，阻止血液从左心室流入右心室。这样可以减轻左至右分流，改善心脏功能和症状。

6. 心脏移植

对于严重的室间隔缺损并发严重心功能不全的患者，心脏移植可能是最后的治疗选择。心脏移植是指将患者的心脏替换为捐赠者的健康心脏，以恢复正常的心脏功能。然而，由于心脏移植的供体有限和手术风险较高，这通常被保留给那些其他治疗方法无效的极少数患者。

第三节 法洛四联症

法洛四联症（TOF）是一种常见的先天性心脏病，由一组心脏结构异常引起，包括室间隔缺损、肺动脉狭窄、右心室肥厚和主动脉右位。这一病症以法国心脏病学家 Etienne-Louis Arthur Fallot 的名字命名。

法洛四联症的病因尚不完全清楚，但通常是由在胚胎发育过程中心脏结构形成异常导致的。它可能是由于遗传因素、染色体异常或环境因素的影响所致。母体吸烟、糖尿病和某些药物的使用与法洛四联症的发生有关。

一、病因

1. 遗传因素

遗传因素可能在法洛四联症的发生中起到一定的作用。研究发现，存在家族史的患者患有法洛四联症的风险较高。基因突变和染色体异常也与该病的发生相关。

2. 胚胎期发育异常

法洛四联症的发生可能与胚胎期心脏发育过程中的异常有关。在胚胎发育过程中，心脏结构的形成和分化是一个复杂的过程，如果发生障碍，可能导致心脏的结构异常。

3. 环境因素

环境因素被认为与法洛四联症的发生有关。母体在妊娠期间接触的某些物质，如某些药物、化学物质或病毒感染，可能会增加法洛四联症的风险。母体吸烟和饮酒等不良生活习惯也被认为可能增加疾病的发生风险。

二、临床表现

1. 发绀

发绀是法洛四联症最常见的症状之一。由于肺动脉狭窄和室间隔缺损，使得动脉血和静脉血混合，导致氧合不足的血液进入体循环，引起发绀。发绀通常出现在婴儿期，患儿的皮肤、唇部和指甲床呈现蓝紫色。这是由于患者在情绪激动、哭闹或活动过度时，肺动脉狭窄加重，进一步减少肺动脉血流量，增加右至左分流，导致发绀加重。其特征包括突然的发绀、呼吸困难、疲劳、哭闹不安和晕厥。

2. 心悸和呼吸困难

由于肺动脉狭窄，心脏需要产生更大的压力以将血液推送到肺动脉，这导致右心室负荷过重。心脏负荷过重会引起心悸和呼吸困难，尤其在活动或剧烈运动时更加明显。

3. 生长发育延迟

由于氧合不足和心脏负荷过重，法洛四联症患者可能出现生长发育延迟。婴儿可能无法获得足够的营养，导致体重增长缓慢。患儿可能体型较小，身高和体重低于同龄儿童。

4. 杂音

室间隔缺损和肺动脉狭窄导致血液异常流动，产生异常的心脏杂音。杂音通常在胸骨左缘第 3～4 肋间听到。

5. 脉搏强度减弱

由于肺动脉狭窄，血液流经狭窄处时会受到阻碍，从而使右心室排血困难。这会导致血液回流到右心室和房室瓣之间，减少了左心室接收的血液量，最终导致脉搏强度减弱。

6. 心律失常

部分患者可能会出现心律失常，如心房颤动或室性期前收缩。这是心脏结构异常和心脏负荷增加引起电生理改变导致的。

7. 体循环淤血

在严重病例中，由于右至左分流和混合的动脉血进入体循环，患者可能面临体循环淤血的风险。这意味着栓塞物（如血栓、脂肪或气泡）可以通过室间隔缺损进入体循环，并引起栓塞事件，如脑梗死、肺梗死或肢体栓塞。

三、辅助检查

1. 心电图

心电图是一种简单而常用的检查方法，用于评估心脏的电活动。在法洛四联症的患者中，心电图可以显示心电图的异常特征，如右心室肥厚、心室肥大和心律失常等。这些特征有助于确认诊断并评估病情的严重程度。

2. 胸部X线检查

胸部X线检查是一种常规检查方法，可以提供关于心脏和肺结构的信息。在法洛四联症患者中，胸部X线检查可以显示心脏的形态和大小异常，如右心室扩张、肺动脉狭窄及室间隔缺损等。

3. 心脏超声检查

心脏超声检查是法洛四联症诊断和评估的关键检查方法。通过超声波技术，可以实时观察和评估心脏的结构和功能。超声检查可以显示室间隔缺损、肺动脉狭窄、右心室肥厚及主动脉右位等特征，以及评估心脏血流动力学和病变的严重程度。

4. 心导管检查

心导管检查是一种侵入性检查方法，用于评估法洛四联症的病情严重程度和血流动力学情况。在心导管检查中，一根细长的导管通过静脉或动脉插入至心腔中，可以测量心腔和血管内的压力，评估心脏的瓣膜功能和分流情况。

5. 心脏MRI

心脏MRI是一种非侵入性的影像学检查方法，可以提供高分辨率的心脏图像。心脏MRI可以显示心脏结构的详细信息，并评估室间隔缺损、肺动脉狭窄和右心室肥厚等特征。

四、鉴别诊断

1. 三尖瓣下移畸形

三尖瓣下移畸形是一种罕见的先天性心脏病，其特征是三尖瓣异常下移，导致右心室功能异常。虽然法洛四联症和三尖瓣下移畸形都可能导致右心室功能不良和发绀，但两者的病理和解剖学特征是不同的。

2. 动脉导管未闭

动脉导管未闭是一种先天性心脏病，其特征是肺动脉和主动脉之间的动脉导管未闭。尽管法洛四联症和动脉导管未闭都可能导致发绀和心脏杂音，但两者的病理和解剖学特征是不同的。

3. 先天性主动脉缩窄

先天性主动脉缩窄是一种罕见的先天性心脏病，其特征是主动脉在某个部位中断。虽然法洛四联症和先天性主动脉缩窄都可能导致发绀和心脏杂音，但两者的病理和解剖学特征是不同的。

4. 单心室

单心室是一种罕见的先天性心脏病，其特征是心脏只有一个有效的心室。虽然法洛四联症和单心室都可能导致发绀和心脏杂音，但两者的病理和解剖学特征是不同的。

五、治疗

1. 手术修复

手术修复是治疗 TOF 的主要方法，旨在纠正心脏结构异常，改善血流动力学，并减轻症状。常见的手术方法是法洛四联症的修补术（TOF 修补术），主要包括两个步骤：早期修补术和后期修补术。

（1）早期修补术：通常在婴儿期进行。早期修补术的目标是通过缩小室间隔缺损和扩大肺动脉出口，改善肺动脉血流量，并减少右至左分流。常见的早期修补术包括室间隔缺损的修补和肺动脉窦扩张。

（2）后期修补术：通常在幼儿期或儿童期进行，旨在进一步纠正心脏结构异常，如扩大肺动脉瓣环和修复主动脉狭窄。迟期修补术的目标是确保正常的血流动力学和心脏功能。

2. 支持治疗

在手术修复之前或对于无法接受手术的患者，支持治疗是必要的，包括药物治疗和其他支持措施。

（1）药物治疗：可以用于控制症状、减轻发绀和心律失常。常用的药物包括利尿剂、强心药和抗心律失常药。

（2）氧疗：对于发绀严重的患者，氧疗可以提供额外的氧气，以减轻组织缺氧。

3. 长期随访和管理

法洛四联症的治疗是一个长期过程，需要对患者进行定期的随访和管理，包括定期的临床评估、心脏超声检查、心电图和心脏 MRI 等。

4. 生活方式管理

患有法洛四联症的患者需要采取良好的生活方式管理措施来维持心脏健康和预防并发症。

（1）规律锻炼：适度的体育锻炼对于心脏健康非常重要。患者应根据医师的建议制订适合自己情况的锻炼计划。

（2）健康饮食：采用均衡的饮食，限制高盐、高脂肪和高胆固醇食物的摄入，有助于维持心脏健康。

（3）戒烟和限制饮酒：吸烟和饮酒对心脏健康有害。患者应戒烟并限制饮酒，或遵循医师的建议。

（4）管理情绪和减轻压力：情绪和压力对心脏健康有重要影响。患者应学会有效地管理情绪和减轻压力，如学习放松技巧、寻求心理咨询等。

第四节　动脉导管未闭

动脉导管未闭（PDA）是一种先天性心脏病，它发生在胎儿出生后未能正常关闭的主动脉导管。主动脉导管是胎儿期存在的一条连接主动脉和肺动脉的血管，它在胎儿发育期间起到绕过肺供血的作用。在正常情况下，胎儿出生后这条血管应该闭合，以保证正常的血流分布和心脏功能。

一、病因

1. 遗传因素

动脉导管未闭有时会在家族中聚集出现，表明遗传因素可能起到一定作用。研究发现，某些基因变异与动脉导管未闭的发生有关。

2. 胎儿期发育异常

动脉导管的正常发育涉及多个复杂的步骤，这些步骤中的任何一个出现异常，都可能导致动脉导管未能正确关闭。

3. 环境因素

环境因素可能对胎儿主动脉导管的发育和关闭产生影响。例如，母体在妊娠期间接触到的某些药物、化学物质或病毒感染可能干扰正常的胎儿发育，包括主动脉导管的发育。

二、临床表现

1. 心脏杂音

动脉导管未闭可导致连续性机械性杂音。这种杂音通常在胸骨左缘第 2 肋间最明显，可以听到持续的喷射性杂音。这种杂音可能在新生儿检查时被发现。

2. 呼吸困难

由于动脉导管未闭导致血液在肺循环和体循环之间异常分流，心脏负荷加重，可能导致呼吸困难。患儿可能表现出呼吸急促、呼吸困难等症状。

3. 心力衰竭

在严重的情况下，动脉导管未闭可能导致心力衰竭。患儿可能出现乏力、体重下降、吃奶或进食困难、出汗、呼吸急促、心悸和发绀等症状。

4. 生长发育受限

动脉导管未闭可能影响正常的营养吸收和生长发育，导致婴儿体重增长缓慢，甚至出现营养不良。

5. 其他

患儿可能出现肺感染的症状，如咳嗽、呼吸困难和肺充血。

三、辅助检查

1. X 线检查

左向右分流程度较轻者，X 线胸片可正常。病变较重者，则示左心室及左心房增大，肺动脉段突出，肺血管增粗，主动脉结正常或突出。严重肺动脉高压时，右心室增大，肺动脉主干显著增粗而肺野外围血管细小。

2. 心电图

病变轻者，心电图可在正常范围内；若病变较重，则示左心室肥大。有肺动脉高压时，出现左、右心室肥大或右心室肥大图形。

3. 超声心动图

左心室和左心房增大，并可直接显示经未闭动脉导管从主动脉流入肺动脉的高速湍流。

4. 右心导管检查

肺动脉血氧含量高于右心室，有时导管可通过未闭动脉导管进入降主动脉中。

5. 逆行主动脉造影

逆行主动脉造影可清楚显示导管的形态和大小。

四、鉴别诊断

1. 室间隔缺损

室间隔缺损涉及心脏室间隔的缺损。在室间隔缺损中，血液从左心室流入右心室，然后进入肺动脉。与动脉导管未闭不同，室间隔缺损的杂音通常是舒张早期的喷射性杂音，可在胸骨左缘第3～4肋间听到。

2. 主动脉瓣关闭不全

主动脉瓣关闭不全是主动脉瓣无法完全关闭，导致血液从主动脉返回到左心室的一种心脏疾病。在主动脉瓣关闭不全中，心脏听诊可听到连续性机械性杂音，类似于动脉导管未闭。然而，主动脉瓣关闭不全的杂音通常更响亮，并可放射到颈部和左锁骨下区域。

3. 主动脉瓣狭窄

主动脉瓣狭窄是一种主动脉瓣狭窄引起的血流受阻的心脏疾病。在主动脉瓣狭窄中，心脏听诊可听到喷射性杂音，类似于动脉导管未闭。然而，主动脉瓣狭窄的杂音通常在胸骨右缘第2肋间最明显，并可辐射到颈部和颈动脉。

五、治疗

1. 观察和等待

对于没有明显症状且动脉导管较小的患者，医师可能选择观察和等待。这通常适用于早产儿或低出生体重儿，因为小的动脉导管通常会自行闭合。在此期间，医师会定期进行超声心动图检查和听诊，以监测动脉导管的大小和血流动力学的影响。

2. 药物治疗

药物治疗可以用于控制动脉导管未闭引起的症状或减轻血流动力学的影响。非选择性的血管收缩药，如布地奈德，可以用于促使动脉导管关闭。这些药物作用于导管上的前列腺素 E_2，抑制其合成，从而促进导管的闭合。药物治疗成功与否取决于导管的大小和患者的年龄。

3. 经导管介入治疗

对于较大的动脉导管或无法通过药物治疗闭合的患者，经导管介入治疗是一种常用的选择。该过程在心导管室内进行通过向血管插入导管，将一个特殊的融合器或血管闭合器放置在动脉导管中，以封闭它。这种介入治疗是一种非手术的治疗方法，通常在心导管室或介入放射科进行。它对患者创伤较小，患者康复较快。

4. 外科手术

对于无法使用药物治疗或经导管介入治疗的患者，外科手术可能是必要的。手术治疗涉及在心脏停跳的条件下，通过胸骨切开术进入心脏，直接关闭动脉导管。手术通常在麻醉下进行，需要心肺转流，以维持血液供应。虽然手术治疗效果较好，但也伴随一定的手术风险。

第五节　肺动脉瓣狭窄

肺动脉瓣狭窄是指左、右心室之间无交通（即室间隔完整），但在肺动脉瓣、瓣下（右心室漏斗部）或瓣上（肺动脉干及其分支）有狭窄。其后果是使右心室排血受阻，导致右心室压力增高、肥厚及扩大。该病分为三型：瓣膜型、瓣下型、瓣上型。肺动脉瓣狭窄可合并卵圆孔未闭或房间隔缺损（称法洛三联症），也可引起继发性漏斗部狭窄；单纯的右心室漏斗部狭窄很少见，多伴有室间隔缺损。

一、病因

1. 先天性畸形

肺动脉瓣狭窄可能是先天性心脏畸形的一部分，其中肺动脉瓣在胚胎发育过程中出现异常。这可能涉及肺动脉瓣膜的异常发育，如瓣叶发育不全、瓣叶增厚或瓣膜粘连。

2. 遗传因素

研究发现，肺动脉瓣狭窄可能与遗传因素有关。某些基因变异或遗传突变可能导致肺动脉瓣的异常发育，进而引发狭窄。

3. 染色体异常

某些染色体异常，如染色体 18p 缺失综合征、染色体 22q11. 2 缺失综合征等，与肺动脉瓣狭窄的发生有关。

4. 母体接触有害物质

研究表明，母体在妊娠期间接触到某些有害物质可能增加胎儿患肺动脉瓣狭窄的风险。这些有害物质包括药物、化学物质、射线等。

5. 遗传综合征

遗传综合征与肺动脉瓣狭窄的发生有关，例如 Noonan 综合征、Williams 综合征和 Alagille 综合征等。这些综合征通常与多个器官、系统的异常相关，包括心脏发育畸形。

二、临床表现

1. 轻度狭窄

轻度肺动脉瓣狭窄患者可能没有明显的症状，且常常是无症状的。许多患者在儿童时期或青少年时被偶然发现，因为狭窄程度较轻，不会对心脏功能产生明显影响。

2. 中度至重度狭窄

中度至重度肺动脉瓣狭窄可能会导致一系列症状和体征。

（1）心悸（心跳过速或加快）：由于肺动脉瓣狭窄限制了从右心室流出的血液量，心脏需要通过加快心跳来增加每分钟的心输出量，以弥补血液供应的不足。这可能导致患者感到心悸或心跳加快，尤其在运动或活动时更为明显。

（2）呼吸困难：在肺动脉瓣狭窄严重的情况下，患者可能会出现呼吸急促或呼吸困难。由于肺动脉瓣狭窄导致右心室负荷加重，右心室无法将血液顺利推送到肺动脉，导致肺淤血和肺动脉高压，这会使患者在日常活动中感到气短，需要更多的努力来呼吸。

（3）疲劳和乏力：肺动脉瓣狭窄导致右心室负荷加重，使得心脏在将血液推送到肺动脉时需要做更多功。这可能导致患者感到疲劳和乏力，无法保持正常的活动水平。

（4）发绀：严重肺动脉瓣狭窄可导致氧合血红蛋白减少，使患者出现发绀（皮肤、唇部和指甲床呈暗紫色）。发绀是由缺氧引起的，尤其在活动或剧烈运动时更容易出现。发绀也可能发生在婴儿和幼儿期，特别是在哭闹或进食时。

（5）生长发育受限：严重的肺动脉瓣狭窄可能影响正常的营养吸收和生长发育。由于心脏负荷增加和氧合不足，患者可能出现体重增长缓慢、营养不良和生长发育受限的情况。

（6）心脏杂音：肺动脉瓣狭窄可导致特征性的心脏杂音。这种杂音通常在胸骨左缘第2、第3肋间最显著，呈喷射性。杂音的强度和特点取决于狭窄的程度和血流速度。在轻度狭窄的情况下，杂音可能不明显或仅在运动或用力时才能听到。

（7）胸痛或晕厥：严重的肺动脉瓣狭窄可能导致心脏供血不足，尤其在剧烈运动或用力时，可能会引起胸痛或晕厥。晕厥通常发生在活动过程中或从坐位/躺卧位迅速起立时。

（8）心律失常：部分肺动脉瓣狭窄患者可能伴有心律失常。最常见的心律失常是心房颤动，特别是在年龄较大的患者中。心律失常可能增加患者的风险，引发心脏事件或加重症状。

（9）生殖系统问题：严重的肺动脉瓣狭窄患者可能伴随生殖系统问题。这是因为长期存在的低氧血症和血液循环不足可能影响生殖器官的发育和功能。

（10）其他体征：严重的肺动脉瓣狭窄可能导致心脏负荷过重，引起心脏扩大。在身体检查中，医师可能观察到心脏搏动范围扩大，可触及心脏震颤。此外，肺动脉瓣狭窄也可能伴随其他先天性心脏畸形，如室间隔缺损或法洛四联症。

三、辅助检查

1. 超声心动图

超声心动图是评估肺动脉瓣狭窄最常用的无创检查方法。它可以提供详细的心脏结构和功能的信息。通过超声心动图，可以测量肺动脉瓣的狭窄程度、右心室的大小和壁厚、主动脉的直径，以及肺动脉和肺动脉瓣处的流速及压力梯度。此外，超声心动图还可以评估是否存在其他心脏畸形或并发症，并帮助医师确定治疗的方向。

2. 心电图

心电图是一种简单而常用的检查方法，用于评估心脏的电活动。在肺动脉瓣狭窄的患者中，心电图可能显示右心室肥厚和肺动脉负荷过重的征象。具体表现包括右心室肥厚的特征性改变（如R波升高、S波加深、右胸导联的T波倒置）和可能的心律失常。

3. 心导管检查

心导管检查是一种侵入性检查方法，通过将导管插入血管，经过心脏进入肺动脉和左心室，以测量压力和氧饱和度。心导管检查可提供精确的肺动脉瓣狭窄的压力梯度和阻力指数，评估狭窄的严重程度。此外，它还可以帮助检测其他先天性心脏畸形，评估冠状动脉的状态，以及进行介入治疗（如球囊扩张术）。

4. 核医学检查

核医学检查可用于评估心脏的血液供应和功能。例如，单光子发射计算机断层成像（SPECT）可以评估心肌血流和心肌收缩功能。这些检查对于了解肺动脉瓣狭窄对心肌功能的影响，以及可能存在的心肌缺血情况具有重要意义。

5. 心脏 MRI

心脏 MRI 可以提供高分辨率的心脏影像，以评估肺动脉瓣狭窄的程度、心室结构和功能。它可以测量肺动脉瓣的狭窄程度，右心室和左心室的体积、负荷情况及心室壁运动情况。此外，心脏 MRI 还可以检测其他心脏畸形或并发症。

6. 运动试验

通过让患者在监护下进行体力活动，可以评估肺动脉瓣狭窄对心脏功能的影响。运动试验可以监测心电图的变化、心率的变化及症状的出现，有助于评估肺动脉瓣狭窄对患者的运动耐力和心肺功能的影响。

四、鉴别诊断

1. 肺动脉瓣闭锁

肺动脉瓣闭锁是指肺动脉瓣完全闭塞，血液无法从右心室流入肺动脉。与肺动脉瓣狭窄相比，肺动脉瓣闭锁更严重，并伴随其他心脏结构异常，如室间隔缺损、动脉导管未闭等。通过超声心动图和其他影像学检查可以明确诊断。

2. 肺动脉瓣闭锁伴室间隔缺损

肺动脉瓣闭锁伴室间隔缺损是一种常见的先天性心脏病。与肺动脉瓣狭窄相比，肺动脉瓣闭锁伴室间隔缺损更为严重，并且常伴有其他先天性心脏畸形。超声心动图和其他影像学检查可帮助鉴别诊断。

3. 肺动脉高压

肺动脉瓣狭窄导致血液流动受阻，可能会引起肺动脉高压。然而，肺动脉高压并不一定由肺动脉瓣狭窄引起，还可以由其他病因引起，如肺血栓栓塞、肺疾病、先天性心脏病等。通过血流动力学检查和影像学评估，可以区分肺动脉瓣狭窄所致的肺动脉高压与其他病因引起的肺动脉高压。

4. 主动脉瓣狭窄

主动脉瓣狭窄是一种影响主动脉瓣的疾病，与肺动脉瓣狭窄相似，但位置不同。这两种疾病在临床上可以引起类似的症状，如呼吸困难、乏力和心脏杂音。超声心动图是诊断和鉴别这两种疾病的关键方法。

五、治疗

1. 观察与随访

对于轻度肺动脉瓣狭窄患者，如果没有明显的症状和心脏功能受损，可能只需要定期观察和随访，包括定期的超声心动图检查以评估狭窄程度和心脏功能。

2. 药物治疗

药物治疗主要用于缓解症状和改善心脏功能。部分患者可能会被给予利尿剂以减轻心脏负荷和水肿症状。有时，β 受体阻滞剂可用于改善心脏功能和控制心律失常。治疗药物的选择和用药剂量应根据个体情况和医师的建议确定。

3. 心导管治疗

对于中度至重度肺动脉瓣狭窄患者，可能需要进行介入治疗，以减轻狭窄程度并改善心脏功能。常见的介入治疗方法如下。

（1）球囊扩张术：是一种经导管介入的治疗方法，通过将充气的球囊导管送至狭窄的肺动脉瓣位置，扩张瓣膜并改善血流。该方法常用于儿童和年轻患者，疗效较好且创伤较小。

（2）经导管植入人工瓣膜：对于部分无法通过球囊扩张术改善的患者，可能需要考虑经导管植入人工瓣膜。这是一种介入治疗方法，通过导管将人工瓣膜送至狭窄的肺动脉瓣位置进行植入，以改善血流和减轻狭窄。

4. 手术治疗

对于严重的肺动脉瓣狭窄或无法通过介入治疗改善的患者，可能需要进行手术治疗。手术治疗的主要方法是肺动脉瓣替换术，即将狭窄的肺动脉瓣移除并替换为人工瓣膜。人工瓣膜可以是机械瓣膜或生物瓣膜，选择取决于患者的年龄、健康状况和手术风险。手术治疗通常在成年患者或症状严重、心功能受损的儿童中进行。

5. 长期随访和管理

无论采用哪种治疗方法，肺动脉瓣狭窄患者都需要长期的随访和管理。随访的目的是评估狭窄程度、心脏功能和症状的改善情况，及时发现并处理任何并发症。定期的超声心动图检查是评估治疗效果和监测狭窄复发的重要手段。

第八章　心内膜炎

第一节　急性细菌性心内膜炎

急性细菌性心内膜炎（ABE）是一种严重的感染性心脏病，指的是细菌感染引起心脏瓣膜和心内膜的急性炎症反应。这种疾病常由细菌通过血液循环进入心脏引起，并且通常发生在有心脏瓣膜异常或先天性心脏病的患者中。

急性细菌性心内膜炎的病因主要是细菌感染，其中最常见的致病菌是化脓性链球菌和金黄色葡萄球菌。其他细菌如肠道杆菌等也可引起感染。

一、病因

1. 细菌感染

细菌是引起急性细菌性心内膜炎的主要病原体。最常见的致病菌是化脓性链球菌和金黄色葡萄球菌。其他常见的致病菌包括肠道杆菌等。

2. 瓣膜异常

存在瓣膜异常的人群更容易发生急性细菌性心内膜炎。这些异常包括先天性心脏病、风湿性心脏病、二尖瓣脱垂、主动脉瓣狭窄等。

3. 医疗操作

某些医疗操作也可能导致急性细菌性心内膜炎的发生，如心脏瓣膜置换手术、心脏导管插入、静脉导管使用等。

4. 静脉药物滥用

静脉药物滥用可能会引起急性细菌性心内膜炎。这种情况下，细菌可以通过被污染的注射器或药物进入血液循环。

二、临床表现

1. 发热

持续高热是急性细菌性心内膜炎最常见的症状之一。发热可伴随寒战和盗汗。

2. 心脏杂音

心脏杂音是急性细菌性心内膜炎的典型体征之一。常见的杂音类型包括舒张期杂音和收缩期杂音。

（1）舒张期杂音：由于心内膜下炎症和瓣膜受损，可听到舒张早期杂音，称为心脏瓣膜杂音，最常见于三尖瓣和二尖瓣区域。

（2）收缩期杂音：由于瓣膜关闭不全，收缩期可听到杂音，最常见于主动脉瓣区域。

3. 心律失常

心律失常是急性细菌性心内膜炎的常见表现之一，包括心房颤动、室性期前收缩和房室传导阻滞等。

4. 全身症状

患者可能出现乏力、食欲下降、体重下降和夜间盗汗等全身症状。

5. 关节痛

关节痛是急性细菌性心内膜炎的常见表现之一，多数情况下为非感染性的游走性关节痛。

6. 皮肤表现

皮肤损害是急性细菌性心内膜炎的重要体征，可能表现为出血点、瘀斑、指甲下出血（Janeway 损害）和指（趾）端病变（Osler 结节）。

7. 脾和肾病变

急性细菌性心内膜炎可引起脾和肾的病变，如脾大（脾梗死）和肾梗死等。

8. 神经系统症状

部分患者可能出现神经系统症状，如脑栓塞、脑脓肿和脑膜炎等。

三、辅助检查

1. 血液培养

急性细菌性心内膜炎的确诊依赖于血液培养。对于发热和怀疑感染的患者，应立即进行血液培养以寻找致病菌。培养可提供细菌种类和药物敏感性信息，有助于确定最佳治疗方案。

2. 心电图

心电图是评估心脏电活动的常用方法。在急性细菌性心内膜炎患者中，心电图可能显示心律失常、心室肥厚、传导阻滞等异常。

3. 胸部 X 线检查

胸部 X 线检查可评估心脏大小和形态是否异常，检测是否有肺感染或充血。

4. 超声心动图

超声心动图是诊断急性细菌性心内膜炎和评估病情的重要方法。它可以检测心脏瓣膜的异常和功能损害、心腔扩张、心脏壁运动异常等。通过超声心动图还可以确定感染灶的位置和范围，评估瓣膜损伤程度，检测有无心内膜下脓肿等。

5. 经胸超声心动图

经胸壁进行心脏超声检查，是首选的筛查方法。

6. 经食管超声心动图

在难以得到清晰图像或需要更详细评估时，可选择经食管途径进行心脏超声检查。经食管超声心动图可以提供更高分辨率的图像，并更准确地评估心脏瓣膜的损伤程度。

7. 血液学检查

血液学检查可包括血常规、C 反应蛋白、红细胞沉降率等。血常规可以评估是否存在感染和炎症反应，如白细胞计数是否升高、中性粒细胞是否增多等。C 反应蛋白和红细胞沉降率是常用的炎症标志物，其升高提示存在炎症。

8. 其他影像学检查

除了胸部 X 线检查外，还可以进行其他影像学检查来评估急性细菌性心内膜炎的并发症和合并症。例如，脑部 CT 扫描或 MRI 用于评估是否存在脑栓塞或脑脓肿，腹部超声或 CT 扫描用于检查是否存在脾或肾的并发症，如脾梗死或肾梗死。

9. 细菌培养

除了血液培养外，对于可能有感染的其他部位（如关节液、脑脊液、尿液等）进行培养可以帮助确认感染的来源和细菌的种类。

四、鉴别诊断

1. 亚急性细菌性心内膜炎

与急性细菌性心内膜炎相比，亚急性细菌性心内膜炎的发病过程较缓慢，症状较轻。在亚急性细菌性心内膜炎患者中，发热、心脏杂音和其他心脏症状可能存在数周或数月。亚急性细菌性心内膜炎通常由伤寒沙门菌等致病菌引起，而急性细菌性心内膜炎则常由更具侵袭性的致病菌（如金黄色葡萄球菌）引起。

2. 心肌梗死

心肌梗死与急性细菌性心内膜炎可能有相似的症状，如发热、心脏杂音和心律失常。然而，心肌梗死通常伴随典型的胸痛和心电图异常，且病程较短暂。相比之下，急性细菌性心内膜炎的病程较长，且可伴有其他全身症状和体征。

3. 风湿性心脏病

风湿性心脏病是一种由链球菌感染引起的免疫性疾病，常导致二尖瓣和主动脉瓣的瓣膜损伤。其临床表现可能与急性细菌性心内膜炎相似，如发热、心脏杂音和心脏扩大。然而，与急性细菌性心内膜炎不同，风湿性心脏病通常具有慢性病程，症状和体征可以逐渐发展，并伴有典型的风湿热的体征和实验室检查结果。

4. 风湿性关节炎

风湿性关节炎是一种慢性炎症性关节疾病，可能与急性细菌性心内膜炎的关节痛相似。然而，风湿性关节炎通常具有对称性的关节炎和晨僵现象，且关节液分析显示炎症性改变，如白细胞计数升高和关节液中的类风湿因子阳性。

5. 心脏肿瘤

某些心脏肿瘤，如心房黏液瘤，可能与急性细菌性心内膜炎的病程和症状相似。然而，心脏肿瘤通常是良性的，急性细菌性心内膜炎则是感染性疾病。心脏超声心动图和其他影像学检查可以帮助鉴别心脏肿瘤与急性细菌性心内膜炎。

6. 自身免疫性疾病

某些自身免疫性疾病，如系统性红斑狼疮、系统性硬化病等，也可能与急性细菌性心内膜炎的症状相似。然而，自身免疫性疾病通常具有其他特定的临床表现和实验室检查结果，如皮肤损害、关节炎、自身抗体阳性等。

五、治疗

1. 抗生素治疗

抗生素是急性细菌性心内膜炎治疗的关键。治疗应根据细菌培养和药敏结果选择适当的抗生素。常用的抗生素包括青霉素类药物（如苯唑西林和氨苄西林）、头孢菌素类药物（如头孢他啶）、万古霉素、利奈唑胺等。在选择抗生素时，应考虑病原体的敏感性，抗生素的组织渗透性，以及可能的药物相互作用。

2. 心脏手术干预

一些情况下，抗生素治疗可能不足以清除感染和修复受损的心脏瓣膜。在以下情况下，考虑进行心脏手术干预：感染性栓塞，如脑栓塞、肺栓塞等；心脏功能不全，如严重的心力衰竭、严重的心律失常；感染性瓣膜损害，如瓣膜穿孔、瓣膜脱垂等；没有明显的临床改善或抗生素治疗失败。

3. 治疗并发症

急性细菌性心内膜炎可导致多种并发症，如心力衰竭、心律失常、感染性栓塞等。针对这些并发症，需要相应的治疗干预。例如，对于心力衰竭患者，可能需要使用利尿剂、血管扩张剂和正性肌力药物来改善心功能。

4. 感染灶的处理

在治疗过程中，需要注意处理感染灶，以确保感染彻底清除。这可能需要手术干预，如清除瓣膜上的脓肿、修复瓣膜缺损、移除瓣膜钙化物等。

5. 治疗时间和监测

治疗时间通常为4～6周，具体取决于感染的病原体、感染的严重程度和是否存在并发症。在治疗期间，需要定期监测患者的临床症状、体征和实验室检查，以评估治疗的效果和感染的复发情况。

6. 预防复发

治疗结束后，需要密切监测患者的病情，并采取预防措施以防止复发。这可能包括维持抗生素治疗（如长期使用口服抗生素）、定期随访和监测心脏功能。

第二节　亚急性细菌性心内膜炎

亚急性细菌性心内膜炎（SBE）是一种心脏瓣膜感染性疾病，其特点是病程相对缓慢，通常由细菌感染引起。与急性细菌性心内膜炎不同，亚急性细菌性心内膜炎的临床表现较轻，并且常伴有长期低热。

一、病因

1. 口腔感染

口腔是常见的细菌来源之一，刷牙或有牙龈出血时，细菌可进入血液循环并附着在心脏瓣膜上。

2. 呼吸道感染

呼吸道感染，特别是上呼吸道感染，也可以导致细菌进入血液循环，进而感染心脏瓣膜。

3. 静脉内药物滥用

静脉内吸毒或经静脉注射药物时，细菌可能通过感染的毒品或注射药物进入血液循环，引起心内膜炎。

4. 先天性心脏病

先天性心脏病患者存在异常的心脏结构，如房间隔缺损、室间隔缺损等，这些异常结构可能为细菌提供了易感染的环境。

5. 人工瓣膜

人工瓣膜置换手术后，细菌可能在人工瓣膜表面附着并导致感染。

二、临床表现

1. 发热

低热是亚急性细菌性心内膜炎的典型表现，持续时间通常超过 1 周。

2. 乏力和体力活动耐受下降

患者可能感到疲劳、虚弱，并且在平常的活动中容易感到疲倦。

3. 心脏杂音

由于感染导致的心脏瓣膜异常，可能会出现杂音。最常见的是舒张早期杂音，即房室瓣关闭不全所致的杂音。

4. 关节疼痛和肌肉痛

部分患者可能出现关节疼痛、关节肿胀和肌肉痛等风湿样症状。

5. 皮肤和黏膜出血点

少数患者皮肤和黏膜可能会出现小出血点，这是微血管损伤导致的。

6. 脾和肾等器官的并发症

在部分患者中，亚急性细菌性心内膜炎可导致脾和肾等器官的并发症，如肾小球肾炎和脾脓肿。

三、辅助检查

1. 血液检查

（1）血培养：是诊断亚急性细菌性心内膜炎的关键检查。从患者的血液中提取标本进行培养，以寻找并确认感染的病原菌。血培养通常在不同时间点进行多次，以提高检出率。

（2）C 反应蛋白和白细胞计数：可以反映炎症反应的程度，血中的 C 反应蛋白和白细胞计数通常升高。

2. 心电图

心电图可以检测心脏的电活动，帮助评估心脏功能和可能存在的异常。在亚急性细菌性心内膜炎的患者中，心电图可能显示心脏传导系统的异常、心室肥厚等。

3. 超声心动图

超声心动图是诊断亚急性细菌性心内膜炎的主要影像学检查。它可以提供详细的心脏结构和功能的信息，包括心脏瓣膜的异常、瓣膜穿孔、心室壁的运动情况等。通过超声心动图可以检测瓣膜的感染、瓣膜破裂、心室功能受损等特征。

4. 其他影像学检查

（1）MRI：可以提供更为详细的心脏结构图像，包括心脏瓣膜的异常、瓣膜周围的感染和梗死区域的检测。

（2）CT 扫描：可用于评估瓣膜的异常、感染的范围，以及是否存在心脏并发症。

四、鉴别诊断

1. 急性细菌性心内膜炎

与亚急性细菌性心内膜炎相比，急性细菌性心内膜炎的发病速度较快，临床症状较重。其主要区别在于感染的菌株、病程的长短和临床表现的急性程度。急性细菌性心内膜炎通常由金黄色葡萄球菌等致病菌引起，发病快速，病情进展迅速，临床症状较重。

2. 风湿性心脏病

风湿性心脏病是一种由链球菌感染引起的自身免疫性疾病，与亚急性细菌性心内膜炎相比，风湿性心脏病的病因和发病机制不同。风湿性心脏病主要累及心脏瓣膜，尤其是二尖瓣和主动脉瓣。其临床表现包括关节炎、心脏杂音、心包炎和心力衰竭等。

3. 非感染性心内膜炎

非感染性心内膜炎是指由非感染性因素引起的心内膜炎症，如类风湿性疾病、系统性红斑狼疮等自身免疫性疾病。与亚急性细菌性心内膜炎相比，非感染性心内膜炎的病因和发病机制不同，且不伴有细菌感染。

五、治疗

1. 抗生素治疗

抗生素是治疗亚急性细菌性心内膜炎的基石。选择抗生素应该考虑病原菌的敏感性和抗生素在心脏瓣膜组织中的渗透性。常用的抗生素包括青霉素类药物（如苯唑西林）、头孢菌素类药物和万古霉素等。

抗生素疗程通常需要持续4～6周，具体的疗程和剂量取决于感染严重程度、病原菌敏感性和患者的病情。有时需要联合使用多种抗生素以增强疗效。

2. 外科手术干预

在特殊情况下，可能需要外科手术干预来清除感染病灶、修复或替换受损的心脏瓣膜。外科手术干预通常在以下情况下考虑：瓣膜破裂或穿孔；心力衰竭；脓肿形成；感染持续不退或复发。

3. 病因治疗

如果亚急性细菌性心内膜炎的病因与口腔或呼吸道感染有关，则应积极治疗相关感染源，如进行口腔卫生改善、牙治疗或呼吸道感染的适当治疗等。

4. 支持治疗

患者需要适当的支持性治疗，包括休息、营养支持和液体管理等，以增强免疫力，维持心脏功能和促进康复。

第三节　化脓性心内膜炎

化脓性心内膜炎是一种严重的感染性心脏疾病，指心内膜发生细菌感染并导致炎症和脓肿形成的病理过程，通常由细菌通过血液循环进入心内膜，引起感染性病变。

一、病因

1. 细菌感染

细菌是导致化脓性心内膜炎的主要病因，其中最常见的是革兰阳性菌和革兰阴性菌。革兰阳性菌中的葡萄球菌、链球菌和肺炎球菌是最常见的病原菌，革兰阴性菌中的大肠埃希菌、铜绿假单胞菌等也常见。

2. 心脏瓣膜异常

心脏瓣膜异常，如先天性心脏病、二尖瓣脱垂、人工瓣膜置换等，增加了感染的风险。这些异常可导致心内膜的损伤并改变血流动力学，使得细菌更容易侵入心内膜。

3. 静脉药物滥用

静脉药物滥用（尤其是注射药物滥用）可导致细菌通过血液进入心内膜，引发化脓性心内膜炎。

4. 免疫抑制状态

免疫抑制状态的患者，如接受器官移植、白血病化疗、患艾滋病等，其免疫系统功能受损，容易受细菌感染。

二、临床表现

1. 发热

发热是化脓性心内膜炎最常见的症状之一。体温持续升高，常伴有寒战和盗汗。发热的程度和持续时间因患者个体差异而有所不同。

2. 心脏杂音

由于心脏瓣膜受累，可出现心脏杂音。常见的杂音包括收缩期杂音和舒张期杂音。收缩期杂音是由瓣叶上附着的纤维素物质产生的，舒张期杂音是由血液从左心室通过瓣膜破口倒流到左心房产生的。

3. 心律失常

化脓性心内膜炎可导致心律失常，包括心动过速、心房颤动等。心律失常可能是病原菌直接侵袭心肌或破坏传导系统所致。

4. 全身症状

患者常表现乏力、食欲下降、体重下降、肌肉关节疼痛和全身不适等症状。这些症状主要是由感染状态和炎症反应引起的。

5. 慢性病变

部分患者可能有慢性病变的表现，如长期低热、消瘦、贫血和体力活动耐受力下降等。这些症状常见于亚急性感染性心内膜炎。

三、辅助检查

1. 血常规

血常规可以发现炎症指标升高，如白细胞计数升高、中性粒细胞增多等。

2. C 反应蛋白和红细胞沉降率

这些炎症标志物常常升高，反映了炎症的程度。

3. 血培养

通过培养血液样本中的细菌，可以确定感染的病原菌类型，并进行药敏试验以指导抗生素的选择。

4. 心电图

心电图可以显示心脏的电活动情况，通过观察心电图的变化可以判断是否存在心肌损伤或心律失常等。在化脓性心内膜炎中，常见的心电图改变包括心室肥厚、ST 段改变、T 波倒置等。

5. 超声心动图

超声心动图是最常用的检查方法之一，可以显示心脏的结构和功能，并检测心脏瓣膜的异常，如心脏瓣膜增厚、瓣叶穿孔、脓肿形成等。同时，可以评估心脏的收缩和舒张功能，并检测血流动力学的改变。

6. 放射性核素显像

放射性核素显像可以评估心肌的灌注情况，并帮助确定是否存在心肌梗死或炎症病灶。通过注射放射性核素，利用核素的分布情况来观察心肌的灌注状态。正常情况下，心肌的灌注是均匀的，但在化脓性心内膜炎中，可能会出现局部的灌注异常。

7. 细菌培养和病理检查

细菌培养可以通过收集相关标本（如血液、瓣膜组织等）进行培养，以确定感染的病原菌类型和药敏试验结果。

病理检查可以通过组织活检观察组织的病变情况，包括瓣膜上的炎症反应、细胞浸润和破坏等。病理检查可以提供确诊的依据，并进一步了解病变的性质和程度。

8. CT 扫描和 MRI

CT 扫描和 MRI 可以提供更详细的心脏结构信息，辅助诊断和评估病变的范围和严重程度。

四、鉴别诊断

1. 非感染性心内膜炎

非感染性心内膜炎是指与感染无关的心内膜炎，其病因可能是自身免疫性疾病、肿瘤、药物反应等。

与化脓性心内膜炎相比，非感染性心内膜炎的临床症状和体征较轻，常常没有发热和全身炎症反应。同时，在细菌培养和血液检查中通常没有细菌存在。

2. 亚急性细菌性心内膜炎

亚急性细菌性心内膜炎是一种进展缓慢的感染性心内膜炎，通常由细菌感染引起，但病情相对较轻。

与化脓性心内膜炎相比，亚急性细菌性心内膜炎的临床症状较轻，患者通常没有明显的全身炎症反应和中毒症状。超声心动图检查可能显示心脏瓣膜有局部增厚和瓣叶穿孔的特征。

3. 真菌性心内膜炎

真菌性心内膜炎是由真菌感染引起的心内膜炎，常见的病原菌包括念珠菌、曲霉菌等。

真菌性心内膜炎与化脓性心内膜炎的临床表现相似，但真菌性心内膜炎往往发展较缓慢，患者可能没有明显的全身炎症反应。血培养可能无法检测到细菌，但可以通过真菌培养或血清学检测来确诊。

五、治疗

1. 抗生素治疗

抗生素是化脓性心内膜炎治疗的基础，目的是清除感染的病原体。治疗方案通常需要针对感染菌株的敏感性进行个体化选择，并考虑使用合适的药物组合。

一般情况下，治疗方案包括至少 4～6 周的静脉抗生素治疗。首选药物通常包括青霉素类抗生素（如苯唑西林或氨苄西林）联合氨基糖苷类抗生素（如庆大霉素或妥布霉素）。

在治疗过程中，抗生素的选择可能需要根据病原菌的培养结果、药物敏感试验和患者的临床病情变化进行调整。

2. 外科手术干预

对于化脓性心内膜炎合并严重的心脏结构损害、心脏瓣膜破坏、心包腔积液等的情况，可能需要进行外科手术干预。

外科手术的目的是清除感染灶，修复或替换受损的心脏结构，以恢复心脏的功能。手术干预可能包括心脏瓣膜修复或置换、心脏缺损修补等。

3. 支持性治疗

支持性治疗是化脓性心内膜炎治疗的重要组成部分，旨在维持患者的稳定状态和改善症状。支持性治疗措施包括床旁监测、液体管理、控制炎症反应、预防并发症等。针对症状和合并症，可能需要给予血管扩张剂、利尿剂、抗凝剂、抗心力衰竭药等。

4. 治疗后的抗生素预防

治疗结束后，对于某些高风险患者（如人工心脏瓣膜置换术后、复发感染等），可能需要长期或终身应用预防性抗生素，以预防再次感染。

预防性抗生素应根据个体情况制订，建议在手术前或其他高风险情况给予抗生素，如口服青霉素类、大环内酯类等。

第四节 亚急性非细菌性心内膜炎

亚急性非细菌性心内膜炎（SBE）是一种少见的心脏疾病，其特点是在心脏瓣膜或心内膜表面形成非化脓性炎症和纤维素沉积。与急性细菌性心内膜炎不同，亚急性非细菌性心内膜炎的病原体通常是细菌以外的微生物，如真菌、病毒或非细菌性微生物。这种疾病的发展较缓慢，症状也相对轻微。

一、病因

1. 真菌感染

真菌是引起 SBE 的主要病原体之一。常见的真菌包括白念珠菌、曲霉菌等。真菌感染一般发生在免疫功能低下的患者，如艾滋病、器官移植、化疗患者等。真菌可以通过血液循环进入心脏，附着于心脏瓣膜或心内膜上，形成感染性脓肿。

2. 细菌感染

尽管亚急性非细菌性心内膜炎的名字中有“非细菌性”一词，但某些细菌也可以引起该疾病。这些细菌通常具有低病原性或特殊的生长要求，如营养缺乏、氧气依赖等。最常见的细菌病原体包括放线菌等。

3. 病毒感染

某些病毒也可以引起亚急性非细菌性心内膜炎。病毒感染通常发生在免疫系统受损或免疫反应异常的患者中。例如，乙型肝炎病毒、巨细胞病毒等。

4. 免疫异常

免疫系统异常是亚急性非细菌性心内膜炎的一个重要病因。免疫缺陷或免疫过程的异常反应可以导致病原体在心内膜上生长和繁殖。例如，艾滋病、类风湿关节炎等导致患者免疫功能低下的疾病与 SBE 的发生率增加有关。

5. 化学物质或药物

化学物质或药物也被认为是亚急性非细菌性心内膜炎的潜在病因之一。静脉注射引起的静脉损伤，以及应用化疗药物、血液透析时使用人造血管等，可能会引起心内膜损伤和感染。

6. 先天性心脏病

先天性心脏病是一种心脏结构异常的先天性缺陷。这些异常结构可以为细菌或其他微生物提供适宜的生长环境，从而增加了感染发生的风险。例如，室间隔缺损、二尖瓣脱垂等畸形可能导致血流动力学异常，进而造成心内膜损伤。

7. 无菌血栓形成

无菌血栓形成是指在心脏血流中形成的没有感染的血栓。这些血栓可能形成在心脏瓣膜或血管内，为微生物提供了一个附着的表面。无菌血栓形成可以是由血液循环异常、血液高凝状态、动脉粥样硬化等因素引起的。

8. 牙或牙周感染

牙或牙周感染是一种常见的感染源，可以通过血液循环进入心脏，导致亚急性非细菌性心内膜炎。口腔中的细菌可以通过牙龈出血、牙刷刺激、口腔手术等途径进入血液，并在心内膜上形成感染。

二、临床表现

1. 发热

发热是亚急性非细菌性心内膜炎最常见的症状之一。患者体温通常在 38℃以上，可以持续数日至数周，伴有寒战和盗汗。

2. 乏力和体重下降

患者常感到全身乏力和疲劳，体力活动能力下降。此外，由于食欲下降和代谢紊乱，患者可能出现体重下降。

3. 关节痛和肌肉痛

关节痛和肌肉痛是亚急性非细菌性心内膜炎的常见症状之一。患者可能出现关节红肿、疼痛和活动受限，常常被误诊为风湿性关节炎。

4. 心律失常

心律失常是亚急性非细菌性心内膜炎的典型表现之一。患者可能出现心动过速、心动过缓、心律不齐等心律失常。

5. 呼吸系统症状

亚急性非细菌性心内膜炎患者常伴有呼吸系统症状，如咳嗽、气促、胸闷等。这是由于心脏瓣膜损害导致心功能不全，引起肺淤血和肺水肿所致。

6. 皮肤病变

亚急性非细菌性心内膜炎患者可出现多种皮肤病变。常见的表现包括指（趾）端发红、指（趾）甲下出现线状出血点（称为 Janeway 损害）、指（趾）甲下小结节（称为 Osler 结节）等。

7. 眼部症状

患者可能出现眼部症状，如视网膜出血、视网膜栓塞等。这是由于微生物或免疫复合物栓塞视网膜的血管引起的。

8. 脾和肾病变

亚急性非细菌性心内膜炎患者可出现脾和肾的病变。脾可出现肿大和压痛，肾可能发生肾小球肾炎、肾梗死等并发症。

9. 神经系统症状

少数亚急性非细菌性心内膜炎患者可出现神经系统症状，如头痛、意识障碍、脑卒中、脑脊液感染等。这是由于微生物或免疫复合物栓塞脑血管引起的。

10. 其他症状

亚急性非细菌性心内膜炎还可能伴随其他症状，如腹痛、腹泻、恶心、呕吐等消化系统症状，以及肺栓塞、肝脓肿等并发症。

三、辅助检查

1. 血液培养

血液培养是亚急性非细菌性心内膜炎的关键检查之一。通过培养患者的静脉血样本，可以检测是否存在引起感染的细菌、真菌或其他微生物。在取血前应注意无菌操作，同时应采集多个血培养样本，以提高检出率。血液培养阳性可确认诊断，并帮助选择合适的抗生素治疗。

2. 心电图

心电图是一种简单而非侵入性的检查方法，可以评估心脏的电活动情况。在亚急性非细菌性心内膜炎患者中，心电图可显示心律失常、心室肥大、心肌缺血等改变。此外，心电图还可用于排除其他心脏疾病，如心肌梗死、心肌炎等。

3. 超声心动图

超声心动图是一种无创的影像学检查，可提供关于心脏结构和功能的详细信息。在亚急性非细菌性心内膜炎的诊断中，超声心动图具有重要价值，它可以显示心脏瓣膜的异常、瓣叶增厚、脓肿形成、瓣膜穿孔及心室功能异常等。

4. 检查眼底

通过检查眼底，医师可以观察到是否存在视网膜出血、视网膜栓塞等病变。这些病变是亚急性非细菌性心内膜炎的特征性表现之一。眼底检查有助于确认诊断和评估疾病的严重程度。

5. C 反应蛋白和红细胞沉降率

C 反应蛋白和红细胞沉降率是常用的炎症指标，可以反映炎症的程度。在亚急性非细菌性心内膜炎患者中，C 反应蛋白和红细胞沉降率常常升高。

6. 血常规检查

血常规可以提供关于炎症程度和贫血情况的信息。在亚急性非细菌性心内膜炎患者中，白细胞计数和中性粒细胞计数通常升高，而红细胞计数、血红蛋白和血小板计数可能下降。

7. 免疫学检查

由于亚急性非细菌性心内膜炎与免疫异常有关，免疫学检查可能有助于发现潜在的免疫系统异常。例如，人类免疫缺陷病毒（HIV）抗体检测、类风湿因子和抗核抗体等检查可以提供相关信息。

8. 尿液分析

尿液分析可以检测是否存在肾受累的情况。亚急性非细菌性心内膜炎患者可能出现蛋白尿、血尿、白细胞尿等异常。

四、鉴别诊断

1. 细菌性心内膜炎

亚急性非细菌性心内膜炎与细菌性心内膜炎在临床表现上存在相似之处。然而，两者有特征性差异可供鉴别。细菌性心内膜炎通常是由细菌（如溶血性链球菌、葡萄球菌等）引起的急性感染，而亚急性非细菌性心内膜炎则往往是由真菌、病毒或非细菌微生物引起的慢性感染。此外，细菌性心内膜炎的病程较短，症状发展较快，常伴有高热、寒战、心脏杂音等急性感染特征，而亚急性非细菌性心内膜炎的病程较长，症状发展相对缓慢，常伴有体重下降、关节痛等慢性感染特征。

2. 风湿性心脏病

风湿性心脏病是由风湿热引起的心脏结构和功能改变的慢性炎症性疾病。与亚急性非细菌性心内膜炎相比，风湿性心脏病常见于儿童和青少年，且多数患者有风湿热的典型病史。在风湿性心脏病中，心脏瓣膜损害主要是由自身免疫反应导致的，而亚急性非细菌性心内膜炎则通常与感染相关。此外，亚急性非细菌性心内膜炎常伴有系统性感染症状，如发热、乏力、体重下降等，而风湿性心脏病则主要表现为心脏杂音、心功能不全相关体征（如颈静脉压力升高、心脏扩大等）。

3. 风湿性关节炎

风湿性关节炎是一种慢性炎症性关节疾病，与亚急性非细菌性心内膜炎的关节痛症状有一定的重叠。然而，两者可以通过以下特征进行鉴别。风湿性关节炎通常影响多个关节，呈对称性分布，常伴有关节肿胀、发红、热、活动受限等炎症特征。而亚急性非细菌性心内膜炎的关节痛通常局限于少数关节，且常伴有其他心内膜炎的特征性表现，如发热、心脏杂音等。

五、治疗

1. 抗微生物治疗

由于亚急性非细菌性心内膜炎通常由真菌、病毒或非细菌微生物引起，故抗生素对病原体的覆盖范围较小，治疗方案需要根据具体病原体进行调整。对于真菌感染，常使用抗真菌药物，如氟康唑、伊曲康唑等。对于病毒感染，通常采用抗病毒药物，如抗病毒核苷类似物等。此外，针对特定的非细菌微生物，可选用适当的抗生素或抗微生物药物。

2. 抗炎治疗

抗炎治疗在亚急性非细菌性心内膜炎的治疗中也具有重要意义。抗炎治疗可以减轻炎症反应、控制免疫异常，并对心脏损害起到一定的保护作用。常用的抗炎药物包括类固醇和非甾体抗炎药。类固醇如泼尼松、地塞米松等可用于抑制炎症反应和免疫反应。非甾体抗炎药如布洛芬、艾司洛尔等则可缓解疼痛、发热等症状。

3. 心脏外科手术

在特殊情况下，亚急性非细菌性心内膜炎可能导致心脏瓣膜破坏、瓣膜功能失调或心脏梗死等严重并发症。此时，心脏外科手术可能是必要的治疗手段。手术干预的目的是清除瓣膜上的感染物质、修复或替换受损的瓣膜结构，以恢复心脏的正常功能。常见的手术方式包括以下几种。

（1）瓣膜修复：对于受损但仍具有一定功能的心脏瓣膜，可以进行瓣膜修复手术。这种手术可以保留瓣膜的自身组织，并修复瓣膜的结构和功能。

（2）瓣膜置换：对于严重受损无法修复的心脏瓣膜，可能需要进行瓣膜置换手术。瓣膜置换手术可以用人工瓣膜或生物瓣膜替代受损的瓣膜，以恢复心脏的正常功能。

（3）心包腔灌注：在亚急性非细菌性心内膜炎中，心包腔内可能存在感染性物质。心包腔灌注手术可以清洗心包腔，去除感染源，减少炎症反应，并改善心脏功能。

（4）心脏修补：对于亚急性非细菌性心内膜炎引起的心脏损伤，可能需要进行心脏修补手术。例如，修补心脏瓣膜或修复心脏壁上的损伤。

第九章　心包疾病

第一节　心包积液

心包积液是指心包腔内积聚异常的液体。心包腔是覆盖在心脏表面的两层薄膜之间形成的腔隙，正常情况下含有少量的液体，起到润滑心脏运动和保护心脏的作用。但当心包膜发生炎症、感染、肿瘤等疾病或其他异常情况时，心包膜可能产生过多的液体，导致心包积液的形成。

一、病因

1. 炎症性心包炎

炎症性心包炎是心包积液最常见的病因之一。它可以由感染（细菌、病毒、真菌等）引起，也可以由非感染性因素（自身免疫病、药物反应、放射治疗等）引起。病原体感染通过直接侵犯心包膜、血行播散或邻近器官的病变扩散，引发心包膜炎症反应和积液形成。

2. 心包肿瘤

心包肿瘤也是引起心包积液的重要病因之一。肿瘤可以原发于心包膜（良性或恶性肿瘤）或转移至心包膜（来自其他部位的恶性肿瘤）。恶性肿瘤如肺癌、乳腺癌、淋巴瘤等可侵犯心包膜并引起心包积液。心包肿瘤通常与疼痛、心脏压迫症状及恶性肿瘤的其他表现相关。

3. 心脏损伤与创伤

外伤、手术、心脏穿刺或心肌梗死等因素引起的心脏和心包膜的损伤可能导致心包积液。创伤性心包积液通常是由于血液或淋巴液渗出导致的。

4. 自身免疫性疾病

某些自身免疫性疾病，如系统性红斑狼疮、类风湿关节炎等，可以引发心包炎和心包积液。这些疾病的免疫反应导致心包膜的炎症和液体积聚。

5. 药物反应

某些药物（如静脉注射药物、抗癌药物等）或药物过敏反应可引起心包膜的炎症反应和积液。这种药物反应性心包积液通常与特定药物的使用相关，并在停用药物后症状逐渐减轻或消失。

6. 结核病

结核病是一种由结核分枝杆菌引起的传染病，它可以累及多个器官，包括心包。结核性心包炎是一种特殊形式的心包炎，常伴有心包积液的形成。结核性心包积液通常是由结核分枝杆菌直接侵犯心包膜或通过淋巴系统蔓延至心包膜引起的。

7. 尿毒症

尿毒症是肾衰竭导致的一系列代谢紊乱和毒素积聚的病理状态。在尿毒症患者中，心包积液可能是由于体内毒素堆积、体液潴留、炎症反应等多种因素共同作用导致的。

8. 代谢性疾病

某些代谢性疾病，如甲状腺功能亢进症、尿崩症等，可能导致心脏功能异常和液体潴留，从而引起心包积液。

9. 其他病因

有其他病因也可能引起心包积液，如药物滥用（如可卡因）、放射治疗、某些病原体（如肺炎支原体等）感染、风湿热、肝硬化等。

二、临床表现

心包积液的临床表现与积液量的多少、积液速度的快慢及病因有关。下面将详细介绍心包积液的常见临床表现。

1. 轻度心包积液

轻度心包积液可能不引起明显的症状或仅表现为轻微不适。患者可能感到轻度的胸部不适或隐痛，但不一定明确与心脏有关。

2. 中度心包积液

（1）呼吸困难：积液压迫心脏，使心脏无法正常舒张和充分填充，导致心输出量减少，进而引起呼吸困难。患者可能在运动或平躺时感到气短，需要采取坐位或半卧位以减轻症状。

（2）胸痛：心包积液增加心包腔的容量，使心脏受到压迫，引起胸部不适或疼痛。疼痛可能是钝痛、压迫感或隐痛，位于胸骨后方，可向左肩、颈部或背部放射。

（3）心悸：心脏受到积液的压迫，导致心脏节律异常，患者可能感到心悸、心跳加快或不规则。

（4）乏力：心脏受到积液的限制，无法提供足够的血液和氧气供应给身体各部分，导致患者感到疲倦、乏力。

3. 重度心包积液

（1）呼吸困难：由于大量的积液压迫心脏，心脏无法正常充盈和收缩，导致严重的呼吸困难。患者可能在静息状态下呼吸急促，感到窒息。

（2）心悸：由于心脏受到压迫，心脏节律可能出现明显异常，患者可能感到心悸、心跳不规则或加速。

（3）胸痛：大量心包积液压迫心脏，引起严重的胸痛。疼痛可能是剧烈、持续性的，患者可能感到压迫感、闷痛或刺痛。

（4）水肿：大量心包积液可能导致液体在体内潴留，引起全身性水肿，特别是下肢和腹部。患者可能出现肿胀、水肿、体重增加等症状。

（5）咳嗽：心包积液刺激气管和支气管，引起刺激性咳嗽。患者可能咳嗽并伴有咳痰。

（6）声音嘶哑：大量心包积液可能压迫喉部神经，导致声音嘶哑。

（7）静脉压力升高：心包积液的压迫可导致颈静脉回流受阻，引起颈静脉压力升高。医师可以通过观察颈静脉充盈度来评估静脉压力的状态。

（8）其他症状：包括恶心、食欲下降、体重减轻、发热、心动过速等非特异性症状。

三、辅助检查

1. 超声心动图

超声心动图是诊断和评估心包积液最常用的方法之一。它可以直接观察心包腔和心脏结构，判断积液的性质和程度。超声心动图可以提供以下信息。

（1）心包积液的定性和定量评估：超声心动图可以确定积液存在与否，并评估积液的位置、大小、分布等特征。它可以帮助医师区分渗出性积液（如炎症性心包炎、恶性肿瘤等）和漏出性积液（如心脏创伤、心包破裂等）。

（2）心脏结构和功能评估：超声心动图可以评估心脏的收缩功能、瓣膜的运动和功能，帮助判断是否存在心脏病变或心功能不全。

（3）血流动力学评估：超声心动图可以评估心脏的血流速度、血流动力学状态，帮助判断心脏的负荷情况和排血功能。

2. X 线胸片

X 线胸片可以提供有关心包积液的初步信息。在 X 线胸片上，心包积液表现为心脏阴影周围的模糊阴影，心脏形态扩大，肺野可能受限。然而，X 线胸片不能提供关于积液的详细信息和定量评估，因此需要结合其他检查方法进行综合评估。

3. 心电图

心电图可以检测心脏的电活动，帮助评估心脏的节律和传导情况。在心包积液的情况下，心电图可能显示波形异常、ST 段改变、心电轴偏移等，但这些变化没有特异性，不能直接诊断心包积液。

4. CT 扫描

CT 扫描可以提供更详细的心脏和心包结构信息。它可以帮助确定心包积液的位置、大小、分布，以及是否存在其他结构性异常。CT 扫描还可以帮助评估心包积液引起的心脏和血管受压情况，为病因的定位和诊断提供重要信息。

5. MRI

MRI 可以提供高分辨率的心脏和心包图像。它可以帮助评估心包积液的性质、分布和大小，区分渗出性积液和漏出性积液，并发现其他心脏病变。MRI 对于心包肿瘤的检测和定位也非常有价值。

6. 心包穿刺

心包穿刺是一种直接从心包腔中抽取积液的方法。通过穿刺心包腔并抽取积液，可以进行详细的实验室检查，包括积液的化学分析、细胞学检查、细菌培养和药物敏感试验等。这可以帮助确定积液的病因，如感染、肿瘤、结核等。

7. 实验室检查

实验室检查可以提供有关心包积液的进一步信息。以下是常用的实验室检查项目：积液分析包括液体的外观、颜色、黏稠度等，这些特征可以提供有关积液的初步信息；生化学检查可以测定积液中的蛋白质、葡萄糖、乳酸脱氢酶（LDH）等指标，有助于区分不同类型的积液；细胞学检查通过显微镜观察积液中的细胞类型、数量、形态等，可以提供有关积液的进一步信息，如是否由感染、肿瘤引起等。如果怀疑心包积液的病因是感染，可以进行细菌培养和药物敏感试验，以确定病原体和药物敏感试验结果。

四、鉴别诊断

1. 炎症性心包炎

炎症性心包炎是最常见的引起心包积液的病因之一。它可以由感染（细菌、病毒、真菌等）引起，也可以由非感染性因素（自身免疫病、药物反应、放射治疗等）引起。鉴别炎症性心包炎的关键是确定病原体和炎症的性质。这可以通过心包积液的细菌培养、药物敏感试验、病毒检测、血清学检查、心包穿刺活检等方法来完成。

2. 心包肿瘤

心包肿瘤是另一个常见的心包积液的病因，可以是原发性心包肿瘤，也可以是转移性肿瘤。鉴别诊断的关键是确定肿瘤的类型和来源。这可以通过心包穿刺、细胞学检查、组织活检、影像学检查（如 MRI、CT）等方法来完成。进一步的肿瘤标志物检测（如癌胚抗原、细胞角蛋白 19 等）也有助于肿瘤的诊断。

3. 心包创伤

外伤、手术、心脏穿刺或心肌梗死等因素引起的心脏和心包膜的损伤可能导致心包积液。鉴别诊断的关键是确定损伤的性质和程度。这可以通过详细询问病史、体格检查、影像学（如 X 线胸片、CT 扫描）检查和心导管检查等方法来完成。有时可能需要进行心包穿刺和心包造影来进一步评估损伤的情况。

五、治疗

1. 基础治疗

（1）卧床休息：对于中度或重度心包积液患者，卧床休息有助于减轻心脏负荷，缓解呼吸困难和乏力等症状。

（2）液体限制：在某些情况下，如心力衰竭伴有液体潴留的患者，限制液体摄入可以减轻心脏负荷和控制液体潴留。

（3）利尿剂：对于液体潴留明显的患者，利尿剂可以帮助排除多余的液体，减轻心脏负荷。常用的利尿剂包括袢利尿剂（如呋塞米）和噻嗪类利尿剂（如氢氯噻嗪）。

（4）盐的限制：对于盐敏感性高的患者，限制盐的摄入可以减轻液体潴留和心脏负荷。

2. 病因治疗

（1）感染性心包积液的治疗：对于细菌感染引起的心包积液，应该根据药物敏感试验结果选择合适的抗生素进行治疗。如果是结核分枝杆菌感染引起的心包积液，通常需要进行长期的抗结核治疗。

（2）肿瘤性心包积液的治疗：针对恶性肿瘤引起的心包积液，治疗策略通常包括化疗、放疗、手术切除肿瘤或心包造瘘术等。对于原发性心包肿瘤，可能需要外科手术切除或心包造瘘术。

（3）自身免疫性疾病引起的心包积液的治疗：对于自身免疫性疾病引起的心包积液，治疗主要包括应用抗炎药（如非甾体抗炎药、糖皮质激素）和免疫调节剂（如免疫抑制剂）等，以减轻炎症反应和改善心包积液的情况。具体的治疗方案应根据患者的具体情况和病因而定，需要由医师根据临床情况判断和指导。

3. 心包穿刺抽液

对于大量心包积液或引起严重症状的心包积液，可能需要进行心包穿刺抽液。这是一种通过穿刺心包腔抽取积液的方法，可以缓解心脏受压和纠正心功能障碍。心包穿刺抽液还可以提供积液的样本用于实验室检查，帮助确定积液的病因。在抽液过程中，医师可能会插入导管并留置导管以便进行连续引流或为后续治疗做准备。

4. 心包固定

对于复发性心包积液的患者，可能需要进行心包固定手术。心包固定是一种通过手术将心包与胸壁粘连起来，防止积液再次积聚的方法。这种手术通常在心包穿刺抽液后进行，可以通过开放手术或微创技术（如胸腔镜手术）进行。

5. 其他治疗措施

（1）支持治疗：根据患者的具体情况，可能需要进行补液、输血、应用血管活性药物（如洋地黄）等支持治疗，以维持心脏功能和循环稳定。

（2）抗凝治疗：在特定的情况下，如心包积液伴有血栓形成的风险，可能需要进行抗凝治疗，以预防血栓栓塞的发生。

（3）病因治疗：对于可逆的病因，如药物引起的心包积液，停用或更换相关药物可能有助于缓解积液。

第二节　急性心包炎

急性心包炎为心包脏层和壁层的急性炎症，可由细菌、病毒、肿瘤、自身免疫、理化因素等引起。心包炎常是某种疾病表现的一部分或为其并发症，故常被原发疾病所掩盖，但也可以单独存在。

一、病因

1. 感染性病因

（1）病毒感染：是急性心包炎最常见的病因之一，尤其是柯萨奇病毒、流感病毒、腺病毒等。这些病毒通过呼吸道或血液传播进入心包膜，并引发炎症反应。

（2）细菌感染：也是急性心包炎的常见病因，常见的细菌有肺炎球菌、链球菌、葡萄球菌等。细菌感染可以由血行播散、直接扩散或邻近感染（如肺感染）引起。

（3）真菌感染：引起的急性心包炎相对少见，但在免疫抑制、长期使用广谱抗生素或存在真菌病灶的患者中可能发生。

2. 非感染性病因

（1）自身免疫性疾病：如类风湿关节炎、系统性红斑狼疮等可以导致急性心包炎。免疫系统的异常刺激导致心包膜发生炎症反应。

（2）结缔组织病：如系统性硬化病、类风湿关节炎，也与急性心包炎的发生有关，可能是由于自身免疫反应导致的。

（3）药物反应：如肼屈嗪、青霉素、普鲁卡因胺等，可能导致过敏反应或药物相关性心包炎。这些药物与心包膜接触后引发炎症反应，导致急性心包炎的发生。

3. 其他病因

（1）放射治疗：放射治疗中的心脏区域可能受到损伤，引发急性心包炎。这种情况通常发生在胸部放射治疗后的数周到数月内。

（2）心脏手术：心脏手术过程中可能损伤心包膜，导致急性心包炎。这种情况通常发生在手术后的数日内。

（3）心肌梗死：梗死区域周围的心包膜可能发生炎症反应，导致急性心包炎的发生。

二、临床表现

1. 胸痛

胸痛是急性心包炎最常见的症状之一。患者通常会感到胸骨后或心前区压迫性疼痛或刺痛。疼痛的性质可以是钝痛、闷痛或刺痛，可能会放射到颈部、肩膀、背部或上臂。疼痛通常会于深呼吸、咳嗽、平躺或仰卧位时加重或加剧。

2. 呼吸困难

由于心包积液的存在，心包膜被挤压，导致心脏收缩受限，进而影响心脏的正常充盈和排血功能。这会导致血流回流受阻，使患者感到呼吸困难。呼吸困难通常与体力活动有关，可能会出现在平躺时或夜间，并随着病情的进展而加重。

3. 体征改变

（1）心包摩擦音：心包炎引起的心包摩擦音是急性心包炎的典型体征之一。它是由于心包膜炎症引起心包膜外层和内层浆膜摩擦而产生的。心包摩擦音通常呈现为刺耳的摩擦声，可以在胸骨左缘、心尖区或心脏底部听到，并在深呼吸时增强。然而，心包摩擦音并不明显，可能会被其他胸部杂音掩盖或消失。

（2）心脏扩大：急性心包炎引起的心包积液会导致心脏受压，使心脏扩大。体格检查时可能触及心脏扩大的相关体征，如心界扩大、心尖搏动增强或心浊音界扩大。

4. 其他症状

（1）发热和寒战：是急性心包炎常见的全身炎症反应症状之一。感染性心包炎特别容易引起发热，体温可达 38℃以上，伴有寒战和全身不适。

（2）乏力和体力活动耐受下降：由于心脏受到炎症和心包积液的影响，心脏的正常功能受到损害，患者可能会感到乏力、疲劳，并出现体力活动耐受下降的症状。

（3）其他症状：急性心包炎还可能伴随其他非特异性症状，如食欲下降、恶心、呕吐、体重下降、肌肉关节痛等。

三、辅助检查

1. 胸部 X 线检查

胸部 X 线检查可以帮助评估心脏形态和大小，检测心包积液的存在。在急性心包炎患者中，X 线胸片可能显示心脏扩大、心脏轮廓模糊、心影增大及心脏形态异常等。

2. 超声心动图

超声心动图是最常用的诊断心包积液的无创检查方法。它可以直接观察心包腔和心脏的结构、功能，并检测心包积液的存在、性质和分布情况。超声心动图还可以评估心脏收缩和舒张功能、心室壁运动异常等。

3. 心包 CT 扫描

心包 CT 扫描可以提供更详细的心包和周围结构的影像学信息。它对于显示心包积液的程度、形态和分布，以及心包膜的厚度和增厚情况有较高的分辨率。

4. 心包 MRI

心包 MRI 可以提供高分辨率的心包图像，对于诊断心包炎和评估心包积液有较高的敏感性。MRI 还可以评估心脏功能和心脏周围的结构，对于显示心包壁的厚度和增厚情况有很高的分辨率。

5. 血液常规检查

血液常规检查可以提供一些指标来评估炎症的存在和程度，如白细胞计数、C 反应蛋白、红细胞沉降率等。这些指标通常在急性心包炎时升高。

6. 心包积液分析

心包穿刺抽取积液样本进行实验室分析是确诊急性心包炎的关键步骤。分析心包积液可以确定炎症的性质（感染性还是非感染性）、细胞计数、细胞类型（淋巴细胞、中性粒细胞等）、细胞学特征（如红细胞、白细胞、上皮细胞等）和生化指标（蛋白质、乳酸脱氢酶等）。细胞学分析还可以检测特定的病原体，如细菌培养、真菌培养等。这些检查有助于确定感染性心包炎的病原体，并指导抗生素的选择。

7. 免疫学检查

对于疑似自身免疫性疾病引起的心包炎，可以进行抗核抗体、类风湿因子、抗心磷脂抗体等的检测，以辅助诊断。

8. 心包穿刺活检

心包穿刺活检指通过穿刺心包膜并获取心包膜组织样本进行组织学分析。这是确诊急性心包炎病因的最可靠方法之一，特别是对于非感染性心包炎和特定病因（如肿瘤性心包炎）的诊断有重要价值。

9. 心电图

心电图可以评估心脏的电活动和检测心脏的异常。在急性心包炎中，心电图常常显示非特异性 ST 段改变，如 ST 段抬高、ST 段压低、ST 段压平，T 波倒置等。这些改变可能与心脏受到炎症的直接影响或心脏压迫有关。

四、鉴别诊断

1. 急性冠脉综合征

急性冠脉综合征是由冠状动脉阻塞引起的急性心肌缺血和坏死，其临床表现与急性心包炎有时相似。鉴别诊断的关键是根据心电图和心肌酶谱（如肌钙蛋白、肌酸激酶等）的结果进行评估。急性冠脉综合征的心电图通常表现为特征性的 ST 段抬高或压低，伴随心肌酶谱的升高。

2. 胸膜炎

胸膜炎是胸膜的炎症，与心包炎的症状和体征有时很相似。胸膜炎常伴有胸痛、呼吸困难和咳嗽等症状。鉴别诊断可以通过仔细询问病史、体格检查和影像学检查来进行。胸膜炎的特点是胸部触痛和胸膜摩擦音，而心包炎则表现为心包摩擦音和心脏扩大。

3. 肺炎

肺炎是肺组织的感染和炎症，与急性心包炎的症状有时相似。肺炎常伴有咳嗽、发热、咳痰和胸痛等症状。区分肺炎和急性心包炎的关键是通过胸部 X 线检查、肺听诊和血液检查来评估肺部炎症的存在。肺炎通常会表现肺实变和感染性病征，而心包炎则表现为心包摩擦音和心脏扩大。

五、治疗

1. 药物治疗

（1）非甾体抗炎药：如布洛芬、阿司匹林等可以用于缓解疼痛、减轻炎症反应。它们通过抑制前列腺素合成，减少炎症介质的释放，有助于减轻胸痛和炎症症状。然而，对于感染性心包炎，应慎用非甾体抗炎药，以免掩盖感染的症状。

（2）糖皮质激素：对于自身免疫性心包炎或结缔组织病引起的心包炎，糖皮质激素如泼尼松可以用于抑制免疫反应、减轻炎症，以及预防复发。剂量和疗程需要根据个体情况和临床评估来确定。

（3）抗生素：对于感染性心包炎，抗生素治疗是必要的。根据病原体的特点和药敏试验结果，选择合适的抗生素，如青霉素、头孢菌素、氨基糖苷类抗生素等。治疗的持续时间通常为2～3周，但对于某些情况下的特殊病原体，如真菌感染，治疗时间可能更长。

（4）其他药物：根据患者的具体情况，还可以使用其他药物进行治疗。例如，利尿剂可用于减轻心包积液导致的心脏负荷，减少液体潴留；镇痛药可用于缓解胸痛；抗心律失常药可用于控制心律失常等。

2. 支持性治疗

（1）卧床休息：急性心包炎时，卧床休息有助于减少心脏的负荷，缓解症状，促进心包炎的恢复。患者应避免过度活动和剧烈运动，以免加重心脏负担。

（2）疼痛管理：对于胸痛症状，可以使用药物（如非甾体抗炎药或镇痛药）来缓解疼痛。

（3）液体管理：对于存在心包积液的患者，液体管理非常重要。医师可能会根据患者的体征和液体平衡状态来决定是否需要限制液体摄入或进行利尿治疗，以减少心脏负荷和控制液体潴留。

（4）监测和观察：患者需要接受密切监测，包括心率、血压、呼吸频率、体温等生命体征的监测。定期进行心电图检查以评估心脏的电活动和心律。

（5）病因治疗：对于非感染性的急性心包炎，如自身免疫性心包炎或结缔组织病引起的心包炎，需要针对病因进行治疗。这可能涉及免疫抑制剂的使用或外科手术等。

第三节　慢性心包炎

慢性心包炎是指心包膜长期存在的慢性炎症状态。它是一种持续性的心包膜炎症，可以持续数月甚至数年。与急性心包炎相比，慢性心包炎的病程较长，症状和体征变化较为缓慢和渐进。

一、病因

1. 感染性心包炎

感染性心包炎是由细菌、病毒、真菌或寄生虫感染引起的心包膜炎症。常见的病原体包括：

（1）细菌：常见的细菌有肺炎球菌、金黄色葡萄球菌、链球菌等，感染多继发于心肺手术、胸部创伤、败血症等。

（2）病毒：病毒性心包炎多由柯萨奇病毒、腺病毒、风疹病毒等引起。

（3）真菌：如念珠菌、曲霉菌等，常见于免疫功能低下患者或长期使用免疫抑制剂的患者。

（4）寄生虫：如细粒棘球绦虫、弓形虫等，较为罕见。

感染性心包炎的病原体可以通过直接侵袭心包膜，或通过血行播散、淋巴途径或邻近器官的蔓延引起炎症。感染性心包炎通常表现为急性或亚急性炎症过程，但在特殊情况下，感染可能转变为慢性过程，形成慢性心包炎。

2. 非感染性心包炎

非感染性心包炎的病因复杂多样，包括自身免疫性疾病、结缔组织病、药物反应、肿瘤、辐射治疗等。常见的非感染性心包炎的病因包括：

（1）自身免疫性疾病：类风湿关节炎、系统性红斑狼疮、系统性硬皮病等自身免疫性疾病与慢性心包炎的发生有关。这些疾病引起慢性心包炎通常是因为自身免疫反应导致了心包膜的炎症和纤维化。

（2）结缔组织病：除了系统性红斑狼疮外，其他结缔组织病如混合性结缔组织病、干燥综合征等也可导致慢性心包炎的发生。

（3）药物反应：某些药物（如甲氧氯普胺、普鲁卡因胺、青霉素等）可以引起心包炎的过敏反应，导致慢性心包炎。

（4）肿瘤：恶性肿瘤（如肺癌、乳腺癌、淋巴瘤等）可以直接侵犯心包膜，导致慢性心包炎。此外，转移性肿瘤也可引起慢性心包炎的发生。

（5）放射治疗：胸部接受放射治疗后，心包膜可能受到损伤，引起慢性心包炎。

二、临床表现

1. 胸痛

胸痛是慢性心包炎最常见的症状之一。它通常是一种钝痛或压迫感，位于胸骨后、心前区或胸腔两侧。疼痛可以是持续的、间断的或阵发性的，有时会放射到颈部、肩部、背部或上臂。胸痛可能与体位改变、深呼吸或咳嗽等活动有关，而患者休息和在静息状态下通常可以减轻疼痛。

2. 呼吸困难

慢性心包炎可能导致呼吸困难，特别是在体力活动时。患者可能感觉气短、呼吸急促、无法深吸气或感觉窒息。呼吸困难的程度与心包腔积液的增加，以及心脏功能的受限程度相关。

3. 乏力和体力活动耐受下降

慢性心包炎患者常常感到乏力、虚弱和体力活动耐受下降。这可能是心脏功能受限和心输出量减少所致。

4. 心悸和不适

慢性心包炎患者可能会感到心悸、心跳加快或有不适。这可能是由于心脏受限于心包的扩张和心室充盈障碍引起的。

5. 静脉淤血和水肿

在慢性心包炎患者中，心脏受限导致心输出量减少，进而引起静脉压力升高，出现颈静脉充盈和下肢水肿等体征。

6. 心音变化

慢性心包炎可以引起心音改变。常见的体征是心包摩擦音，通常可在心前区听到，可以是持续性或间歇性的摩擦音，类似于摩擦物擦过的声音。这种摩擦音可以通过听诊器听到，并且可以随着呼吸运动而改变。另外，由于心包的纤维化和粘连，心脏的运动受限，可能导致心音减弱或遥远。

7. 其他

除了上述常见的临床表现外，慢性心包炎还可能伴随其他体征，如发热、体重下降、消瘦、恶心、食欲下降等。

三、辅助检查

1. 心电图

心电图是最常用的辅助检查方法之一，可用于评估心脏的电活动和检测心脏的异常情况。在慢性心包炎中，心电图可能出现 ST 段抬高、压低或水平型压低。T 波可以变宽、倒置、低平或呈双峰状。部分患者可能出现心房颤动的心电图表现。心室肥大的表现有 QRS 波群时间延长和深而宽的 S 波或 R 波。

2. 胸部 X 线检查

胸部 X 线检查可以帮助评估心包的形态和大小，以及相关的胸腔情况。在慢性心包炎患者中，心包积液或心包炎引起的心脏肥大可以在 X 线上显示为心脏阴影的扩大。长期存在的慢性心包炎可能导致心包钙化，这在 X 线上可表现为心包膜的钙化斑点。

3. 超声心动图

超声心动图是评估心脏结构和功能的重要工具，可用于检测心包腔积液，评估心包的厚度和纤维化程度，以及评估心脏的收缩和舒张功能。超声心动图可以确定心包积液的存在、量和分布情况，可以评估心包膜的厚度和纤维化程度，可以评估心脏的收缩和舒张功能、心室射血分数等。

4. 心包穿刺

心包穿刺是通过穿刺心包腔来获取心包积液样本进行分析的方法。心包穿刺可用于确定心包积液的性质，如感染性或非感染性，以及判断炎症的程度和病因。在心包穿刺过程中，医师会使用超声引导来定位心包腔，然后使用针头穿刺心包并抽取心包积液进行实验室分析，包括细菌培养、细胞计数、蛋白质和乳酸测定等。这些分析结果有助于确定感染的病原体和判断炎症的性质。

5. 心包组织活检

心包组织活检通过取样心包组织进行病理学分析，以确定病因和炎症的性质。这个方法通常在心包穿刺无法提供足够信息或怀疑肿瘤性心包炎等情况下使用。医师会使用导向针穿刺心包组织进行活检，并将样本送往实验室进行组织学检查和病理学分析。

6. 其他辅助检查

根据具体病情需要，还可以进行其他辅助检查，如心包磁共振成像（MRI）和心包

CT 扫描。这些影像学检查可以提供更详细的心包和心脏结构信息，帮助评估病变的程度和分布。

四、鉴别诊断

1. 冠心病

冠心病是冠状动脉供血不足引起心肌缺血的结果。与慢性心包炎相比，冠心病的主要特点是胸痛发作通常与劳累或情绪激动相关，休息或服用硝酸酯类药物能缓解症状。此外，冠心病患者常伴有心电图改变，如 ST 段压低或抬高，T 波倒置，QRS 波群异常等。心脏超声检查可以评估心脏功能和心肌缺血的程度。

2. 心力衰竭

心力衰竭是心脏不能有效泵血导致全身组织缺血的疾病。与慢性心包炎相比，心力衰竭的主要特点是呼吸困难和水肿。心力衰竭患者通常有劳力性呼吸困难、夜间阵发性呼吸困难和下肢水肿等症状。体格检查时常有心脏杂音、心脏扩大和颈静脉充盈等体征。心脏超声检查可以评估心脏结构和功能，帮助确定心力衰竭的类型和程度。

3. 肺部疾病

慢性肺部疾病如慢性阻塞性肺疾病和肺动脉高压等也可能引起类似慢性心包炎的症状。这些疾病的主要特点是呼吸困难、咳嗽和咳痰，而胸痛通常不是主要症状。肺功能测试、胸部 X 线检查和肺动脉压力测定等检查可以帮助鉴别肺部疾病。

五、治疗

1. 药物治疗

（1）非甾体抗炎药：如布洛芬、吲哚美辛等，可缓解心包炎引起的胸痛和炎症反应，但对于非感染性心包炎患者可能效果有限。

（2）可逆性胆碱酯酶抑制剂：如吗啉胍，可通过抑制乙酰胆碱酯酶活性减少乙酰胆碱的降解，从而增加乙酰胆碱的浓度，缓解心包炎症引起的疼痛和炎症反应。

（3）免疫抑制剂：对于自身免疫性疾病引起的心包炎，免疫抑制剂（如环磷酰胺、甲氨蝶呤等）可能被应用，以抑制免疫反应和减少心包炎症。

2. 积液引流

对于有大量积液或有明显症状的慢性心包炎患者，引流积液是必要的治疗措施。常用的积液引流方法如下。

（1）心包穿刺：通过针刺心包腔，抽取积液缓解症状和减轻心脏压迫。

（2）导管引流：将导管放置在心包腔中，用于长期引流和积液监测。这种方法一般在反复积液或症状严重无法缓解时考虑。

3. 对症治疗

除了针对慢性心包炎的特定治疗措施外，还可以采取对症治疗来缓解症状，提高生活质量。

（1）疼痛管理：使用镇痛药物如阿片类镇痛药、非甾体抗炎药等来控制胸痛和不适。

（2）液体限制和利尿药物：对于心包积液引起的水肿，可能需要限制液体摄入并使用利尿药物来促进尿液排出。

（3）心脏功能支持：对于心力衰竭患者，可能需要使用利尿剂、血管扩张剂或强心药等药物来支持心脏功能。

（4）营养支持：合理的饮食和营养补充对慢性心包炎患者的康复及症状缓解很重要。

4. 其他治疗方法

（1）双腔心脏起搏器：对于心脏受限导致的心室充盈受阻，双腔心脏起搏器可以改善心室充盈和心排血功能。

（2）外科手术：在特殊情况下，如心包炎引起的心包积液及心包粘连，可能需要进行外科手术治疗。手术可包括心包切除、心包剥离或心包切割等，以减轻心脏的受限和恢复正常心脏功能。

需要指出的是，慢性心包炎的治疗方案应根据患者的具体情况和病因进行个体化制订。在制订治疗方案时，医师需要考虑患者的年龄、整体健康状况、病变的严重程度和病因等因素。定期随访和监测是治疗的重要组成部分，以评估治疗效果和调整治疗方案。

此外，对于病因明确的慢性心包炎，如自身免疫性疾病引起的心包炎，可能需要积极控制基础疾病，并配合相应的免疫调节治疗。对于恶性肿瘤相关的心包炎，治疗应以抗癌治疗为主，并结合心包积液的引流和症状缓解措施。

第四节　缩窄性心包炎

缩窄性心包炎是指心脏被致密厚实的纤维化或钙化心包包围，使心室舒张期充盈受限而产生一系列循环障碍的疾病。

一、病因

缩窄性心包炎继发于急性心包炎，其病因在我国仍以结核性最为常见，其次为急性非特异性心包炎、化脓性心包炎或创伤性心包炎后演变而来。放射性心包炎和心脏直视手术后引起者逐渐增多。少数与心包肿瘤等有关。也有部分患者的病因不明。

二、临床表现

1. 症状

主要为体循环淤血的表现，包括食欲下降，上腹胀满、疼痛等；亦可有呼吸困难、端坐呼吸、咳嗽等肺静脉淤血的表现。

2. 体征

颈静脉压升高是最重要的体征。还可有肝大、腹水、下肢水肿、心率增快，可见Kussmaul征等。心脏体检可发现心尖搏动不明显，心浊音界不增大，心音减低，通常无杂音，可闻及心包叩击音。后者为额外心音，出现于第二心音后0.09～0.12s，频率比典型的第三心音奔马律高，需注意与二尖瓣开放拍击音区别。

三、辅助检查

1. X线检查

心影可以偏小、正常或增大。因上腔静脉充血和左心房增大，常见右上纵隔增宽。近半数的患者有广泛心包钙化。应该指出，心包钙化并不足以诊断缩窄性心包炎。另外，近

60% 的患者可以出现胸腔积液。

2. 心电图检查

心电图检查包括 QRS 波群低电压、广泛 T 波倒置或低平及二尖瓣型 P 波。部分患者可出现心房颤动。约 5% 患者可有类似右心室肥厚的电轴右偏。

3. 超声检查

超声检查对缩窄性心包炎的诊断价值不如心包积液检查。最特征性的表现是：代表心包脏层和壁层的两条平行线被清晰的腔隙（＞1mm）分隔；其次是回声密度不均匀。M 型超声心动图可见左心室大小正常、左心房增大、心室壁舒张期运动减弱和室间隔矛盾运动等特点；二维超声心动图可有心包粘连、室间隔“弹跳征”和腔静脉充血的表现；多普勒超声心动图可见呼吸时跨瓣血流和中心静脉血流速率的特征性图形变化。

4. CT 和 MR 检查

CT 和 MR 检查能测定心包厚度，判断心肌萎缩和心肌纤维化情况。同时，对于考虑心包穿刺术探查的患者，还有助于评估预后。已出现心肌萎缩或心肌纤维化者，行心包剥离术的预后较差。

5. 其他

实验室检查还可发现血白蛋白下降、球蛋白升高，蛋白尿，正细胞正色素性贫血等非特异性表现，提示长期的右心房压力升高引起了肝、肾及胃肠道的淤血。

四、鉴别诊断

缩窄性心包炎与限制型心肌病的临床表现和血流动力学改变极为相似，两者鉴别甚为困难。前者可有心包叩击音、奇脉，影像学提示心包钙化；而后者有第三心音奔马律，可触及收缩期心尖搏动，且左心室舒张压大于右心室舒张压。必要时考虑心内膜、心肌活检，前者多为正常，而后者可有心肌异常。

五、治疗

缩窄性心包炎的治疗主要是外科手术治疗，即心包剥离术或心包切除术。内科治疗只能作为辅助手段，改善患者症状。需注意的是，此类患者应该尽量避免使用减慢心率的药物。

一般认为，手术宜在病程早期施行。已知或疑为结核性心包炎者，术前应联合抗结核治疗 2～4 周；确诊结核者，术后应继续抗结核治疗 6～12 个月。具体措施是心包完全切除，可从右心室前面、下面，左心室膈面和前侧面延伸至大血管及房室沟。必须指出，右心房可能存在血栓并阻塞三尖瓣，需考虑同时行血栓摘除术。对于高龄合并严重肝功能障碍、恶病质、心包极度钙化和心脏显著扩大的患者，提示预后极差时，不适宜按常规行心包切除术。

缩窄性心包炎是心包增厚、血流动力学改变进行性加重的慢性疾病，多因充血性心力衰竭或其他严重并发症而致残或死亡。如能及早行彻底的心包切除术，大部分患者可取得相对满意的效果；部分病程长，有明显心肌萎缩、心肌纤维化或心源性肝硬化者，预后不佳。

第十章　心肌疾病

第一节　心肌炎

心肌炎指心肌组织的炎症性疾病，由感染、自身免疫、药物或毒素等因素引起。心肌炎可能会导致心肌组织的损伤和功能障碍，影响心脏的收缩和泵血功能。心肌炎可以是急性的，也可以是慢性的。

一、病因

1. 病毒感染

病毒感染是最常见的心肌炎病因之一。多种病毒可以引起心肌炎，包括柯萨奇病毒、腺病毒、流感病毒、风疹病毒等。这些病毒通过直接侵袭心肌细胞，导致炎症反应和组织损伤。病毒感染常见于呼吸道感染等。

2. 细菌感染

细菌感染也是心肌炎的病因之一，尤其是链球菌感染（如乙型溶血性链球菌）。其他细菌感染也可能引起心肌炎。

3. 寄生虫感染

某些寄生虫感染也可能导致心肌炎，例如弓形虫感染、埃及血吸虫感染等。这些寄生虫通过侵袭心肌细胞或引起免疫反应诱发炎症和组织损伤。

4. 自身免疫性疾病

自身免疫性疾病如类风湿关节炎、系统性红斑狼疮等也可能引发心肌炎。在这些疾病中，免疫系统攻击心肌组织，导致炎症和损伤。

5. 药物或毒素

药物或毒素也可能引起心肌炎。例如，某些抗生素、抗癌药物和心脏毒性药物等，以及某些成瘾性物质如酒精和可卡因等，都可以导致心肌炎。

6. 遗传因素

遗传因素也可能与心肌炎的发生相关。某些遗传性心肌病如扩张型心肌病、肥厚型心肌病等可能导致心肌炎。

7. 其他感染性疾病

其他感染性疾病如急性风湿热、传染性单核细胞增多症等，虽然主要影响器官可能不是心脏，但也可能引发心肌炎。

二、临床表现

1. 心脏症状

（1）心悸或心动过速：患者可能感觉心跳加快，有心悸的感觉。

（2）胸痛：患者可表现为胸闷、胸痛或不适，可能在心前区或胸骨后方发生，类似心绞痛的疼痛。

（3）呼吸困难：患者可能感到呼吸困难或气短，尤其在活动或平躺时更为明显。

2. 全身症状

（1）疲劳或乏力：患者可能感到持续的疲劳和乏力，即使在休息后也无法缓解。

（2）体重下降：由于心脏功能受损，患者可能出现食欲下降和体重下降。

（3）低热：有些患者可能会出现轻度发热。

3. 心功能障碍表现

（1）呼吸困难和咳嗽：心肌炎可导致心脏泵血功能下降，引起肺淤血，患者可能出现呼吸困难、咳嗽等呼吸系统症状。

（2）水肿：心肌炎影响心脏的泵血功能，导致体液滞留，患者可能出现水肿，尤其是在下肢、脚踝和腹部。

4. 其他系统受累的表现

（1）肌肉和关节痛：部分患者可能出现肌肉和关节痛，类似于风湿性疾病。

（2）中枢神经系统症状：少数患者可能出现头痛、失眠、注意力不集中、记忆力减退、情绪波动等中枢神经系统症状。

三、辅助检查

1. 心电图

心电图是一种常用的非侵入性检查方法，通过记录心脏电活动来评估心脏功能和诊断心肌炎。在心肌炎患者的心电图上，可以出现以下特征：ST 段改变可以表现为 ST 段抬高、压低或水平化；T 波改变可能出现 T 波倒置、扁平化或高耸；心律失常，如心房颤动、室性心律失常等。

2. 超声心动图

超声心动图是一种无创的检查方法，可以提供关于心脏结构和功能的详细信息。在心肌炎患者的超声心动图上，可以观察到以下特点：心室扩张和心房扩大；心肌炎可能导致心肌的运动异常，包括室壁运动减弱或运动不协调等；心肌炎影响心脏泵血功能，可能导致射血分数下降。

3. 心肌生物标志物检测

心肌炎的诊断和病情评估可以通过检测心肌特异性生物标志物来进行。常用的心肌生物标志物包括肌钙蛋白 I（cTnI）和肌钙蛋白 T（cTnT），这两者是心肌损伤的特异性指标，水平升高可提示心肌炎。脑利尿钠肽是一种由心脏分泌的激素，其水平升高可反映心脏负荷增加和心功能不全。

4. 心脏 MRI

心脏 MRI 是一种高分辨率的影像学检查方法，可以提供关于心脏结构、功能和组织特征的详细信息。心脏 MRI 在心肌炎的诊断和评估中具有重要作用。

（1）心肌水肿和炎症：心脏 MRI 可以通过测量 T_2 加权像和增强的 T_1 加权像来评估心肌水肿和炎症程度。炎症性心肌炎通常会导致心肌水肿和炎症灶增强。

（2）心肌纤维化：心脏 MRI 可以使用短反转时间反转恢复序列或晚期增强图像来评估心肌纤维化的程度。纤维化是心肌炎慢性化的表现，其程度可与心脏功能受损程度相关。

（3）心脏功能：心脏 MRI 可以测量心脏的射血分数、心室容积和心室功能等参数，评估心脏收缩和舒张功能是否受损。

（4）心包炎：心脏 MRI 还可以检测并评估心包炎是否存在和严重程度。

四、鉴别诊断

1. 急性冠脉综合征

急性冠脉综合征包括心肌梗死和不稳定型心绞痛，其症状和心电图表现与心肌炎有一定的重叠。鉴别诊断要点如下。

（1）心肌酶学指标：在急性冠脉综合征患者中，心肌酶学指标如肌钙蛋白 I（cTnI）和肌酸激酶同工酶（CK-MB）通常升高。

（2）冠状动脉造影：可以直接观察冠状动脉是否有狭窄或闭塞，从而确定是否存在冠状动脉疾病。

（3）心电图改变：心肌梗死常伴有特征性的 ST 段抬高或压低。

2. 心绞痛

心绞痛是由于冠状动脉供血不足引起的胸痛，与心肌炎的胸痛有时难以区分。鉴别诊断要点如下。

（1）诱发因素：心绞痛常常在活动或情绪激动时出现，而心肌炎的胸痛可能没有明确的诱发因素。

（2）疼痛特点：心绞痛的疼痛通常为压迫性或紧缩性，持续时间短暂，可以通过休息或使用硝酸酯类药物缓解。

（3）心电图改变：心绞痛常伴有 ST 段压低或倒置。

3. 心力衰竭

心力衰竭的症状和体征与心肌炎有一定的重叠，因为心肌炎可能导致心肌功能受损。鉴别诊断要点如下。

（1）心肌酶学指标：心力衰竭通常不伴有心肌酶学指标的升高，而心肌炎可能导致心肌损伤，使心肌酶学指标升高。

（2）心脏超声心动图：心力衰竭通常表现为心脏扩大和心肌功能减退，而心肌炎可能表现为心脏扩张和心肌运动异常。

（3）心血管影像学表现：心肌炎可能在心脏 MRI 中显示为心肌水肿和炎症，而心力衰竭通常没有这些特征。

4. 肺部疾病

肺部疾病如肺炎、肺栓塞等可能导致类似心肌炎的症状和体征。鉴别诊断要点如下。

（1）咳嗽和咳痰：肺部疾病常常伴有咳嗽和咳痰，而心肌炎可能没有这些症状。

（2）呼吸困难：肺部疾病导致呼吸困难的主要原因是气道阻塞或肺功能减退，而心肌炎导致的呼吸困难主要是由于心脏泵血功能下降引起的。

（3）肺影像学检查：肺部疾病的影像学检查可以显示肺的炎症、感染或栓塞等病变特征。

5. 风湿性心脏病

风湿性心脏病是由链球菌感染引起的免疫反应导致的心脏结构和功能损害。与心肌炎相比，风湿性心脏病的鉴别诊断要点如下。

（1）风湿热的特征：风湿性心脏病通常伴有关节炎、皮肤红斑、舌下小结及抗链球菌溶血素O抗体升高等风湿热的特征。

（2）心脏瓣膜受损：风湿性心脏病常导致心脏瓣膜的损害，如二尖瓣关闭不全或二尖瓣狭窄等。

（3）心电图和超声心动图：风湿性心脏病患者通常在心电图和超声心动图上显示心脏瓣膜的异常或功能障碍。

6. 肌无力

肌无力是一种影响肌肉力量和功能的自身免疫性疾病，有时也可能伴发心肌炎。鉴别诊断要点如下。

（1）肌肉乏力和无力：肌无力的主要特征是肌肉乏力和无力，而心肌炎可能表现为胸痛、呼吸困难和心律失常等。

（2）乙酰胆碱受体抗体检测：肌无力的诊断主要依靠乙酰胆碱受体抗体的检测，而心肌炎不伴有特异性抗体。

7. 甲状腺功能亢进症

甲状腺功能亢进症是甲状腺激素过多导致的代谢异常疾病，可能导致心脏功能异常。鉴别诊断要点如下。

（1）甲状腺功能检查：甲状腺功能亢进症患者通常伴有甲状腺激素水平的升高，如血清甲状腺素（T_4）和促甲状腺素（TSH）水平的变化。

（2）心电图和超声心动图：甲状腺功能亢进症可能导致心率加快、心律失常和心脏功能异常改变。

五、治疗

1. 休息和限制活动

心肌炎治疗的第一步是休息和限制活动。这样可以减轻心脏负担，帮助心肌恢复，防止炎症进一步扩散。医师通常会建议患者在治疗期间避免剧烈的体力活动，并根据病情严重程度和个体情况来确定适当的休息时间。

2. 抗炎治疗

抗炎治疗是心肌炎治疗的关键，旨在控制炎症反应。常用的治疗药物如下。

（1）非甾体抗炎药：可以减轻炎症反应和缓解疼痛，但在心肌炎的治疗中应谨慎使用，因为它们可能对心脏产生负面影响。

（2）糖皮质激素：如泼尼松可用于抑制炎症反应，减轻症状，但其使用应遵循医师的指导，并根据病情和个体化需求来确定剂量和疗程。

（3）免疫抑制剂：在某些情况下，如自身免疫性心肌炎，免疫抑制剂（如环孢素和甲氨蝶呤）可能被用于控制免疫反应。

3. 对症治疗

（1）利尿剂：可以减轻心脏负荷，减少心脏血液的滞留，帮助控制水肿。

（2）抗心律失常药：对于心肌炎引起的心律失常，抗心律失常药可能被应用，如β受体阻滞剂（如普萘洛尔）、抗心律失常药（如胺碘酮）等，以控制心律失常和维持心脏的稳定性。

4. 支持治疗

（1）液体管理：根据患者的液体平衡情况，可能需要进行适当的液体管理，以防止体液潴留或脱水。

（2）氧疗：对于严重呼吸困难或低氧血症的患者，氧疗可以提供足够的氧气供应，改善氧合情况。

（3）心力衰竭治疗：对于伴有心力衰竭的心肌炎患者，可能需要使用利尿剂、ACEI抑制剂或血管紧张素Ⅱ受体阻滞剂等药物来控制症状和促进心功能的恢复。

（4）导管治疗：在某些情况下，可能需要进行心导管检查，以测量心脏压力和心输出量，并通过导管治疗来支持心脏功能。

5. 病因治疗

如果心肌炎的病因是明确的，如病毒感染，可能需要针对病因进行特定的治疗。这可能包括应用抗病毒药物、抗生素或其他针对感染的治疗。

第二节 扩张型心肌病

扩张型心肌病（DCM）是心肌病的一种类型，其特征是心脏的扩张和心肌功能的下降。在扩张型心肌病中，心脏的心室腔扩大，心肌壁变薄，心脏收缩功能受损，导致心脏无法有效地将血液泵出。

一、病因

1. 遗传因素

扩张型心肌病可以是家族性的，20%～35% 的扩张型心肌病患者有家族史。遗传因素在 DCM 的发病中起着重要的作用。多种基因突变被发现与扩张型心肌病相关，其中包括肌球蛋白基因（如肌球蛋白基因、原肌球蛋白调节蛋白基因等）和其他心脏相关基因（如肌钙蛋白基因、钾通道基因等）。这些基因突变会导致心肌细胞功能异常和结构改变，从而导致心脏扩张和功能减退。

2. 感染

感染是一种常见的扩张型心肌病的病因。病毒感染是最常见的感染，包括柯萨奇病毒、腺病毒、流感病毒、巨细胞病毒等。这些病毒感染心肌细胞，引起炎症反应，最终导致心脏扩张和功能损害。

3. 自身免疫反应

自身免疫性疾病（如系统性红斑狼疮、类风湿关节炎等）可能引发心肌炎和扩张型心肌病。在这些疾病中，免疫系统异常攻击心肌细胞，导致心肌炎和心脏功能减退。

4. 心肌炎

急性心肌炎是导致扩张型心肌病的另一个重要病因。心肌炎是心肌组织的炎症反应，可能由病毒感染、细菌感染或免疫反应引起。急性心肌炎导致心肌细胞损伤和死亡，引起心肌纤维化和扩张。

5. 代谢性疾病

代谢性疾病可以导致心肌功能紊乱，进而引发扩张型心肌病。例如，甲状腺功能亢进症、糖尿病和肾疾病等代谢性疾病可能导致心肌细胞的损伤和心肌功能减退。

6. 药物反应

某些药物也被认为与扩张型心肌病有关，尤其是长期使用的高剂量的药物。例如，某些化疗药物（如阿霉素）、抗精神病药物（如氯丙嗪）、抗癫痫药物（如苯妥英钠）和抗逆转录病毒药物（如艾滋病治疗药物）等都与心肌病的发生相关。

二、临床表现

1. 心力衰竭症状

（1）呼吸困难：是最常见的症状，表现为活动时气短，甚至静息时也可能感到呼吸困难。

（2）疲劳和乏力：由于心脏泵血能力下降，全身组织和器官供血不足，患者经常感到疲劳、乏力，即使在轻度活动后也可能感到非常疲惫。

（3）体重增加和水肿：心脏泵血功能受损导致肾排水功能不佳，引起体液潴留，患者可能出现体重增加，下肢和腹部水肿。

2. 心律失常

扩张型心肌病患者常常伴有心律失常，包括：室上性心律失常，如心房颤动、心房扑动等；室性心律失常，如室性早搏、室性心动过速等；心室扑动/颤动是较为严重的心律失常，可能导致血流动力学不稳定和猝死。

3. 胸痛

部分扩张型心肌病患者可能出现胸痛，表现为胸闷、胸痛或不适，这可能是由于心肌供血不足或心肌炎引起的炎症反应。

4. 全身症状

扩张型心肌病也可能伴随其他全身症状，如头晕和晕厥是心脏泵血不足，脑部供血不足所致。部分患者可能伴随高血压，与心肌收缩功能下降有关。患者可能出现颈静脉怒张、肝大和下肢水肿等。

5. 心脏杂音

（1）第三心音：由于心室扩张，心脏壁松弛，使得心室充盈时出现第三心音。在心尖区或心尖搏动处听到第三心音，提示心肌扩张和心脏功能下降。

（2）动态性收缩期喷射音：当心室收缩时，由于心肌功能减弱，血液从心室通过狭窄的瓣口迅速喷出，产生收缩期喷射音。这种杂音在心尖区最为明显，提示心室功能减退和瓣膜反流。

（3）瓣膜反流杂音：心室扩张和瓣环扩大，可导致二尖瓣和三尖瓣的反流。这两种反流可以产生相应的杂音，可在心尖区或胸骨左缘听到。

（4）心包摩擦音：在心包炎合并扩张型心肌病的情况下，可能出现心包摩擦音，表现为摩擦性的杂音，通常在胸骨左缘或心前区听到。

杂音的强弱和性质可因心脏功能状态和病情严重程度的不同而有所变化。需要指出的是，有些扩张型心肌病患者可能在体检中未发现明显的心脏杂音。

6. 其他

扩张型心肌病还可能伴随其他系统和器官的异常表现，如肝功能异常、肺淤血、下肢水肿、消化不良、贫血等。这些表现与心脏功能受损、血液循环障碍和全身器官供血不足有关。

三、辅助检查

1. 心电图

心电图是最常用的心脏检查方法之一，可用于评估心脏的电活动。在扩张型心肌病患者中，心电图可能显示异常，如心律失常、心室肥大、ST 段改变和 T 波改变等。在早期病变阶段，心电图可能仍然正常。

2. 超声心动图

超声心动图是诊断扩张型心肌病的主要工具。它能提供有关心脏结构和功能的详细信息。超声心动图可以测量心室舒张末期容积（左心室容积指数），评估心室扩张程度和收缩功能。此外，它还可以检测心脏壁的厚度、心室功能、瓣膜功能、血流速度和心包积液等。

3. 心脏 MRI

心脏 MRI 是一种非侵入性检查方法，可提供更详细的心脏结构和功能信息。它可以测量心室舒张末期容积、评估心室扩张程度和收缩功能，还能检测心肌纤维化和心力储备等重要指标。心脏 MRI 还可以评估心包炎、心脏肿瘤和其他结构异常。

4. 心血管造影

心血管造影是一种侵入性检查方法，通常用于评估冠状动脉病变和冠心病患者。对于 DCM 患者，心血管造影可用于评估冠状动脉供血情况，排除冠状动脉疾病，以确定心脏功能减退的原因。

5. 心脏负荷试验

心脏负荷试验可以通过应用药物或体力活动来评估心脏的响应能力。例如，运动负荷试验可以评估心脏在运动负荷下的功能和应激反应。负荷试验有助于评估扩张型心肌病患者的心脏功能和冠状动脉储备能力。它可以测量心率、血压、心电图变化，以及运动时心脏的收缩能力和血流动力学变化。

6. 心肌活检

心肌活检通过取心肌组织样本进行病理学检查，以确定扩张型心肌病的病因。它可以帮助识别炎症、纤维化、变性和其他心肌异常。心肌活检对于明确病因特别是遗传性扩张型心肌病的诊断非常有价值。

7. 血液检查

血液检查可以用于排除其他疾病，并评估患者的一般健康状况。常规血液检查包括血常规、肝功能和肾功能指标、电解质水平、甲状腺功能和心肌肿瘤标志物等。某些特殊的血液检查还可用于检测遗传因素，如基因突变的筛查。

四、鉴别诊断

1. 冠心病

冠心病是冠状动脉供血不足引起的心肌损伤和心肌缺血的疾病。虽然扩张型心肌病和冠心病可能出现相似的心力衰竭症状，但冠心病患者通常具有明确的冠状动脉狭窄或闭塞，而扩张型心肌病患者的冠状动脉通常正常。冠状动脉造影和心肌灌注显像等检查可以帮助区分这两种疾病。

2. 高血压心脏病

高血压心脏病是由于长期高血压引起心脏结构和功能改变的疾病。虽然扩张型心肌病患者和高血压心脏病患者在心力衰竭症状方面有相似之处，但高血压心脏病患者通常伴有高血压病史和左心室肥厚。超声心动图和心电图等检查可以帮助鉴别这两种疾病。

3. 心肌缺血

心肌缺血是冠状动脉供血不足引起心肌氧供减少的疾病。虽然心肌缺血和扩张型心肌病可能导致类似的心力衰竭症状，但心肌缺血通常伴有心绞痛或心肌梗死的特征性疼痛。冠状动脉造影和心电图等检查可帮助鉴别这两种情况。

4. 高输出性心力衰竭

高输出性心力衰竭是由心输出量增加或血流动力学异常引起的心力衰竭症状。与扩张型心肌病相比，高输出性心力衰竭患者通常具有特定的病因，如贫血、甲状腺功能亢进症、动脉瘤等。通过详细的临床评估、超声心动图和血液检查等可以区分高输出性心力衰竭与扩张型心肌病。

5. 心肌炎

心肌炎是由病毒、细菌感染或免疫系统反应引起的心肌炎症。与扩张型心肌病相比，心肌炎患者通常具有明显的感染症状，如发热、乏力和体重下降。此外，心肌炎可能伴有心电图改变和炎症标志物升高。心肌活检和病毒学检测可以帮助鉴别这两种疾病。

6. 高铁血红蛋白血症

高铁血红蛋白血症是一种遗传性疾病，患者体内铁储存过多。扩张型心肌病与高铁血红蛋白血症可能表现出相似的心力衰竭症状，但高铁血红蛋白血症患者通常伴有其他症状，如皮肤色素沉着、关节疼痛和肝损害。铁负荷试验和基因检测可帮助鉴别这两种疾病。

7. 器质性心脏瓣膜病

器质性心脏瓣膜病是由于瓣膜的结构异常引起的心脏疾病。与扩张型心肌病相比，器质性心脏瓣膜病通常具有明显的瓣膜异常和收缩期杂音，而且超声心动图可以显示瓣膜狭窄或关闭不全的特征。这些特点有助于鉴别两种疾病。

五、治疗

1. 药物治疗

血管紧张素转换酶抑制剂（ACEI）和血管紧张素Ⅱ受体阻滞剂（ARB）：这些药物可以降低血压、减轻心脏负荷，对心肌保护有益。

（1）β受体阻滞剂：可以减慢心率、降低心肌耗氧量，并改善心肌收缩力。

（2）利尿剂：可减轻体液潴留，减轻水肿症状。

（3）抗凝剂和抗血小板药物：用于预防血栓形成和栓塞事件。

（4）钙通道阻滞药：对于合并心律失常的患者，可以使用钙通道阻滞药来控制心率。

2. 心脏手术和介入治疗

（1）心脏移植：对于病情严重、药物治疗无效的患者，心脏移植是最有效的治疗方法之一。

（2）心脏辅助装置：对于等待心脏移植的患者或无法进行心脏移植的患者，心脏辅助装置可以提供临时或长期的心脏支持。

（3）瓣膜修复或置换：如果扩张型心肌病合并严重的瓣膜疾病，可能需要进行瓣膜手术修复或置换。

3. 心脏康复和生活方式管理

（1）心脏康复计划：通过定期锻炼、心理支持和教育，帮助患者改善心肺功能、提高生活质量，并学习管理疾病的技巧。

（2）心理支持：心脏病对患者的心理状态和生活质量有着重要影响。心脏病患者可能面临焦虑、抑郁等心理问题，因此提供心理支持和心理咨询非常重要。

（3）避免诱发因素：患者应避免疲劳、过度劳累和情绪激动等诱发因素，这些因素可能会导致心脏负荷增加和心律失常发作。

（4）控制合并症：扩张型心肌病患者常伴有心律失常、心力衰竭等并发症，因此，控制心律失常、高血压和高血糖等合并症状是治疗的重要部分。

（5）定期随访：患者需要定期进行医学评估和随访，包括心脏超声心动图、心电图、血液检查等，以监测疾病的进展和调整治疗方案。

第三节　肥厚型心肌病

肥厚型心肌病（HCM）是以左心室和（或）右心室肥厚为特征，常为不对称肥厚并累及室间隔，左心室血液充盈受阻、舒张期顺应性下降为基本病理特点的心肌病。根据左心室流出道有无梗阻又可分为梗阻性肥厚型和非梗阻性肥厚型心肌病。梗阻性病例主动脉瓣下部室间隔肥厚明显，过去亦称为肥厚型主动脉瓣下狭窄（IHSS）。近年来发现非梗阻性肥厚型心肌病中心尖部肥厚型心肌病不少见。本病为青年猝死的主要原因之一。后期可出现心力衰竭。我国大范围资料揭示该病患病率为180/10万。世界HCM的人群患病率200/10万。我国的患病率与全球相近。

一、病因

本病常有明显家族史（约占1/3），目前被认为是常染色体显性遗传疾病，肌节收缩蛋白基因（如心脏肌球蛋白重链及心脏肌钙蛋白T基因突变）是主要的致病因素。还有学者认为，儿茶酚胺代谢异常、细胞内钙调节异常、高血压、高强度运动等均可作为本病发病的促进因子。

二、临床表现

部分患者可无自觉症状，因猝死或在体检中被发现。许多患者有心悸、胸痛、劳力性呼吸困难，伴有流出道梗阻的患者由于左心室舒张期充盈不足，心输出量减少，可在起立或运动时出现眩晕，甚至意识丧失等。

体格检查可有心脏轻度增大，能听到第四心音；流出道有梗阻的患者可在胸骨左缘第3～4肋间听到较粗糙的喷射性收缩期杂音；心尖部也常可听到收缩期杂音。目前认为产生以上两种杂音除因室间隔不对称肥厚造成左心室流出道狭窄外，主要是由于收缩期血流经过狭窄处时的漏斗效应吸引二尖瓣移向室间隔使狭窄更为严重，于收缩晚期甚至可完全阻挡流出道；而同时二尖瓣本身出现关闭不全。胸骨左缘第3～4肋间所闻及的流出道狭窄所致的收缩期杂音，不同于主动脉瓣膜器质性狭窄所产生的杂音。凡能影响心肌收缩力，改变左心室容量及射血速度的因素均可使杂音的响度有明显变化，如使用β受体阻滞剂、取下蹲位，使心肌收缩力下降或使左心室容量增加，均可使杂音减轻；相反，如含服硝酸甘油片、应用强心药或取站立位，使左心室容量减少或增加心肌收缩力，均可使杂音增强。

三、辅助检查

1. 胸部 X 线检查

心影增大多不明显，如有心力衰竭，则呈现为心影明显增大。

2. 心电图

因心肌肥厚的类型不同而有不同的表现。最常见的表现为左心室肥大，ST-T 改变，常在胸前导联出现巨大倒置 T 波。深而不宽的病理性 Q 波可在Ⅰ、aVL 或Ⅱ、Ⅲ、aVF、V_5、V_4 上出现，有时在 V_1 可见 R 波增高，R/S 比增大。此外，心室内传导阻滞和期前收缩亦常见。肥厚型心肌病患者可在心前区导联出现巨大的倒置 T 波。以往常被误诊为冠心病。

3. 超声心动图

超声心动图是临床上主要诊断手段，可显示室间隔的非对称性肥厚，舒张期室间隔的厚度与后壁之比≥1.3，室间隔运动低下。有梗阻的病例可见室间隔流出道部分向左心室内突出、二尖瓣前瓣叶在收缩期前移、左心室顺应性降低致舒张功能障碍等。运用彩色多普勒可了解杂音起源和计算梗阻前后的压力差。超声心动图对梗阻性与非梗阻性肥厚型心肌病的诊断都有帮助。肥厚型心肌病心肌肥厚限于心尖部，以前侧壁心尖部尤为明显，如不仔细检查，很容易漏诊。

4. 心导管检查和心血管造影

左心室舒张末期压上升。有梗阻者在左心室腔与流出道间有收缩期压差，心室造影显示左心室腔变形，呈“香蕉状、犬舌状、纺锤状（心尖部肥厚时）”。冠状动脉造影多无异常。

5. 心内膜心肌活检

心肌细胞畸形肥大、排列紊乱有助于诊断。

四、鉴别诊断

1. 高血压心脏病

高血压心脏病是由长期高血压引起的心脏结构和功能改变。与肥厚型心肌病不同，高血压心脏病的心肌增厚是由于心脏负荷过重而非原发性心肌疾病引起的。此外，高血压心脏病的心肌增厚通常是全心室均匀分布的，而不像肥厚型心肌病那样是非对称性的。

2. 心脏瓣膜疾病

心脏瓣膜疾病可以导致心肌肥厚，特别是二尖瓣狭窄或主动脉瓣狭窄等病变。与肥厚型心肌病不同，心脏瓣膜疾病的心肌肥厚通常是与瓣膜异常直接相关的，并且在瓣膜病变治疗后可能会逆转。

3. 限制型心肌病

限制型心肌病是一种心肌疾病，其特征是心肌变硬，导致心脏舒张功能受限。与肥厚型心肌病不同，限制型心肌病的心肌肥厚程度较轻或不存在，但可能存在心肌纤维化和心脏扩大的特征。

五、治疗

本病的治疗原则为弛缓肥厚的心肌，防止心动过速及维持正常窦性心律，减轻左心室流出道狭窄和抗室性心律失常。目前主张应用β受体阻滞剂及钙通道阻滞药治疗。对重症梗阻性患者可行介入治疗或手术治疗，植入双腔DDD型起搏器、消融或切除肥厚的室间隔心肌。

近年发现，有些肥厚型心肌病患者，随年龄增长，逐渐呈扩张型心肌病的症状与体征，称为肥厚型心肌病的扩张型心肌病相。对此用扩张型心肌病伴有心力衰竭时的治疗措施进行治疗。本病进展缓慢，应长期随访，并对其直系亲属进行心电图、超声心动图等检查，早期发现家族中的其他肥厚型心肌病患者。

第四节　限制型心肌病

限制型心肌病（RCM）是心内膜和（或）心内膜下心肌纤维化，或心肌浸润性疾病，引起心脏舒张和充盈受限的一种少见心肌病。本病特征为心脏舒张功能严重受损，而收缩功能保持正常或仅轻度受损。

一、病因

1. 遗传因素

限制型心肌病病例与遗传因素有关。遗传性限制型心肌病可以由多个基因突变引起，涉及心肌细胞结构蛋白或心肌收缩功能相关的基因。其中最常见的突变位于肌球蛋白基因（如*MYH7*、*MYBPC3*）和心肌肌钙蛋白基因（如*TNNT2*、*TNNI3*）。这些突变导致心肌细胞结构和功能异常，最终导致心脏舒张功能受限。

2. 免疫因素

自身免疫性疾病可能与限制型心肌病的发生有关。例如，淀粉样变性是一种由异常蛋白沉积在组织中引起的疾病，可能涉及心肌组织。其他免疫介导的疾病，如类风湿关节炎、硬皮病等，也与限制型心肌病的发生有关。

3. 其他系统疾病

其他系统疾病也可能导致限制型心肌病的发生。例如，肺部疾病（如肺纤维化、肺动脉高压等）可以影响心脏功能，导致心脏肌肉变硬和舒张功能受限。肾疾病如尿毒症也可能导致限制型心肌病。

4. 放射治疗

接受过胸部或胸腔放射治疗的患者可能会发展出限制型心肌病。放射治疗导致心肌纤维化和组织损伤，最终影响心脏的结构和功能。

5. 心包疾病

心包疾病如慢性心包炎、结缔组织病相关的心包炎等也可能引起限制型心肌病。心包疾病导致心包膜的炎症和纤维化，进而影响心脏的正常功能。

6. 代谢性疾病

代谢性疾病，如肌原纤维肌病、侏儒症、糖原贮积病等，也可能导致心脏肌肉变硬和限制型心肌病的发生。

二、临床表现

1. 呼吸困难和劳力性气促

由于心脏舒张功能受限，心脏无法有效地充盈和扩张，导致血液在肺循环中淤积，出现呼吸困难和劳力性气促。这些症状可能在日常活动或体力活动时加重。

2. 充血性心力衰竭

由于心脏舒张功能受限，心脏无法有效地将血液泵出体循环，导致心脏负荷过重，最终导致充血性心力衰竭的症状。患者可能出现乏力、体力耐力下降、水肿（尤其是下肢水肿）、肝大等。

3. 心律失常

限制型心肌病患者常伴有心律失常。心律失常可以包括心房颤动、室性心律失常等。这些心律失常可能导致心脏的不规则收缩和不正常的心电图表现。

4. 增大的肝和颈静脉怒张

由于心脏舒张功能受限，静脉回流受阻，静脉压力增加，可引起肝充血和颈静脉怒张。患者的肝可能增大，并出现触痛。

5. 全身水肿

由于心脏泵血功能受限，静水压力升高，导致水分在组织间隙堆积，出现全身性水肿。这些水肿可能影响双下肢、腹部、肺和其他部位。

6. 胸痛

部分患者可能出现胸痛，常表现为持续性或阵发性胸痛，可能与心肌缺血或心包受累有关。

7. 其他

限制型心肌病不仅影响心脏，还可能影响其他系统和器官。例如，肺受累可能导致呼吸系统症状，如咳嗽、呼吸困难和肺感染。消化系统受累可能引起恶心、呕吐、腹胀和消化不良。肾受累可能导致肾功能不全，表现为尿量减少、血尿素氮和肌酐水平升高。神经系统受累可能导致晕厥、痉挛和脑卒中等症状。

三、辅助检查

1. 心电图

心电图是限制型心肌病的常规辅助检查之一。它可以检测心脏的电活动，包括心律、心室壁肥厚程度、心房扩大程度等。在限制型心肌病患者中，心电图可能显示非特异性的 ST 段和 T 波改变，可能存在心房或心室肥厚的表现。

2. 超声心动图

超声心动图是诊断限制型心肌病最常用的无创性检查方法。它可以提供详细的心脏结构和功能信息。通过超声心动图可以评估心脏的舒张功能、心室充盈情况、室间隔和心室壁的厚度等。限制型心肌病患者的超声心动图常显示心室舒张受限，充盈受阻，心房扩大，以及心室壁厚度异常。

3. 心脏 MRI

心脏 MRI 是一种非侵入性检查方法，可提供高分辨率的心脏影像。它可以评估心脏的结构、功能、心室充盈情况、心室壁肥厚程度及心脏纤维化程度等。心脏 MRI 对于限制型心肌病的诊断和定量评估具有很高的准确性，可以帮助排除其他心脏疾病。

4. 心导管检查

通过心导管检查，可以测量心腔压力，包括心房压力、心室压力和肺动脉压力。这有助于评估心脏充盈压力和舒张功能的异常。此外，心导管检查还可以进行心脏活检，获取心脏组织样本进行病理学分析，以确定限制型心肌病的诊断。

5. 血液检查

血液检查可用于评估全身状况和排除其他疾病。常规血液检查包括血细胞计数、肝功能、肾功能、电解质水平等。此外，特定的血液标志物如脑利尿钠肽和高敏 C 反应蛋白也可以用来评估心脏功能和炎症程度。

四、鉴别诊断

1. 心包缩窄

心包缩窄是由心包的炎症或纤维化引起的心包组织增厚和僵硬。与限制型心肌病相似，心包缩窄也导致心脏舒张受限。然而，心包缩窄的临床特点通常包括进行性呼吸困难、颈静脉怒张、肝大及明显的心包摩擦音。超声心动图检查可以显示心包膜的厚度增加以及心脏舒张功能异常。

2. 高血压心脏病

高血压心脏病是由长期高血压引起心脏结构和功能改变的疾病。某些情况下，高血压心脏病可以导致心室舒张功能受限。然而，与限制型心肌病相比，高血压心脏病通常伴有心室肥厚、血压升高及其他心血管并发症的特征。超声心动图检查可以显示心室壁肥厚和舒张功能异常。

五、治疗

1. 药物治疗

药物治疗是限制型心肌病的首选治疗方法。主要药物包括利尿剂、血管扩张剂、强心药和抗凝药物等。利尿剂可减轻体液潴留和心脏负荷，改善症状。血管扩张剂可以降低血管阻力，减轻心脏负荷，改善心功能。强心药可增强心肌收缩力和舒张功能，增加心脏泵血能力。抗凝药物可预防血栓形成和栓塞事件。

2. 症状管理

针对限制型心肌病患者的症状，可采取症状管理措施来提高生活质量。例如，对于呼吸困难的患者，可建议采取适当的体位、限制液体摄入、减轻体重等措施。对于水肿的患者，可推荐限制盐的摄入、保持适度的运动和抬高腿部等方法来减轻水肿症状。

3. 手术干预

对于某些病情严重的限制型心肌病患者，可能需要进行手术干预来改善心功能和纠正病因。常见的手术治疗包括心脏瓣膜修复或置换手术、心脏节段切除术及心脏移植。手术治疗的选择取决于患者的具体情况和病因。

心脏移植是一种极其复杂的手术，是限制型心肌病的最后治疗选择。该手术将患者的病变心脏移除，然后移植一颗健康的心脏。心脏移植可以显著改善患者的生活质量和生存率，但由于供体心脏的有限性和手术的高风险性，心脏移植的适应证和手术选择需要经过严格的评估和筛选。

第五节　酒精性心肌病

酒精性心肌病（ACM）是一种由长期过量饮酒引起的心肌疾病，主要表现为心肌损伤和心脏功能障碍。这种状况是心肌病的一种形式，心肌病是指一组影响心肌（心脏肌肉）的疾病，导致心脏无法有效地泵血。

一、病因

1. 直接毒性作用

酒精对心肌细胞具有直接毒性作用。酒精通过多种机制引起心肌细胞的损伤。首先，酒精可以干扰心肌细胞的蛋白质合成，影响细胞结构和功能。其次，酒精会改变心肌细胞内的脂质代谢，导致脂质堆积和细胞功能异常。最后，酒精可以引发心肌细胞的凋亡（程序性细胞死亡），导致心肌细胞大量死亡和纤维化。

2. 代谢紊乱

酒精会对心肌细胞的能量代谢产生负面影响。酒精可干扰心肌细胞内的氧化磷酸化过程，影响三磷酸腺苷（ATP）的产生。ATP 是心肌收缩所需的能量源，当 ATP 供应不足时，心肌收缩功能受损。此外，酒精也会影响心肌细胞内的钙离子处理，干扰正常的心肌收缩和舒张过程。

3. 氧化应激

酒精会导致氧化应激。氧化应激是指细胞内产生过多的氧自由基和其他活性氧化物质，导致细胞损伤的过程。酒精增加氧自由基的产生并降低抗氧化系统的活性，导致心肌细胞氧化应激，损伤细胞结构和功能。

4. 炎症和免疫反应

长期酗酒会导致炎症反应和免疫系统异常活化。酒精通过激活免疫细胞和释放炎症介质，如细胞因子和白细胞介素，引起心肌组织的炎症反应。这种炎症反应可以导致心肌细胞损伤和纤维化，最终影响心脏的结构和功能。

5. 遗传因素

虽然酒精性心肌病通常与长期酗酒有关，但个体对酒精的反应也与遗传因素有关。某些人可能对酒精的代谢和毒性更敏感，从而更容易患酒精性心肌病。

二、临床表现

1. 呼吸困难

呼吸困难是酒精性心肌病常见的症状之一。由于心肌受损，心脏泵血功能减退，导致心输出量下降，引起肺淤血和肺水肿。患者可能感到气短、喘息或呼吸急促，尤其在体力活动时症状加重。

2. 心脏扩大

酒精性心肌病会导致心脏扩大。心脏扩大是由于心肌受损和心功能减退，导致心脏壁肌肉变薄，心室腔扩张。这可以通过超声心动图进行评估，观察心脏的大小和结构是否异常。

3. 心律失常

酒精性心肌病可以引起心律失常，包括心动过速、心动过缓、心房颤动等。这是由于心肌细胞损伤和电活动异常引起的。心律失常可能导致心脏不规则跳动、心悸或晕厥等症状。

4. 疲劳和体力下降

心肌受损会导致心脏泵血功能减退，从而导致机体供血不足，患者可能感到疲劳、乏力和体力活动能力下降。平时的日常活动可能变得困难，并且在轻度活动后感到疲劳。

5. 外周性水肿

由于心脏泵血功能减退，导致血液回流不畅，液体可能在组织中积聚，引起外周性水肿，尤其是下肢水肿。患者可能注意到脚踝、小腿或腹部的水肿。

6. 心力衰竭

酒精性心肌病的最终结果可能是心力衰竭，即心脏无法提供足够的血液供应满足身体的需要。心力衰竭表现为体力下降、呼吸困难、水肿、疲劳、心悸等症状。严重的心力衰竭可能导致晕厥、心绞痛和心律失常等并发症。

7. 其他症状

酒精性心肌病还可能表现为其他症状，如心前区疼痛、体重减轻、食欲下降和恶心等。

三、辅助检查

1. 心电图

心电图是最常用的非侵入性检查方法之一。它可以记录下心脏电活动的图形，帮助医师评估心脏的节律和传导情况。在酒精性心肌病患者中，心电图可能显示心电图改变，如ST段和T波异常，心律失常等。然而，心电图结果可能没有特异性，不能直接确认酒精性心肌病的诊断。

2. 超声心动图

超声心动图是一种无创的检查方法，利用超声波技术观察和评估心脏的结构和功能。它可以提供关于心脏大小、心室壁厚度、心肌收缩功能和心脏瓣膜功能的信息。在酒精性心肌病中，超声心动图可以显示心脏扩大、心肌肥厚和心脏功能减退等特征。此外，它还可以评估心脏瓣膜的功能和血流情况。

3. 心脏MRI

心脏MRI可以提供关于心脏结构和功能的详细图像。它可以显示心肌的厚度、心腔的大小、心室功能和心脏瓣膜的情况。心脏MRI在酒精性心肌病的诊断中具有重要作用，可以帮助医师评估心脏结构和功能的异常，并排除其他心脏病因。

4. 心肌活检

心肌活检是一种侵入性检查方法，指从患者的心脏中取出一小块心肌组织样本进行病理学分析。心肌活检可以提供关于心肌细胞的损伤程度、炎症反应和纤维化程度的信息。

5. 血液检查

血液检查可以提供与酒精性心肌病相关的指标，帮助医师评估心肌损伤和功能异常。常规的血液检查包括心肌肌钙蛋白I（cTnI）和肌酸激酶（CK）等心肌标志物的测定。这些标志物的升高可以提示心肌损伤和心脏疾病的存在。

6. 心脏应激试验

心脏应激试验可以评估心脏在负荷状态下的反应能力。其中包括心脏负荷试验，如运动试验或药物诱发试验，通过监测心电图、血压和心率的变化来评估心脏功能。这可以帮助医师判断心脏的耐力、冠状动脉供血情况，以及心肌收缩和舒张的能力。

7. 心脏 CT

心脏 CT 可以提供详细的心脏结构和血管图像。它可以评估心脏的大小、心室壁厚度、冠状动脉状况和血流动力学。这对于评估酒精性心肌病的病情和排除其他心脏病因有帮助。

四、鉴别诊断

1. 缺血性心脏病

缺血性心脏病是由冠状动脉供血不足引起的心肌损伤和功能障碍。与酒精性心肌病不同，缺血性心脏病通常与冠状动脉狭窄或阻塞有关。在鉴别诊断中，心电图和冠状动脉造影是常用的方法。心电图可能显示心肌缺血的特征性改变，而冠状动脉造影可以直接观察冠状动脉的狭窄或阻塞情况。

2. 瓣膜性心脏病

瓣膜性心脏病是由于心脏瓣膜异常导致血液流动异常和心脏功能障碍的疾病。与酒精性心肌病不同，瓣膜性心脏病的主要特征是心脏瓣膜的结构和功能异常。通过超声心动图可以评估瓣膜的形态和功能，以确定是否存在瓣膜病变。

3. 高血压心脏病

高血压心脏病是由长期高血压引起心脏结构和功能改变的疾病。与酒精性心肌病不同，高血压心脏病主要表现为心肌肥厚和心脏壁增厚。超声心动图可以评估心脏结构和功能的改变，以及检测有无高血压相关的心脏病变。

五、治疗

1. 酒精戒断

戒酒是酒精性心肌病治疗的关键。停止或减少饮酒可以阻止酒精对心肌的进一步损害，并有助于改善心脏功能。对于患者来说，彻底戒酒是最理想的选择。如果患者有饮酒问题，可能需要寻求心理和行为的支持，例如戒酒辅导、康复计划或加入支持小组。

2. 心脏功能支持治疗

（1）利尿剂：如袢利尿剂，用于减轻体液潴留和水肿。

（2）血管扩张剂：如 ACEI（如依那普利）和 ARB（如氯沙坦）等，可降低血压，减轻心脏负荷。

（3）顺应性增加剂：如 β 受体阻滞剂（如美托洛尔）等，可以减慢心率，降低心肌耗氧量。

（4）抗凝治疗：对于有血栓形成风险的患者，可能需要抗血小板药物（如阿司匹林）或抗凝药物（如华法林）治疗来预防血栓形成。

3. 营养支持和健康生活方式

（1）良好的营养：饮食应包括均衡的营养，重点是摄入高纤维、低盐、低脂肪和富含维生素的食物。

（2）限制液体摄入：限制液体的摄入量，以减少心脏负荷和水肿的发生。

（3）控制体重：保持适当的体重，避免肥胖造成对心脏的额外负荷。

（4）避免过度劳累：避免过度劳累和剧烈运动，以减少心脏负荷。

4. 症状和并发症的治疗

根据患者的具体情况，可能需要对酒精性心肌病引起的症状和并发症进行针对性的治疗。例如，对于有心力衰竭症状的患者，可能需要使用血管紧张素Ⅱ受体阻滞剂、利尿剂和洋地黄等药物来改善心功能和减轻症状。对于有心律失常的患者，可能需要采取相应的药物治疗或安装心脏起搏器。

5. 心脏移植

对于酒精性心肌病患者，尤其是在疾病晚期，药物治疗和其他治疗方法可能无法改善心功能，在这些情况下，心脏移植可能是考虑的选择。心脏移植指将患者的病态心脏替换为健康捐赠者的心脏，以恢复正常的心脏功能。

第六节　炎症性心肌病

炎症性心肌病是一种由心肌炎症引起的心肌病，这种炎症通常由感染（尤其是病毒感染）、自身免疫性疾病、药物反应或其他环境因素导致。炎症过程不仅损伤心肌细胞，还可能影响心脏的电生理功能和泵血能力，从而影响心输出量和全身血液循环。

一、病因及分型

1. 病毒性心肌炎

病毒性心肌炎是炎症性心肌病最常见的类型之一，由病毒感染引起。常见的病毒包括柯萨奇病毒、腺病毒、流感病毒、巨细胞病毒等。病毒侵入心肌细胞后，引发免疫反应和炎症反应，导致心肌组织的损伤和功能异常。

2. 自身免疫性心肌炎

自身免疫性心肌炎是由免疫系统异常导致的心肌炎症。免疫系统错误地攻击正常的心肌细胞，导致心肌组织损伤。这可能与自身免疫性疾病（如系统性红斑狼疮、类风湿关节炎）、过敏反应或过敏原（如某些药物）相关。

3. 中毒性心肌炎

中毒性心肌炎是由外部毒性物质引起的心肌炎症。这些物质可以是药物、化学物质、重金属、毒蕈类等。这些毒性物质直接损害心肌细胞，并引发炎症反应和免疫反应。

4. 放射性心肌炎

放射性心肌炎是由放射治疗或辐射暴露引起的心肌炎症。放射线可以直接损伤心肌细胞，导致炎症反应和组织损伤。

二、临床表现

1. 心力衰竭症状

炎症性心肌病的患者常常表现出心力衰竭症状，包括呼吸困难、乏力、体力活动耐受性下降、心悸和水肿等。这是由于心肌的炎症和损害导致心脏泵血功能减弱，无法满足机体对氧气和营养物质的需求。

2. 心律失常

炎症性心肌病患者可能出现心律失常，包括心动过速、心动过缓、心房颤动、室性心律失常等。这是由于心肌的电生理异常和传导系统受损导致心脏电活动不稳定。

3. 胸痛

部分患者可能出现胸痛或不适，是由于心肌炎症导致心脏血供不足或心肌损伤引起的。

4. 呼吸困难

心肌炎症导致心脏泵血功能下降，造成血液淤积在肺部，引起肺水肿和呼吸困难。

5. 晕厥和心脏骤停

在炎症性心肌病的晚期阶段，严重的心肌功能衰竭和心律失常可能导致晕厥或心脏骤停。

6. 全身症状

部分患者可能表现出全身症状，如发热、乏力、食欲下降和体重下降等。这些症状可能与炎症反应和全身性疾病相关。

三、辅助检查

1. 心电图

心电图是最常用的非侵入性检查方法之一，可以评估心脏的电活动。炎症性心肌病患者的心电图可能显示心律失常、ST 段改变（如 ST 段抬高或压低）、T 波倒置、QRS 波群宽度增加和传导阻滞等。心电图的变化可以提示心肌炎症和心脏功能异常。

2. 超声心动图

超声心动图是一种无创的检查方法，利用超声波来生成心脏结构和功能的图像。它可以评估心脏的尺寸、收缩功能、舒张功能、心室壁运动、心腔容积和心脏瓣膜功能等。在炎症性心肌病中，超声心动图可以显示心室扩张、心室功能减退、心腔容积增大、心脏瓣膜功能异常和心肌运动异常等。

3. 心肌生物标志物

心肌生物标志物是心肌在损伤或炎症过程中释放到血液中的物质。常用的心肌生物标志物包括心肌肌钙蛋白、肌酸激酶同工酶 MB 和脑利尿钠肽等。这些标志物的升高可以提示心肌损伤和炎症程度。

4. 心脏 MRI

心脏 MRI 利用磁场和无线电波来生成心脏的高分辨率图像，可以提供详细的心脏结构和功能的信息。对于炎症性心肌病，心脏 MRI 可以评估心脏尺寸、心室功能、心腔容积、心肌增厚和心肌纤维化程度等。此外，心脏 MRI 还可以检测心肌灌注和炎症病灶的存在。

5. 心脏病理检查

心脏病理检查通过取心脏组织样本进行显微镜检查，以直接观察心脏组织的炎症程度和损伤情况。心脏病理检查可以帮助确认炎症性心肌病的诊断，并排除其他心脏疾病的可能性。它还可以评估心肌细胞的病变特征、炎症细胞浸润情况、纤维化程度和心脏结构的异常。

6. 心肌活检

心肌活检指通过插入一根细长的导管穿过血管，进入心脏内部，获取心肌组织样本。这种方法可以直接观察心肌细胞的病变和炎症反应，并进行病理学分析。心肌活检在炎症性心肌病的诊断和评估中发挥着重要的作用，特别是在疑难病例或需要进一步明确病因的情况下。

7. 其他检查

根据需要，还可以进行其他辅助检查来评估炎症性心肌病的病情，包括血液检查（如全血细胞计数、炎症指标检测、免疫学检查）、心脏应激试验（如运动试验）和心电图监测等。

四、鉴别诊断

1. 心肌缺血

心肌缺血是由冠状动脉狭窄引起的心肌供血不足的疾病。与炎症性心肌病相比，心肌缺血通常表现为劳累时出现胸痛或不适，而休息后症状缓解。心电图可显示特征性的 ST 段抬高或压低，而超声心动图可显示冠状动脉供血区域的异常。

2. 心肌梗死

心肌梗死是由冠状动脉阻塞引起心肌缺血导致心肌细胞坏死的疾病。与炎症性心肌病相比，心肌梗死通常表现为持续的胸痛，伴随心电图特征性的 ST 段抬高和心肌酶的显著升高。

3. 淀粉样变性心脏病

淀粉样变性心脏病的特点是在心肌中沉积异常蛋白质，导致心肌纤维增厚和僵硬。炎症性心肌病和淀粉样变性心脏病可能在心脏超声心动图和心脏病理检查中表现出类似的特征，但淀粉样变性心脏病的临床表现常表现为晚期心力衰竭、水肿和心律失常，而炎症性心肌病的病程可能为急性或亚急性。

五、治疗

1. 药物治疗

（1）免疫调节药物：在炎症性心肌病的治疗中，免疫调节药物是非常重要的一部分。这些药物的作用是抑制免疫系统过度活跃，减少炎症反应并保护心肌。典型的免疫调节药物包括糖皮质激素（如泼尼松）和免疫抑制剂（如环孢素和甲氨蝶呤）。糖皮质激素可以减轻炎症反应和免疫介导的心肌损伤，而免疫抑制剂可以抑制免疫细胞的功能，减少炎症反应。

（2）心脏功能药物：炎症性心肌病患者通常会出现心脏功能不全的情况。为了改善心脏功能，医师可能会应用相应药物，如血管紧张素转换酶抑制剂（ACEI）或血管紧张素Ⅱ受体阻滞剂（ARB）、β 受体阻滞剂和利尿剂。这些药物可以减轻心脏负担，改善心脏泵血功能。ACEI 和 ARB 可以降低血压，扩张血管，减轻心脏负荷。β 受体阻滞剂可以减慢心率，降低心肌耗氧量，改善心脏功能。利尿剂可以通过增加排尿来减轻体内液体积聚，减轻水肿和心力衰竭症状。

（3）抗凝治疗：炎症性心肌病可能会增加血栓形成的风险。因此，抗凝治疗可能会被用于预防血栓并减少血栓相关的并发症。抗凝药物如华法林可能被应用，但需根据患者的具体情况进行调整和监测。抗凝治疗需要密切监测凝血指标，以确保药物的安全和有效性。

2. 病因治疗

（1）消除病因：在治疗炎症性心肌病时，如果已知引起病症的病因，例如感染、自身免疫性疾病或药物过敏等，首要任务是消除或控制这些病因。如果存在感染，抗生素或抗病毒药物可能会被用来治疗感染。对于自身免疫性疾病引起的炎症性心肌病，免疫调节药物如糖皮质激素和免疫抑制剂可能会被用来抑制免疫反应。如果是由药物过敏引起的，停用引发过敏反应的药物，并采取适当的对症治疗。

（2）免疫吸附或免疫球蛋白治疗：对于某些炎症性心肌病患者，可进行免疫吸附或免疫球蛋白治疗。免疫吸附通过将患者的血液过滤或用吸附器吸附，去除异常的抗体或炎症介质，以减轻炎症反应。免疫球蛋白治疗通过给患者注射免疫球蛋白来调节免疫系统，减轻炎症反应。

3. 支持疗法

（1）心脏功能支持：炎症性心肌病患者可能会出现严重的心脏功能不全，需要给予心脏功能支持。这可能包括使用心脏辅助装置（如左心室辅助装置）来帮助维持心脏的泵血功能，或者在严重情况下进行心脏移植手术。心脏功能支持可以通过机械辅助循环设备来实现，如左心室辅助装置（LVAD）。LVAD 是一种植入式装置，可以辅助心脏泵血，帮助炎症性心肌病患者保持足够的心输出量。对于病情严重的患者，心脏移植可能是最终的治疗选择，以取代受损的心脏。

（2）症状缓解和并发症管理：针对炎症性心肌病的症状缓解和并发症管理，医师可能会采取一系列措施。这包括控制水肿和心力衰竭症状的利尿剂的使用，管理心律失常的药物治疗或心脏起搏器/除颤器植入，以及预防血栓形成的抗凝治疗。缓解症状的治疗措施还包括限制盐的摄入，遵循心脏健康调整饮食和生活方式，例如戒烟、限制饮酒、保持健康的体重和进行适度的运动。

（3）心理支持：炎症性心肌病的治疗过程对患者来说可能是心理和情绪上的挑战。因此，提供心理支持至关重要。心理咨询、支持小组或心理治疗可以帮助患者应对心理压力、焦虑和抑郁等情绪问题。此外，患者与支持系统（如家人、朋友和心脏病专业团队）建立紧密联系也是重要的，可以获得情感支持和鼓励。

第十一章　主动脉疾病

第一节　主动脉瘤

主动脉瘤是主动脉壁的异常扩张或膨胀，通常发生在主动脉的某个部位。主动脉是最大的动脉，当主动脉壁有结构上的异常或损伤时，血液的流动压力会使其在弱点处逐渐扩张形成主动脉瘤。

一、病因

1. 动脉粥样硬化

动脉粥样硬化是主动脉瘤最常见的病因之一。它是一种慢性疾病，血管内脂质沉积、炎症反应和纤维组织增生导致血管壁逐渐硬化和狭窄。随着时间的推移，动脉壁的弹性减弱，脆弱的部分容易扩张形成瘤。动脉粥样硬化与高血压、高胆固醇、吸烟、糖尿病和家族遗传等因素密切相关。

2. 遗传因素

遗传性疾病与主动脉瘤的发生有关。最常见的是马方综合征和家族性胸主动脉瘤。马方综合征是一种结缔组织疾病，与 *FBN1* 基因的突变有关，导致主动脉壁的弱化和扩张。家族性胸主动脉瘤是一种家族性疾病，可能由多个基因突变引起，使主动脉壁易于扩张。

3. 炎症性疾病

某些炎症性疾病也与主动脉瘤的形成有关。例如，巨细胞动脉炎是一种累及大中动脉的慢性炎症性疾病，可能导致主动脉壁的炎症和损伤。结缔组织病，如系统性红斑狼疮和多发性肌炎，也与主动脉瘤的发生相关。

4. 感染

感染是主动脉瘤形成的罕见病因。感染性主动脉炎是一种罕见但严重的疾病，由细菌、真菌或病毒感染引起，导致主动脉壁的破坏和炎症反应。感染性主动脉炎可以导致主动脉壁破坏和主动脉瘤形成，增加主动脉瘤的风险。

5. 外伤

主动脉瘤也可以由外伤引起，如严重的创伤或手术。外伤会导致主动脉壁破裂或损伤，使其容易扩张形成主动脉瘤。

二、临床表现

1. 升主动脉瘤

升主动脉瘤位于主动脉起始部位，通常与主动脉瓣病变相关。其临床表现可能包括以下几种。

（1）胸痛：持续或阵发性的胸痛是升主动脉瘤最常见的症状之一。疼痛可能是主动脉壁扩张或瘤体压迫周围组织引起的。

（2）呼吸困难：升主动脉瘤扩张可能对邻近的气道产生压迫，导致呼吸困难。

（3）颈部或上背部疼痛：升主动脉瘤扩张可引起胸部放射到颈部或上背部的疼痛。

（4）心脏杂音：升主动脉瘤可能会导致主动脉瓣关闭不全，引起心脏杂音。

2. 主动脉弓瘤

主动脉弓瘤位于主动脉弓部分，可与遗传性疾病如马方综合征相关。其临床表现可能包括以下几种。

（1）吞咽困难：主动脉弓瘤扩张可能对食管产生压迫，导致吞咽困难。

（2）声音嘶哑：由于主动脉弓瘤对喉返神经的压迫，患者可能出现声音嘶哑的症状。

（3）颈部或上背部疼痛：主动脉弓瘤扩张可引起胸部放射到颈部或上背部的疼痛。

（4）血压不平衡：主动脉弓瘤可能影响供血至大脑的动脉，导致血压不平衡和神经系统症状。

3. 降主动脉瘤

降主动脉瘤位于主动脉的下降部分，通常与高血压和动脉粥样硬化有关。其临床表现可能包括以下几种。

（1）胸痛：降主动脉瘤扩张可能导致胸痛，常呈持续或夹持样疼痛。疼痛可能向背部或肩部放射，并可能加重或缓解。

（2）背痛：降主动脉瘤常引起背部疼痛，疼痛可能是锐利、撕裂或刺痛的感觉。疼痛的程度和范围可能会随着瘤体的扩张而增加。

（3）呼吸困难：降主动脉瘤的扩张可能对邻近的肺组织产生压迫，导致呼吸困难。

（4）声音嘶哑：如果降主动脉瘤对喉返神经施加压力，患者可能会出现声音嘶哑的症状。

（5）多汗和面色苍白：降主动脉瘤可能干扰交感神经系统的正常功能，导致多汗和面色苍白。

4. 腹主动脉瘤

腹主动脉瘤位于腹主动脉，是最常见的主动脉瘤类型之一。其临床表现可能包括以下几种。

（1）腹部或背部疼痛：腹主动脉瘤扩张可能引起腹部或背部隐痛或跳痛感。疼痛可能在腹部向背部放射，常常是持续性或不规则的。

（2）腹部肿块：腹主动脉瘤较大或突出时，患者可能可以触及或看到一个腹部膨隆或搏动的肿块。

（3）消化系统症状：腹主动脉瘤的扩张可能对消化系统造成压迫，导致食欲下降、恶心、呕吐、消化不良等症状。

（4）循环系统症状：大的腹主动脉瘤可能对腹部脏器供血产生影响，导致下肢水肿、腹股沟区域疼痛或坠胀感。

三、辅助检查

1. 超声心动图

超声心动图是一种无创的检查方法，通过超声波来观察和评估心脏与主动脉瘤的结构及功能。它可以提供关于主动脉瘤位置、大小、形状和壁厚度的信息。超声心动图可以区分主动脉瘤与其他心脏病变，如主动脉瓣关闭不全或其他结构异常。此外，超声心动图还可以评估主动脉瓣的功能和心室功能，以了解主动脉瘤对心脏功能的影响。

2. CT 扫描

CT 扫描是一种通过多个 X 线平片来生成详细图像的影像学检查。CT 扫描可以提供主动脉瘤的三维图像，帮助评估其大小、形状、位置和附加的解剖结构。对于复杂的主动脉瘤，CT 扫描可以提供更准确的信息，例如主动脉夹层的存在或主动脉瘤与周围组织的关系。此外，通过注射对比剂，可以进一步评估主动脉瘤的血液供应情况和血流动力学。

3. MRI

MRI 是一种使用磁场和无创的辐射来产生图像的影像学技术。它可以提供详细的主动脉瘤图像，并帮助评估其大小、形状、位置和壁厚度。与 CT 相比，磁共振成像对某些人来说可能更适合，尤其是对于那些对 X 线敏感或对对比剂过敏的患者。此外，磁共振成像还可以评估主动脉瘤的血流动力学特征（如血液流速）和血栓形成的风险。

4. 主动脉造影

主动脉造影通过将对比剂注入主动脉，然后使用 X 线进行成像，以评估主动脉的结构和功能。现在这种检查方法使用相对较少，但仍可在某些情况下使用。主动脉造影可以提供详细的主动脉瘤图像，包括瘤体的大小、形状、位置和血流动力学特征。它还可以评估主动脉瓣的功能和主动脉瘤对周围血管的影响。然而，主动脉造影是一种侵入性检查方法，需要在手术室或放射科实施，因此在使用前需要仔细权衡风险和益处。

5. 血液检查

（1）血液生化指标：血液生化指标包括血红蛋白水平、血小板计数、凝血功能、肝功能等，可以提供有关全身健康状况和可能的并发症的信息。

（2）炎症标志物：如 C 反应蛋白和纤维蛋白原等，可以反映炎症的程度和活性，有助于评估主动脉瘤相关的炎症反应。

（3）遗传检测：对于可能与遗传性疾病相关的主动脉瘤，如马方综合征等，遗传检测可以帮助确认特定基因突变的存在。

6. 心电图

心电图可以检测心脏的电活动，帮助评估心律异常、心肌缺血或心肌损伤等与主动脉瘤相关的心脏问题。

7. 运动试验

对于高风险的主动脉瘤患者，通过进行运动试验来评估主动脉瘤对心脏功能的影响和潜在的心脏压力负荷。

四、鉴别诊断

1. 主动脉瓣关闭不全

主动脉瓣关闭不全是指主动脉瓣在收缩期未能完全关闭，导致心脏在每个心搏时一部分血液会反流回主动脉。与主动脉瘤相比，主动脉瓣关闭不全的特点包括如下。

（1）心脏杂音：主动脉瓣关闭不全可引起舒张期杂音，通常在心脏底部听到，与主动脉瘤不同。

（2）心脏扩大：主动脉瓣关闭不全引起的血液反流会导致心脏扩大，特别是左心室扩大，可通过超声心动图来评估。

（3）其他症状：主动脉瓣关闭不全的患者可能出现心脏衰竭症状，如呼吸困难、水肿和疲劳。

2. 动脉瘤破裂和主动脉夹层

动脉瘤破裂和主动脉夹层是主动脉瘤的严重并发症。与未破裂的主动脉瘤相比，其特点包括如下。

（1）急性胸痛：动脉瘤破裂和主动脉夹层通常引起剧烈而突发的胸痛，常描述为撕裂样或刀割样疼痛，疼痛的程度可能比未破裂的主动脉瘤更为严重。

（2）血压不稳定：破裂的主动脉瘤和主动脉夹层可能导致血压升高或降低，并且可能存在不对称的血压差异，这与未破裂的主动脉瘤不同。

（3）心脏杂音和搏动：破裂的主动脉瘤和主动脉夹层可能导致心脏杂音和异常搏动，这在未破裂的主动脉瘤患者中通常难以见到。

3. 动脉粥样硬化

动脉粥样硬化是一种慢性疾病，与主动脉瘤有一定的关联性。然而，与主动脉瘤相比，动脉粥样硬化的特点包括如下。

（1）血管病变分布：动脉粥样硬化通常是全身性的，可以影响多个动脉血管，而主动脉瘤通常局限于主动脉的特定部位。

（2）血管壁厚度和构成：动脉粥样硬化的血管壁会变得厚而坚硬，而主动脉瘤的血管壁会发生扩张和膨胀，通常伴有壁的薄化。

（3）病变性质：动脉粥样硬化是由血管壁内形成胆固醇斑块引起的，而主动脉瘤是由于主动脉壁异常扩张和膨胀而产生的。

4. 马方综合征

马方综合征是一种遗传性结缔组织病，患者容易患主动脉瘤。与非遗传性主动脉瘤相比，马方综合征的特点包括如下。

（1）系统性特征：马方综合征患者常伴有其他结构异常，如骨骼畸形、近视、关节过度活动等。

（2）遗传基础：马方综合征是由*FBN1*基因突变引起的，因此遗传家族史对于诊断马方综合征相关的主动脉瘤具有重要意义。

（3）年龄特征：马方综合征患者可能在较小的年龄出现主动脉瘤，与非遗传性主动脉瘤患者相比更为常见。

五、治疗

1. 保守治疗

对于较小、无症状的主动脉瘤，医师可能会选择保守治疗，并密切监测瘤体的生长和患者的病情。保守治疗包括以下三种。

（1）定期随访：患者需要定期进行超声心动图等影像学检查来评估主动脉瘤的大小、生长速度和病情。

（2）控制危险因素：患者需要控制高血压、高胆固醇、糖尿病等危险因素，以减缓主动脉瘤的生长速度。

（3）改变生活方式：改善饮食、戒烟、适度锻炼等健康生活方式有助于维持整体健康，并减少主动脉瘤的风险和进展。

2. 药物治疗

药物治疗主要用于减轻症状、控制血压、降低心脏负荷，以及预防并发症的发生。常用的药物包括如下。

（1）β受体阻滞剂：可以减慢心率、降低血压，减轻心脏负荷，从而减缓主动脉瘤的生长速度。

（2）血管紧张素转换酶抑制剂（ACEI）和血管紧张素Ⅱ受体阻滞剂（ARB）：可以降低血压，减少主动脉壁的应力和负荷，有助于预防主动脉瘤的扩张。

（3）利尿剂：可减少体液潴留，减轻心脏负荷，降低血压。

3. 手术治疗

（1）主动脉置换术：是最常见的手术方法，通过切除受影响的主动脉段并用合成血管替代，以修复主动脉瘤。合成血管可以是人工血管或自体血管（例如，使用患者的血管移植）。

（2）主动脉内膜修复术：是一种介入性手术，通过在主动脉瘤处放置一个支架（称为血管内膜支架或内膜修复器），以减轻主动脉壁的压力并防止瘤体破裂。这种方法通常适用于大小适中的主动脉瘤，但复杂的病例可能不适用。

（3）主动脉根部手术

如果主动脉瘤涉及主动脉根部，可能需要进行主动脉根部手术。这种手术通常涉及主动脉瓣的修复或置换，以及对主动脉根部进行重建。

（4）血管内修复联合手术

对于某些复杂的主动脉瘤病例，可能需要联合使用血管内修复和传统开胸手术，以达到最佳的治疗效果。

手术治疗的选择取决于患者的病情、主动脉瘤的位置和大小，以及患者的整体健康状况。手术风险和效果需要与患者进行详细讨论，以做出最佳的治疗决策。

4. 其他

对于主动脉瘤破裂或主动脉夹层的紧急情况，需要立即进行手术干预，以阻止血液流入瘤体或夹层，并修复破裂或撕裂的主动脉壁。这是一种危急的情况，需要在紧急情况下迅速进行手术，并进行适当的血管修复。

第二节 主动脉夹层

主动脉夹层指动脉内膜撕裂，多数为环形，少数是横行撕裂，常沿升主动脉右侧壁发生，该部位静水剪切力最高。常见致病因素是高血压，有时伴有主动脉粥样斑块；其他病因包括中层囊样退行性变，如马方综合征、先天性心血管病、主动脉进而诱发主动脉夹层出现二瓣化、主动脉瓣狭窄。并且妊娠前 3 个月，由于激素变化改变主动脉结构，容易出现主动脉内膜撕裂进而诱发主动脉夹层出现。主动脉夹层是心血管疾病危重急症，如不及时诊治，48 小时内死亡率可高达 50%。本病临床特点为急性起病，突发剧烈疼痛、休克和血肿压迫相应的主动脉分支血管时出现的脏器缺血症状。本病起病凶险，死亡率极高。但如能及时诊断，尽早积极治疗，特别是近十年来采用主动脉内支架植入术，挽救了大量患者的生命，使本病预后大为改善。

一、病因

1. 动脉壁结构异常

（1）先天性结构异常：某些遗传性疾病与主动脉夹层有关，如马方综合征、Loeys-Dietz 综合征和 Ehlers-Danlos 综合征等。这些疾病导致动脉壁结构异常，使其更容易发生撕裂和形成夹层。

（2）继发性结构异常：某些疾病或条件，如动脉瘤、动脉粥样硬化和大动脉炎等，会导致动脉壁结构改变。这些结构改变可能使动脉壁更加脆弱，增加发生夹层的风险。

2. 动力学因素

（1）高血压：长期存在的高血压会增加主动脉壁的负荷，导致动脉壁的损伤和撕裂。

（2）主动脉瓣关闭不全：导致血液在心脏收缩时反流回主动脉，增加主动脉内压力，进一步增加主动脉壁的压力和应力，增加夹层的风险。

3. 炎症反应

（1）大动脉炎：是一种慢性血管炎症，可以累及主动脉壁，引发动脉壁的破坏和夹层形成。

（2）感染性主动脉炎：细菌感染可以侵袭主动脉壁，导致动脉壁的炎症和损伤，增加发生夹层的风险。

4. 手术

（1）内镜检查和导管操作：在进行内镜检查或导管操作时，不当的操作或插入过程中的损伤可能会导致主动脉壁损伤，引发夹层。

（2）心脏手术：开放性心脏手术，尤其是涉及主动脉的手术，如主动脉瓣置换术或冠状动脉旁路移植术，可能会增加主动脉壁损伤和夹层的风险。

5. 性别和年龄

（1）性别：男性患主动脉夹层的风险较高，尤其是在年轻中年人群中。这可能与男性血管壁的结构和代谢差异有关。

（2）年龄：主动脉夹层在中年和老年人中更常见，尤其是超过 60 岁的人群。随着年龄的增长，动脉壁的弹性和强度逐渐减弱，增加了夹层的发生风险。

二、临床表现

根据起病后存活时间的不同，本病可分为急性期与慢性期，急性期指发病至 2 周以内，病程在 2 周以上则为慢性期。以 2 周作为急性、慢性分界，是因为本病自然病程的死亡曲线，从起病开始越早越高，而至 2 周时死亡率达到 70%～80%，后趋于平稳。

1. 疼痛

疼痛为本病突出而有特征性的症状，约 96% 的患者有突发、急起、剧烈而持续且不能耐受的疼痛。疼痛部位有时可提示撕裂口的部位：如仅前胸痛，90% 以上在升主动脉，痛在颈部、喉部、颌部或面部也提示升主动脉夹层；若为肩胛间最痛，则 90% 以上在降主动脉，背部、腹部或下肢痛也提示降主动脉夹层。极少数患者仅诉胸痛，可能是升主动脉夹层的外破口破入心包腔而致心脏压塞的胸痛，有时易忽略主动脉夹层的诊断，应引起重视。

2. 休克、虚脱与血压变化

约半数或 1/3 患者发病后有苍白、大汗、皮肤湿冷、气促、脉速、脉弱或消失等表现，而血压下降程度常与上述症状表现不平行。某些患者可因剧痛甚至血压增高。严重的休克仅见于夹层瘤破入胸膜腔导致大量内出血时。低血压多数是心脏压塞或急性重度主动脉瓣关闭不全所致。两侧肢体血压及脉搏明显不对称，常高度提示本病。

3. 其他损害

夹层血肿的扩展可压迫邻近组织或波及主动脉大分支，从而出现不同的症状与体征，致使临床表现错综复杂，应引起高度重视。心血管系统最常见的表现有以下三方面：①主动脉瓣关闭不全和心力衰竭；②心肌梗死；③心脏压塞。其他包括神经、呼吸、消化及泌尿系统均可受累。

三、辅助检查

1. 胸部 X 线检查

胸部 X 线检查可用于初步评估主动脉夹层是否存在，并检查可能的相关异常。X 线检查可能显示主动脉扩张、主动脉异常钙化、主动脉壁不规则或增厚等特征。然而，X 线检查并不是主动脉夹层的确诊方法，它的主要作用是排除其他胸部疾病或引起类似症状的情况。

2. 超声心动图

超声心动图是主动脉夹层的首选非侵入性检查方法之一。它可以提供关于主动脉夹层的详细信息，包括夹层的位置、范围、涉及的主动脉段和主动脉瓣的状态等。超声心动图可以显示夹层血流、夹层假腔的形态和大小，以及夹层对主动脉瓣功能的影响。此外，它还可以评估主动脉根部的扩张情况、主动脉瓣反流等相关病变。

3. CT 扫描

CT 扫描是主动脉夹层诊断和评估的重要工具之一。多层螺旋 CT 或增强 CT 扫描可以提供高分辨率的三维图像，清晰显示主动脉的解剖结构和夹层的位置、范围及形态。CT 扫描可以帮助确定夹层的起始和终止点，评估夹层的分型（根据 Stanford 分型和 DeBakey 分型），以及识别任何并发症，如主动脉瓣关闭不全、主动脉瘤、内脏供血血管受累等。

4. MRI

MRI 是一种非常有用的辅助检查方法，可用于评估主动脉夹层的范围和严重程度。MRI 利用强磁场和无害的无线电波来生成详细的图像。它可以提供高分辨率的图像，以显示主动脉的解剖结构，夹层的位置、范围和形态，以及与夹层相关的并发症，如主动脉瓣关闭不全、主动脉瘤等。

5. 动脉造影

动脉造影是一种侵入性检查方法，通常在其他非侵入性检查结果不明确或需要详细评估夹层的范围和血管解剖结构时使用。该方法涉及将对比剂通过导管插入到血管中，然后使用 X 线进行影像记录。动脉造影可以提供详细的血管影像，以显示主动脉及其分支的解剖结构，夹层的位置和范围，以及血液流动的特征。然而，由于其侵入性和潜在的并发症风险，动脉造影通常作为紧急情况下的辅助诊断手段或治疗干预的一部分。

6. 血液生化检查

在主动脉夹层的评估过程中，血液生化检查可以提供重要的信息。例如，通过检测血清中的D-二聚体水平，可以帮助排除其他血管疾病，如肺栓塞。此外，血液生化指标如肾功能、心肌酶谱等也可以帮助评估夹层的影响和相关并发症。

四、鉴别诊断

1. 心绞痛

主动脉夹层的胸痛与心绞痛相似，都是剧烈的胸痛，但两者有特征性的区别。

主动脉夹层的胸痛通常是突发而剧烈的，并常被描述为撕裂样或刺痛。疼痛可能向背部、颈部、腹部或下肢放射。

心绞痛通常是劳力性或情绪激动时出现，并可由休息或服用硝酸酯类药物缓解。

2. 肺栓塞

肺栓塞是肺动脉或其分支形成血栓导致肺循环受阻的疾病。肺栓塞的症状也可以与主动脉夹层相似，因此需要进行鉴别诊断。

（1）胸痛：肺栓塞的胸痛通常是剧烈的，并可被形容为刺痛或隐痛。疼痛通常限于一侧胸部，并可能加重或缓解。

（2）呼吸困难：肺栓塞常伴有急性呼吸困难、呼吸急促甚至窒息。

（3）伴随症状：肺栓塞常伴有咳嗽、咯血、心悸、晕厥和烦躁不安等症状。

3. 胃食管反流病

胃食管反流病可能引起胸部不适和疼痛，与主动脉夹层的胸痛相似。鉴别诊断时需要注意以下特点。

（1）胸痛的性质：胃食管反流病的胸痛通常是一种灼热或烧灼感，常发生在饭后或躺下时，可以通过改变体位或服用抗酸药物缓解。

（2）症状的持续时间：胃食管反流病的胸痛通常是持续性的，可以持续数分钟至数小时。

（3）伴随症状：胃食管反流病常伴有反酸、咳嗽、嗳气、咽部不适和咽喉灼痛等症状。

五、治疗

主动脉夹层需要立即治疗，以减少并发症和改善患者预后。治疗措施的选择取决于夹层的类型（急性或慢性）、夹层的位置和范围、夹层的并发症，以及患者的整体状况。以下是主动脉夹层治疗措施的详细叙述。

1. 急性主动脉夹层的治疗

急性主动脉夹层是指夹层的起始发生在14日内。治疗目标是尽早抑制主动脉夹层的进展、防止夹层破裂和减少并发症。常用的治疗措施如下。

（1）药物治疗：通过使用降低血压、降低心肌收缩力和减少主动脉应力的药物来减轻主动脉的压力并抑制夹层的进展。常用的药物包括β受体阻滞剂、血管紧张素转换酶抑制剂、硝酸酯类药物和钙通道阻滞药。

（2）手术治疗：对于急性主动脉夹层患者，手术治疗是常用的治疗方法。主要的手术方法包括夹层修复手术、主动脉置换术和内部逐层修复术。手术的选择取决于夹层的位置、范围和夹层的并发症。

（3）内科观察：对于某些不适合手术的患者，或者对于无症状、夹层范围较小且无进展迹象的患者，内科观察可能是一种可行的治疗选择。这些患者需要密切监测夹层的进展，并定期进行影像学检查。

2. 慢性主动脉夹层的治疗

慢性主动脉夹层是指夹层的起始发生在 14 日前。治疗目标是减轻夹层的症状、控制相关病因和减少夹层的并发症。

药物治疗在慢性主动脉夹层的治疗中起重要作用。常用的药物包括降压药物，如 β 受体阻滞剂、血管紧张素转换酶抑制剂、钙通道阻滞药等，以控制血压和心率，减少主动脉的压力。抗凝药物如华法林也常用于预防血栓形成。

3. 治疗并发症

主动脉夹层可能引发多种并发症，包括主动脉瘤、主动脉瓣关闭不全、心脏压塞等。针对不同的并发症，可能需要特定的治疗措施，如手术修复主动脉瓣、心包穿刺或手术切除等。

4. 随访和管理

主动脉夹层的治疗需要长期随访和管理。随访包括定期的临床评估、血压监测、影像学检查等，以评估夹层的进展和并发症的发展。患者需要遵循医师的建议，如限制剧烈的体力活动、控制血压、遵循抗凝治疗等。

第十二章　肺血管疾病

第一节　肺栓塞

肺栓塞是指肺动脉或其分支被栓子（通常是血栓）阻塞，导致肺循环的血流受限的一种疾病。这种栓子通常起源于静脉系统，最常见的来源是下肢深静脉血栓（DVT）。当血栓脱落或形成血栓的一部分从深静脉系统脱落后，脱落血栓可以通过血液流动进入肺动脉系统，最终导致肺栓塞。

肺栓塞的严重程度可以从轻微的、无症状的情况到严重的、危及生命的情况。肺栓塞可引起肺循环的血流受阻，导致肺动脉压力升高，右心负荷加重，甚至引起心力衰竭。严重的肺栓塞可以导致呼吸衰竭、休克和死亡。

一、病因

1. 下肢深静脉血栓形成

下肢深静脉血栓形成是导致肺栓塞最常见的病因。在下肢深静脉系统中形成的血栓，可以通过血流进入肺动脉系统，引发肺栓塞。下肢深静脉血栓形成常见于以下情况。

（1）长时间的静脉血液淤滞：可能由长时间坐卧不动、长时间飞行、长时间站立等引起，静脉血流缓慢。

（2）血液高凝状态：许多疾病和情况可以增加血液的凝血倾向，如遗传性或获得性的凝血因子异常、恶性肿瘤、孕期、口服避孕药、肥胖、吸烟等。

（3）静脉壁受损：可能由外伤、手术、静脉导管插入或感染等引起，损伤静脉内膜，使血液凝块更容易形成。

2. 脂肪栓塞

脂肪栓塞是指脂肪组织或骨髓内的脂肪小滴进入循环系统，通过血液进入肺动脉系统，导致肺栓塞。常见的脂肪栓塞的原因如下。

（1）骨折：是最常见的脂肪栓塞的病因，特别是长骨骨折，如股骨、胫骨骨折。

（2）创伤：严重挤压伤、创伤性挤压综合征等情况下，脂肪组织受损，导致脂肪栓塞。

（3）骨骼手术：如髋关节置换手术、骨折固定手术等骨骼手术过程中，脂肪组织被释放并进入血液循环，引发脂肪栓塞。

3. 空气栓塞

空气栓塞是指空气进入血液循环系统，形成气体栓塞而导致肺栓塞。常见的空气栓塞的病因如下。

（1）静脉穿刺：错误进行静脉穿刺、静脉采血或静脉导管插入过程中未能完全排除空气导致空气栓塞。

（2）动脉穿刺：动脉穿刺过程中未能完全排除空气引起的空气栓塞。

（3）手术操作中的空气进入血管：在手术过程中，如心脏手术、脑血管手术等，操作过程中的空气可能进入血管系统。

4. 其他病因

（1）肿瘤栓塞：恶性肿瘤可以通过血液循环将肿瘤组织或栓子带到肺动脉系统，形成肺栓塞。

（2）羊水栓塞：在孕妇生产过程中，羊水中的羊水栓子可以进入母体循环，引起肺栓塞。

（3）感染性栓塞：如败血症、感染性心内膜炎等，可能导致感染性栓塞，其中包括肺栓塞。

二、临床表现

1. 呼吸系统症状

（1）呼吸困难：是最常见的肺栓塞症状之一，患者感觉呼吸急促、气短，特别是在运动或活动后。严重的肺栓塞可导致进行性加重的呼吸困难，甚至出现呼吸衰竭。

（2）胸痛：是另一个常见的症状。通常是剧烈的、进行性加重的胸痛，可以是胸闷、钝痛、刺痛或撕裂样疼痛。胸痛可能于深呼吸、咳嗽、打喷嚏或活动时加重。

2. 循环系统症状

（1）心悸和心动过速：由于肺动脉阻塞，心脏需要增加收缩力来推动血液通过受限的肺循环，导致心悸和心动过速。

（2）低血压和休克：严重的肺栓塞可导致循环衰竭，造成低血压和休克的症状，如晕厥、出冷汗、心悸等。

3. 神经系统症状

神经系统症状可能包括头晕、头痛、意识障碍、短暂性脑缺血发作（TIA）和脑卒中。这些症状可能是肺栓塞引起的缺氧和血流动力学改变所致。

4. 其他症状

（1）咳嗽和咯血：咳嗽可能是干咳或带有少量血痰。严重的肺栓塞可导致大量咯血。

（2）发热：部分患者可能伴有低热或高热，尤其是在肺栓塞伴有肺梗死或感染时。

三、辅助检查

1. D-二聚体测定

D-二聚体是血液中血栓溶解产物的代表性指标，其水平可协助诊断肺栓塞。高水平的D-二聚体提示可能存在血栓形成，但该指标不是特异性的，也可能受到其他疾病的影响。

2. 凝血功能检查

凝血功能检查包括凝血酶原时间（PT）、活化部分凝血活酶时间（APTT）和血小板计数。这些检查可以评估凝血功能是否异常，并帮助判断出血和血栓形成的风险。

3. 胸部X线检查

胸部X线检查可以帮助排除其他肺部疾病，并检测肺栓塞引起的异常表现，如肺动脉扩张、肺纹理模糊、肺实变或肺梗死的征象。

4. 肺通气灌注扫描

肺通气灌注扫描（V/Q 扫描）是一种用于评估肺通气和血流供应匹配情况的核医学检查。它可以帮助鉴别肺栓塞和其他肺疾病，并确定肺栓塞的程度和分布情况。

5. CT 肺动脉造影

CT 肺动脉造影是一种常用的影像学检查方法，通过对肺动脉进行造影来直接检测肺栓塞的存在和位置。它可以提供较高分辨率且详细的血管图像，有助于确定栓子的大小、位置和分布情况。

6. 肺血管造影

肺血管造影是一种介入性检查方法，通过在肺动脉内注入对比剂，使用 X 线检查来观察血管的情况。它可以提供直接的血管影像，对于复杂的肺栓塞病例有很高的诊断准确性。

7. 心电图

心电图可以检测心脏的电活动情况，显示与肺栓塞相关的心电图改变，如心电轴右偏、T 波倒置、$S_{I}Q_{III}T_{III}$等征象。这些改变虽然不特异，但可以与其他心血管疾病鉴别。

8. 血气分析

血气分析可以评估氧合和酸碱平衡的情况，了解肺栓塞对患者呼吸功能的影响。常见的指标包括动脉血氧分压（PaO_2）、二氧化碳分压（$PaCO_2$）、氧合指数（PaO_2/FiO_2）等。

9. 下肢深静脉超声检查

下肢深静脉超声检查是诊断下肢深静脉血栓（DVT）形成的重要方法。由于 DVT 是肺栓塞的主要病因之一，检查下肢深静脉是否存在血栓可以帮助确认肺栓塞的病因。

10. 心脏超声检查

心脏超声检查可以评估心脏的结构和功能，检查是否存在心脏瓣膜异常、右心负荷过重等与肺栓塞相关的异常。

四、鉴别诊断

1. 急性冠脉综合征

急性冠脉综合征是心肌缺血引起的临床综合征，包括心绞痛和心肌梗死。与肺栓塞相比，急性冠脉综合征的主要症状是胸痛或不适，可能伴有呼吸困难、心悸、恶心、呕吐等症状。心电图检查，血清心肌酶和心肌标志物（如肌钙蛋白）的测定对于鉴别急性冠脉综合征与肺栓塞有重要意义。

2. 肺炎

肺炎是肺感染导致的疾病，症状包括发热、咳嗽、咳痰等。然而，肺栓塞的呼吸困难和胸痛症状与肺炎相似，因此需要进行影像学检查（如胸部 X 线检查或 CT 扫描）以鉴别。

3. 胸膜炎

胸膜炎是胸膜的炎症，常见症状是胸痛，可以伴随呼吸困难。通过身体检查和胸部 X 线检查等，可以与肺栓塞进行鉴别。

五、治疗

1. 药物治疗

（1）抗凝治疗：是肺栓塞的基础治疗，目的是阻止血栓的进一步扩展，并促使血栓溶解。常用的抗凝药物包括肝素、低分子肝素、华法林和新型口服抗凝药物（如达比加群酯、阿哌沙班、利伐沙班等）。抗凝治疗的剂量和疗程根据患者的病情、出血风险和肾功能等因素进行调整。

（2）纤溶治疗：对于高危肺栓塞或存在大面积肺动脉阻塞的患者，纤溶治疗可以促使血栓溶解。常用的纤溶药物包括组织型纤溶酶原激活物（t-PA）和尿激酶。纤溶治疗需要在特定的条件下进行，如对于符合纤溶治疗指征的患者，需要在不存在严重出血风险和禁忌证的情况下进行。

（3）抗血小板治疗：如阿司匹林，在特殊情况下可以用于肺栓塞的治疗，尤其是对于与下肢深静脉血栓（DVT）相关的肺栓塞。抗血小板治疗可以帮助预防血栓形成和复发。

2. 介入治疗

（1）导管直接溶栓（CDT）：是一种介入性治疗方法，通过经皮插管将纤溶药物直接输送到血栓所在的位置，以促进血栓的溶解。CDT 常用于肺栓塞伴有大面积肺动脉阻塞或危及生命的情况。

（2）球囊扩张术：对于伴有大面积肺动脉阻塞或危及生命的肺栓塞患者，可以采用球囊扩张术来缓解血流受阻。该手术使用导管将球囊导入肺动脉，通过球囊扩张来恢复血液通畅。

3. 支持性治疗

（1）氧疗：可以改善肺血流和氧合，缓解呼吸困难和低氧血症。具体的氧疗方式根据患者的血氧水平和严重程度进行调整。

（2）卧床休息：在肺栓塞急性期，卧床休息可以减少心脏负荷，帮助恢复。

（3）止痛和抗炎治疗：根据患者的疼痛程度，可以给予合适的止痛药物，如阿片类药物和非甾体抗炎药。

（4）水合和支持治疗：保持足够的水合状态，维持电解质平衡，并根据需要给予血流动力学支持，如静脉输液和使用血管活性药物。

第二节 肺动脉高压

肺动脉高压（PH）是一种罕见而严重的疾病，其特征是肺动脉系统内的血压升高。在正常情况下，肺动脉将血液从心脏右心室输送到肺进行氧合。然而，在肺动脉高压患者中，肺动脉及其分支的血管变得狭窄、僵硬或阻塞，导致心脏右心室需要更大的力量来推动血液通过肺循环。

一、病因

1. 遗传因素

部分家族性肺动脉高压（FPAH）的患者被发现存在基因突变。最常见的遗传突变是骨形成蛋白受体 2（BMPR2）基因的突变。这一突变使得肺动脉内皮细胞的生长和分化受到抑制，导致血管壁增厚和狭窄。

2. 基因突变

除了 *BMPR2* 基因突变，还有其他基因突变与肺动脉高压的发病相关。这些基因包括 *SMAD9*、*ACVRL1*、*ENG*、*CAV1* 等，它们参与了血管内皮细胞和平滑肌细胞的生长、分化，以及血管壁的调节。这些突变可能导致肺动脉内皮细胞和平滑肌细胞异常增殖，进而导致血管收缩和肺动脉高压的发展。

3. 免疫炎症反应

免疫系统的异常反应可能在肺动脉高压的发病中起到一定作用。自身免疫病（如系统性红斑狼疮、硬皮病等）与肺动脉高压的发病率增加有关。这些疾病引发的免疫炎症反应可能导致肺血管内皮细胞和平滑肌细胞受损，引发炎症细胞浸润和细胞因子释放，从而导致血管壁增厚和狭窄。

二、临床表现

1. 呼吸系统症状

气促是肺动脉高压最常见的症状之一。患者可能在日常活动或轻度劳动后感到气促，并在进一步活动或体力消耗时加重。气促可能逐渐加重，甚至出现在静息状态下。

呼吸困难可能伴随其他症状，如快速浅表呼吸、喘息、呼吸不畅和吸气困难等。

2. 全身症状

乏力和体力下降是肺动脉高压患者常见的症状之一。即使在轻度活动后，患者也可能感到明显的疲劳和无力感。

体重下降也是一种常见的症状。患者可能出现食欲下降和营养摄入减少，导致体重减轻。

3. 心血管症状

胸痛是肺动脉高压的常见症状之一。这种疼痛通常位于胸骨后面或心前区，并可能向肩膀、背部、颈部和胳膊放射。胸痛可能是心脏负荷过重、心肌缺血或心律失常引起的。

晕厥和头晕也是肺动脉高压患者常见的症状。这可能是右心室功能减退、心输出量减少、低血压及供血不足引起的。

心悸和心律不齐是部分患者可能出现的症状。肺动脉高压导致心脏负荷增加，可能导致心律失常的发生。

4. 循环系统症状

水肿是肺动脉高压患者常见的症状之一。由于肺动脉高压导致心脏负荷过重，心脏泵血功能下降，静脉回流受阻，导致液体积聚在组织中，尤其是下肢、腹部和腰部。患者可能出现脚踝、腿部和腹部的水肿。

5. 体征

肺动脉高压患者可能出现多种体征，是由于心脏和血管的改变引起的。这些体征可能包括颈静脉怒张（颈部静脉充盈）、肝大、腹水、肺动脉瓣区第二心音亢进、心脏杂音等。

三、辅助检查

1. 超声心动图

超声心动图是肺动脉高压最常用的非侵入性检查方法之一，可提供关于心脏结构和功能的信息。通过超声心动图，可以测量肺动脉压力梯度、右心室大小和壁厚度，评估心室间隔的运动情况、三尖瓣的功能及肺动脉瓣的异常情况。此外，可以通过多普勒超声心动图测量肺动脉收缩压和舒张压，并计算心输出量和肺动脉阻力指数等参数。

2. 肺功能检查

肺功能检查（PFT）用于评估肺功能和确定肺动脉高压与其他肺部疾病的鉴别诊断。PFT 包括肺活量、用力呼气容积、肺活量-时间曲线和肺泡气体交换功能等指标。这些测试可以评估患者的肺通气功能和肺泡气体交换情况，排除与肺部疾病相关的原因，并评估肺动脉高压对肺功能的影响。

3. 心电图

心电图可用于评估心脏的电活动和检测心律失常。在肺动脉高压患者中，心电图常常显示右心室肥厚和扩张的特征。这些改变包括右心室肥大的 P 波、右束支传导阻滞的 QRS 波形、右胸导联的 ST 段改变，以及右心室肥厚引起的心室肥厚的 T 波改变。心电图还可以检测心律失常和心脏传导阻滞等异常。

4. 胸部 X 线检查

胸部 X 线检查可提供有关心脏和肺结构的信息。肺动脉高压患者的 X 线胸片常显示心脏扩大、右心室增大及肺动脉扩张。此外，X 线检查还可以排除其他胸部疾病，如肺炎、肺气肿等与肺动脉高压症状类似的疾病。

5. 血液检查

血液检查可用于评估患者的一般健康状况，同时排除其他潜在的原因。常规血液检查可以包括血红蛋白测量、红细胞计数、白细胞计数、血小板计数，以及肝功能和肾功能指标等。特殊的血液检查还可以用于评估肺动脉高压的特异性标志物，如脑利尿钠肽和前列腺素代谢物。

6. 6 分钟步行测试

6 分钟步行测试是一种简单而常用的功能评估方法，用于评估患者的运动耐力和功能状态。患者在规定时间内尽可能远地步行，测试期间监测血氧饱和度、心率和呼吸频率等指标。6 分钟步行测试可以提供有关患者的体力活动水平、运动耐力和肺动脉高压对日常生活活动影响的信息。

7. 心导管检查

心导管检查是确诊肺动脉高压和评估疾病严重程度的“金标准”。通过将导管插入右心腔和肺动脉，可以直接测量心脏和肺血管的压力。这种检查可测量平均肺动脉压（mPAP）、肺毛细血管楔压（PCWP）、右心室收缩压（RVSP），并可计算肺动脉阻力指数等参数，以帮助确定肺动脉高压的诊断和严重程度。

8. 心脏 MRI

心脏 MRI 是一种非侵入性影像学检查方法，可以提供心脏解剖和功能的详细信息。心脏 MRI 可测量心脏和血管的大小、形态、血流速度和心脏功能，并评估心脏肌肉和心脏瓣膜的结构和功能。此外，心脏 MRI 还可以评估肺动脉壁的厚度和血流动力学参数，对于肺动脉高压的诊断和监测具有重要价值。

四、鉴别诊断

1. 心脏瓣膜疾病

心脏瓣膜疾病（如二尖瓣狭窄、主动脉瓣狭窄等）可能导致心脏负荷增加和肺循环压力升高，从而引起类似肺动脉高压的症状。然而，与 PH 不同的是，心脏瓣膜疾病通常伴有心脏瓣膜异常和相应的心脏杂音。超声心动图和心脏导管检查可以帮助鉴别肺动脉高压与心脏瓣膜疾病之间的区别。

2. 特发性肺纤维化

特发性肺纤维化是一种慢性进行性肺疾病，其特征是肺纤维化和瘢痕化。尽管肺动脉高压和特发性肺纤维化可以共存，但它们是两种不同的疾病。特发性肺纤维化主要表现为进行性呼吸困难、干咳和肺功能受限。肺功能测试和胸部高分辨率 CT 扫描可用于相关诊断和鉴别诊断。

3. 间质性肺疾病

间质性肺疾病是一组肺疾病，涉及肺间质（肺泡和肺泡周围的结缔组织），如肺纤维化、结节性多动脉炎等，也可能导致肺动脉高压的发生。鉴别诊断通常需要进行肺功能测试、胸部 CT 扫描、肺活检和免疫学检查等。

五、治疗

1. 药物治疗

（1）血管扩张剂：是治疗肺动脉高压的一线药物。5 型磷酸二酯酶抑制剂（PDE5i）如西地那非和他达拉非被广泛应用。它们通过抑制 PDE5 酶，增加环磷酸鸟苷（cGMP）的水平，引起血管平滑肌舒张，从而降低肺动脉压力。

（2）前列腺素类似物：是强效的血管扩张剂。它们模拟前列腺素的作用，通过扩张肺动脉血管和抑制血小板聚集，改善血流动力学，并减轻症状。

（3）内皮素受体拮抗剂：通过阻断内皮素受体，减少血管收缩和细胞增殖，改善肺动脉高压的病理过程。

（4）基因突变相关治疗：对于家族性肺动脉高压（FPAH）患者，基因突变相关的治疗可能是一个选项，包括使用二氢吡啶酮等针对特定基因突变的药物。

2. 免疫抑制剂

免疫抑制剂，如环孢素、他克莫司等，可用于治疗与免疫系统异常激活相关的肺动脉高压。这些药物通过抑制免疫细胞的活动和炎症反应，减轻肺动脉高压。

3. 抗血小板和抗凝治疗

（1）抗血小板药物：如阿司匹林，可以用于预防血栓形成和改善肺血管通透性。

（2）抗凝药物：如华法林，可以用于预防血栓形成。然而，关于肺动脉高压患者是否应用抗凝药物的决策需谨慎，因为肺动脉高压患者存在出血风险，需要平衡抗凝治疗的益处和风险。

4. 氧疗

对于存在低氧血症的肺动脉高压患者，氧疗是常规治疗的一部分。通过给予氧气补充，可以改善组织氧合并缓解低氧血症引起的症状。

5. 肺移植

对于肺动脉高压严重且无法通过药物治疗控制的患者，肺移植可能是最后的治疗选择。肺移植可以改善患者的生存率和生活质量，但由于供体器官的有限性和手术风险，肺移植被视为最后的治疗手段。

6. 定期随访和支持性治疗

对于肺动脉高压患者，定期随访非常重要。医师会监测患者的病情、症状和生活质量，并根据需要调整治疗方案。

支持性治疗包括提供心理支持、营养支持、疼痛管理、运动康复等，以改善患者的整体健康状况和生活质量。

第三节　肺动脉狭窄

肺动脉狭窄（PS）是一种心脏瓣膜疾病，肺动脉瓣的开口受限，妨碍了血液从右心室流入肺动脉。这种狭窄可以发生在肺动脉瓣本身（瓣膜性肺动脉狭窄），瓣膜以下（下瓣膜性或肺动脉下狭窄），或者瓣膜以上（肺动脉主干或分支狭窄）。肺动脉狭窄可能是先天性的，也就是说，个体出生时就有这个状况；或者是后天性的，由感染、风湿热等导致。

一、病因

（一）先天性肺动脉狭窄

先天性肺动脉狭窄通常是在胚胎发育过程中心脏结构形成异常所致。虽然确切的原因未完全明了，但已识别出多种可能的影响因素，包括遗传倾向、环境因素以及它们的相互作用。

1. 遗传因素

（1）基因异常：肺动脉狭窄在某些家庭中呈现遗传倾向，暗示基因因素在发病中可能发挥作用。特定的遗传突变，如在 *NOX4*（NADPH 氧化酶 4 基因）和其他心脏发育相关基因中的突变，已被关联到心脏结构异常。

（2）染色体异常：如 22q11. 2 缺失综合征，常见于患有心脏畸形的个体，包括肺动脉狭窄。

2. 环境因素

（1）母体疾病：孕期母体患有某些疾病，如糖尿病、红斑狼疮等，增加了胎儿发生心脏畸形的风险。

（2）药物和毒素暴露：孕妇暴露于某些药物（如锂、苯妥英）、酒精或其他环境毒素，也可能增加胎儿发生肺动脉狭窄的风险。

（3）感染：孕早期病毒感染，如风疹病毒感染，进而导致胎儿心脏畸形。

（二）后天性肺动脉狭窄

尽管大多数肺动脉狭窄是先天性的，但在某些情况下，个体也可能在出生后发展出肺动脉狭窄，这通常与其他心脏病、外伤或手术后并发症有关。

1. 风湿热

风湿热是导致心脏瓣膜疾病，包括肺动脉狭窄的已知原因之一。

2. 心脏手术

修复其他心脏缺陷的手术，特别是涉及肺动脉瓣或其附近结构的手术，可能导致肺动脉狭窄，成为术后并发症。

3. 感染性心内膜炎

这是一种心脏内膜的感染性疾病，可以影响到心脏瓣膜，包括肺动脉瓣。如果感染影响到肺动脉瓣，可能会导致瓣膜受损，形成狭窄。

4. 外伤或医疗操作

直接的胸部外伤或某些医疗操作（如心导管检查）可能损伤肺动脉瓣或邻近结构，造成狭窄。

5. 肺动脉高压

长期的肺动脉高压可能导致肺动脉瓣环的纤维化和狭窄，尽管这种情况相对罕见。

二、临床表现

本病的临床表现取决于狭窄的程度和是否伴有其他心脏畸形。轻度肺动脉狭窄可能无症状或症状不明显，而中度至重度狭窄可能导致明显的临床症状和体征。

1. 无症状或轻微症状

许多轻度肺动脉狭窄患者在日常活动中可能不会出现明显症状。他们可能在体格检查中被偶然发现有心脏杂音，需进一步的诊断检查（如心脏超声心动图）才能确诊。

2. 呼吸困难

中度至重度狭窄的患者可能在进行体力活动时出现呼吸困难。这是由于肺动脉狭窄增加了右心室的负担，限制了血液流向肺部，从而减少了肺循环血液的供应。

3. 心悸

心脏跳动异常感，特别是在劳力后，可能是肺动脉狭窄的另一个症状。由于右心室需要更加努力地做功以克服狭窄，可能导致心律失常。

4. 胸痛

尤其是在剧烈活动后，患者可能出现胸痛。这种胸痛通常是心肌因过度负荷而缺血造成的。

5. 晕厥

在少数情况下，尤其是在重度狭窄中，患者可能会出现晕厥，特别是在剧烈运动后。这是因为大脑暂时缺乏足够的血液供应。

6. 发绀

重度肺动脉狭窄可能导致血液氧合不足，造成皮肤和嘴唇呈现蓝色，这种情况被称为发绀。这通常发生在最严重的病例中。

7. 心脏杂音

肺动脉狭窄的一个典型体征是心脏杂音，是血液通过狭窄的肺动脉瓣时产生的湍流声。这种杂音通常可以在心脏的左上部胸骨边缘听到，并可能在体检中被医师检测到。

8. 生长迟缓（儿童）

在儿童患者中，重度的肺动脉狭窄可能导致生长发育迟缓，因为心脏病影响了正常的血液循环和营养物质的分配。

9. 下肢水肿

在一些重度狭窄或伴有右心功能不全的患者中，可能会出现下肢水肿，这是由于静脉回流受阻导致了体液积聚引发水肿。

三、辅助检查

1. 超声心动图

超声心动图是诊断肺动脉狭窄的首选和最重要的辅助检查。它是一种非侵入性检查，可以提供关于心脏结构和功能的重要信息，包括确定狭窄的位置和程度，评估肺动脉瓣的形态和运动，测量右心室压力和肺动脉压力，观察右心室的大小和功能，评估是否存在心室肥厚或扩张，检测可能伴发的其他心脏畸形。

2. 心电图

心电图（ECG）是评估心脏电生理功能的基本检查。对于肺动脉狭窄患者，心电图可能显示右心室肥厚的迹象。右心导联出现异常振幅增高的 R 波。可能出现心律失常，如心房颤动。

3. 胸部 X 线检查

胸部 X 线检查可以提供心脏大小和形状以及肺部状况的信息。在肺动脉狭窄的情况下，X 线检查可能显示右心室增大，肺动脉主干和分支扩张，肺野血管标记减少，表明肺部血流量减少。

4. 心导管检查

心导管检查是一种侵入性检查，通过将导管插入心脏腔室来直接测量心脏的压力和氧饱和度。在肺动脉狭窄的情况下，心导管检查可以精确测量右心室和肺动脉之间的压力梯度，直接评估狭窄的严重程度，评估肺动脉和右心室的解剖结构，帮助排除其他可能的心脏病变。

5. 心脏 MRI

心脏磁共振成像是一种非侵入性高分辨率成像技术，对于肺动脉狭窄的患者，MRI 能提供关于右心室大小和功能的详细信息，评估肺动脉瓣与肺动脉的解剖结构和狭窄程度，检测右心室肥厚和心脏其他结构的异常。

6. 其他检查

根据患者的具体情况和临床表现，医师可能还会建议进行其他检查。

（1）运动试验：评估患者的运动耐受性和心脏在负荷下的表现。

（2）血液检测：检查心脏损伤标志物、炎症标志物和其他相关指标。

四、鉴别诊断

1. 肺动脉瓣狭窄

肺动脉狭窄和肺动脉瓣狭窄是两种不同的疾病，但它们有相似的名称和相似的临床表现。鉴别诊断的关键在于确定狭窄的位置。肺动脉狭窄是指肺动脉主干或出口处的狭窄，而肺动脉瓣狭窄是指肺动脉瓣膜本身的狭窄。超声心动图和心导管检查是确定狭窄位置的重要方法。

2. 肺动脉瓣关闭不全

肺动脉瓣关闭不全是指在心脏舒张期，血液会从肺动脉流回到右心室，而不是正常的单向流动。虽然肺动脉瓣关闭不全也可能引起相似的症状，但它的原因和生理机制与肺动脉狭窄不同。超声心动图可以用于评估肺动脉瓣的功能和检测关闭不全。

3. 法洛四联症

法洛四联症是一种复杂的先天性心脏病，包括肺动脉狭窄、室间隔缺损、主动脉骑跨和右心室肥厚。因此，肺动脉狭窄可以是法洛四联症的组成部分之一。鉴别诊断的关键在于识别其他法洛四联症的特征性表现，如室间隔缺损和主动脉骑跨。超声心动图和心导管检查可以帮助确认诊断。

五、治疗

1. 观察和监测

对于轻度狭窄且无明显症状的患者，可能只需要定期随访观察，并通过心脏超声检查等进行监测。这种情况下的治疗重点在于评估病情进展，确保病情稳定，同时提供相应的建议和支持。

2. 药物治疗

药物治疗在特殊情况下可以帮助缓解症状、改善心功能和控制并发症。常用的药物包括利尿剂、降低心率的药物和抗凝血药物。利尿剂可减轻体液潴留和心脏负荷，从而改善症状。降低心率的药物，如β受体阻滞剂，可降低心脏的收缩力和心率，降低心脏的氧耗。对于有血栓形成风险的患者，抗凝血药物可用于预防血栓并发症。

3. 心导管治疗

对于症状明显且狭窄程度较重的患者，可能需要进行介入性心导管治疗，以扩张狭窄部位或植入支架。常用的治疗方法包括经皮球囊成形术和经皮支架植入术。

（1）经皮球囊成形术：通过导管将膨胀的球囊引入肺动脉瓣狭窄的区域，然后通过膨胀球囊来扩张瓣膜，改善血流。

（2）经皮支架植入术：对于严重狭窄或再狭窄的患者，可考虑植入支架来保持肺动脉通畅。

4. 手术治疗

对于严重狭窄且介入治疗无效的患者，可能需要进行手术治疗。手术选项包括肺动脉瓣膜成形术和肺动脉瓣膜置换术。肺动脉瓣膜成形术指通过手术切开瓣膜或移除狭窄的部分来扩张肺动脉瓣膜。肺动脉瓣膜置换术指将狭窄的肺动脉瓣膜替换为人工瓣膜或移植瓣膜。

第十三章　心血管重症影像学检查

第一节　重症超声

重症超声指的是在重症监护病房（ICU）环境中使用的超声技术，用于评估和监测危重病患者的状况。这是一种床边检查工具，允许医师实时获得关于患者器官功能和状态的重要信息，以便快速做出诊断和治疗决策。

一、工作原理

重症超声的工作原理基于超声波技术，这是一种使用高频声波进行医学成像的方法。其基本原理涉及超声波的发射、组织内的传播、反射以及反射波的接收和处理，从而生成体内结构的图像。这种技术在重症医学领域中，特别是在实时诊断和监测危重病患者的状态上，提供了一种非侵入性、即时且相对安全的检查方法。

1. 超声波的产生和发射

重症超声开始于超声探头，这是一个包含压电晶体的装置。当电压施加到这些晶体上时，它们会物理变形，产生超声波。这些超声波随后被发射进入体内，穿过皮肤和其他组织。超声探头的设计使其能够发射和接收超声波，因此，在超声检查过程中，探头既是声波的发射器，也是接收器。

2. 超声波在组织中的传播和反射

当超声波遇到不同密度的组织（如软组织、液体和骨骼）时，部分声波会在这些组织界面处被反射回来，而剩余的则继续向前传播。这种反射主要取决于两种不同介质之间的声阻抗差异。声阻抗是指材料对声波传播的抵抗程度，不同的组织具有不同的声阻抗值。例如，骨骼与软组织之间的界面会反射更多的声波，而软组织内部的声波反射则较少。

3. 反射波的接收和图像生成

探头接收到的反射声波（回声）随后被转换为电信号，并被送入超声机内部的处理器。这些电信号经过处理和解析后，被转换成图像。图像的亮度（灰度级别）取决于接收到的回声强度：界面反射回的声波越多，相应区域在图像上就越亮。通过这种方式，可以构建出体内结构的详细图像。

4. 实时成像和定量分析

重症超声的一大优势是其能够提供实时的动态成像，医师可以实时观察到心脏的跳动、血流的流向和速度，或是呼吸过程中肺部的变化。此外，现代超声设备配备了先进的图像处理软件，能够进行定量分析，如测量血流速度（多普勒超声）、心脏的射血分数等，从而提供更多的诊断信息。

二、成像能力

重症超声的成像能力在近年来已经显著提高，成为重症监护医学中不可或缺的一部分。这项技术能够快速提供实时且细致的人体内部器官和血管的视图，从而对危重病患者的诊断和治疗管理提供极大的帮助。

1. 心脏超声

心脏超声是重症超声应用中最为重要的部分之一。通过心脏超声，医师能够评估心脏的结构和功能，包括心室大小、心室壁运动、射血分数、瓣膜结构和功能等。这些信息对于诊断心力衰竭、瓣膜疾病、心包积液、心肌病变等疾病至关重要。多普勒技术还可以评估血流动力学状态，如血流速度和方向，进一步指导液体治疗和血管活性药物的使用。

2. 肺部超声

近年来肺部超声在重症医学中的应用得到了快速发展。肺部超声可以用来检测肺水肿、胸腔积液、肺血栓栓塞症和肺塌陷等病变。虽然肺部含有大量空气，不是传统超声成像的理想目标，但通过分析肺部与胸膜的界面以及产生的声波反射模式（如A线和B线），医师能够间接评估肺部状况。

3. 腹部超声

腹部超声对于评估腹部器官（如肝、胆囊、肾和脾等）的结构和功能极为重要。通过腹部超声，可以诊断出肝硬化、肾疾病、胆囊炎、腹水和内脏器官的其他病变。此外，腹部超声还能帮助指导进行腹腔穿刺等介入性操作，提高操作的安全性和成功率。

4. 血管超声

血管超声，特别是深静脉超声，对于诊断下肢深静脉血栓（DVT）至关重要。多普勒技术可以评估血流状态，帮助识别血管内的血栓。此外，血管超声也能够通过对颈动脉、腹主动脉等大血管的评估，进行风险评估和疾病监测。

5. 神经超声

虽然重症超声在神经系统的应用相对较少，但通过颅骨窗口进行的经颅多普勒超声（TCD）可以评估脑血流速度，对于诊断脑血管疾病、颅内压增高和脑死亡具有潜在价值。

三、分类及其应用

1. 心脏超声

（1）目的：评估心脏结构和功能，包括心室尺寸、心室壁运动、瓣膜功能和心输出量等。

（2）应用：用于诊断心脏病如心力衰竭、心包积液、心脏瓣膜疾病等，以及指导液体管理和血管活性药物的使用。

2. 肺部超声

（1）目的：检查肺部和胸腔，包括肺部水肿、胸腔积液和肺栓塞等。

（2）应用：对于呼吸困难的患者，肺部超声是一种无创、快速的评估工具，可以帮助识别导致呼吸衰竭的原因。

3. 腹部超声

（1）目的：评估腹部器官，如肝、胆囊、肾和脾等的状况。

（2）应用：用于检查内脏器官的异常，如腹部积液、器官肿大或血管异常。

4. 深静脉超声

（1）目的：检测下肢深静脉血栓（DVT）。

（2）应用：在危重患者中，下肢深静脉血栓的风险增加，深静脉超声是一种快速、非侵入性的筛查方法。

5. 神经超声

（1）目的：评估脑部血流动力学和颅内压。

（2）应用：虽然应用范围较小，但在某些情况下可以用于评估特定的脑部问题。

四、优点和缺点

1. 优点

重症超声的优点在于其非侵入性、即时性和可重复性，可在患者床边进行，从而避免了将危重病患者转移至影像科室的风险。此外，重症超声对于指导治疗方案、监测治疗效果和迅速调整治疗计划具有重要价值。随着技术的进步和医师超声操作技能的提高，重症超声已成为重症医学中不可或缺的一部分。

2. 缺点

尽管重症超声在临床诊断和患者管理中发挥了不可替代的作用，其便携性、即时性和非侵入性为危重病患者的即时评估和监测提供了巨大的便利，但它在实际应用中可能会遇到一些限制。

（1）操作者依赖性：重症超声的应用高度依赖于操作者的经验和技能。正确的操作、图像的获取和解读需要经过专门的培训和实践。不同操作者之间的技能差异可能导致诊断结果的不同，包括图像质量的不一致和解读上的误差。这种依赖性要求持续的教育和培训以保证操作者技能的一致性和准确性，但在某些医疗环境中，这样的资源可能是有限的。

（2）图像质量受限：虽然重症超声提供了即时成像能力，但图像的质量可能受到多种因素的影响。例如，肥胖的患者或有过多肠气的患者可能难以获得高质量的图像，因为这些条件会阻碍超声波的传播。此外，体表伤口、敷料或医疗设备（如导管、引流管）也可能限制探头的放置，进而影响图像的获取。

（3）解读限制：尽管重症超声能提供关键的生理和解剖信息，但对某些复杂情况的解读可能具有限制。例如，在评估心脏结构和功能时，超声可能无法提供与心导管或磁共振成像（MRI）相匹配的详细信息。同样，对于某些深部结构或细微的解剖变化，超声的分辨率可能不足以确诊。

（4）时间和资源消耗：虽然在许多情况下，床边超声检查比传统的成像技术更为快速和方便，但它仍然需要专门的培训和时间投入。在紧急情况下，寻找合适的设备和受过培训的人员可能会导致延误。此外，尽管现代超声设备越来越便携，但设备的采购和维护仍然需要相当的经济投入。

五、展望

1. 技术进步和创新

随着超声技术的进一步发展，未来的设备将更加轻便、高效，并且拥有更高的图像质量。通过利用人工智能（AI）和机器学习技术，重症超声设备能够提供更精准的图像解析、自动化的测量和诊断建议，减轻医师的工作负担，提高诊断的准确性和效率。AI 辅助的图像识别和分析将能够帮助医师更快地识别病变和进行风险评估。

2. 教育和培训的革新

随着虚拟现实（VR）和增强现实（AR）技术的发展，未来重症超声的教育和培训将变得更加高效和直观。通过模拟真实情境进行训练，医师和医学生能够在没有风险的环境中练习超声技能，从而提高学习效率和操作技能。此外，远程教育平台将使得资源有限地区的医师也能够接受到高质量的培训和持续教育。

3. 现场诊断和远程医疗的融合

随着通讯技术的发展，重症超声将在现场诊断和远程医疗方面发挥更大作用。通过将床边超声设备与远程医疗平台相结合，专家可以远程指导非专家进行超声检查，并实时提供诊断意见，这对于资源有限或偏远地区的患者尤其有益。这种模式不仅能够提高医疗资源的利用效率，还能够确保患者及时接受到专业的诊断和治疗建议。

4. 跨学科的整合应用

重症超声的应用领域将进一步扩展，与其他医学领域实现更深度的整合。例如，结合生物标志物、临床数据分析以及超声成像，为患者提供更全面的评估和个性化治疗方案。在多学科团队协作中，重症超声将成为连接不同专业知识和技能的桥梁，促进更有效的患者管理和治疗决策的选择。

5. 患者安全和舒适度的提升

随着重症超声技术和操作技巧的进步，未来的重症超声检查将更加注重患者的舒适度和安全性。通过优化设备的设计和调整检查流程，减少对患者的干扰和不适，同时保证高质量的成像结果。患者中心的检查流程和人性化的技术应用将成为未来发展的重要方向。

第二节　心血管疾病超声检查

一、检查方法

（一）心脏超声检测仪器

心脏超声检查所采用的仪器包括M型超声心动图仪、二维超声心动图仪和彩色多普勒超声心动图仪。目前的彩色多普勒超声心动图仪已经集成了几乎所有心脏超声检查所必需的技术和功能。心脏超声检测仪器主要由以下部件组成：超声探头、超声发射和接收单元、数字扫描转换部件、面板开关组件、键盘、监视器、影像输入输出单元和电源构成。

（二）探头

心脏超声检测通常采用电子相控阵探头。由数字化电子延时电路控制换能器压电晶片阵列，按晶片排列以不同时间顺序发射超声波声束，以形成扇形扫描超声波声束。目前部分血管内超声导管的超声扫描方式仍然采用机械环形扫描。

依据声束频率范围分类可将心脏超声探头分为单频探头、变频探头和宽频探头。依据心脏超声扫描区域和路径还可将超声探头分类为经胸壁超声探头、经食管超声探头、心腔内超声探头和血管腔内超声探头。

（三）检查前准备

（1）患者应当在检查前换穿上下两件套宽松衣服。上衣应为胸前正中可解开式。检查前应当清理胸前壁和颈部的电极或饰物。

（2）经食管超声检查患者，检查前 8 小时应当禁食和禁水。

（3）依据不同的检测目的应当在检查时将受检患者置于不同的体位。心脏超声检测的主要常规检测体位是仰卧位、左侧卧位和头后仰卧位。心脏位置异常时可采用右侧卧位。

（4）连接同步心电监护电极。

（5）冬天应当预热超声耦合剂。

（四）检查方法和步骤

依据不同检测目的选择以下心脏超声检测区域进行检测：胸骨左缘检测区、左侧心尖检测区、胸骨上窝检测区和剑突下或肋下检测区。其中以胸骨左缘检测区和左侧心尖检测区最为常用。不常用的心脏超声检测区域包括胸骨右缘检测区、右侧心尖检测区（心脏位置异常时采用）和背部肩胛间检测区（大量胸腔积液时采用）等。

确定检测区域后，在待采用检测区域皮肤与超声探头间充填足够超声耦合剂，以排除空气，减少气体干扰。

（五）检查中注意事项

心脏超声检查中应注意检测过程的质量控制。应当依据不同的检测部位和透声条件选用适当的仪器设置条件进行超声扫描。应当采用足够的标准心脏超声切面和在此基础上的变异切面进行全面观察，同时应当观察足够数量的心动周期。测量图像参数时应依据不同的病理状态测取多个心动周期参数，并计算平均值。

应注意对不同心脏疾病（如先天性心脏病和后天获得性心脏病）和不同观察人群（如儿童和成人）采用不同心脏超声扫描观察的流程，以提高心脏超声检测效率，减少漏诊。

在心脏超声检查中应当特别注意与以往检查结果的比较观察，以检出心脏病变结构和功能的进行性变化。应当特别注意对所谓亚临床心脏病变或正常变异的检出。

心脏超声检查中应当注意对心脏自身病理生理和病理解剖的关联性与逻辑性进行观察，注意区分心脏超声观察的不同层次和关联病变的系统性评价。应当注意先天性心脏畸形的心脏外关联畸形检查。

心脏超声检查中应当注意心脏周围脏器和解剖结构的观察，有利于检出与心脏相关的其他疾病（如纵隔肿瘤、心包囊肿和肾肿瘤转移等）。在进行先天性心脏病检测时，应当注意胸腔和腹腔脏器位置及解剖结构的观察，以检出脏器转位等合并先天性畸形。

此外，还应当充分注意心脏超声检查的局限性和适用范围，避免过度检查和错误诊断。出现超出心脏超声检查适应证的情况时，应当注意适时终止心脏超声检查并推荐其他适当相关心脏检查。

二、正常超声心动图

（一）二维超声心动图

正常二维超声心动图呈现出健康心脏的特征和功能。这些特征可以分为心腔、心肌、瓣膜和血流动力学等方面。

1. 心腔

在超声心动图上可以明确地看出心腔的大小。左心房（LA）、右心房（RA）、左心室（LV）和右心室（RV）的尺寸应在正常范围内。左心房的直径通常不超过4cm，右心房的大小应略小于左心房。左心室的内径（LVID）在舒张末期通常不超过5. 5cm，在收缩末期为3～4cm。右心室的大小应小于左心室，前后径通常不超过2. 6cm。

2. 心肌

在超声心动图上，正常心肌呈现均匀的回声，比心腔和心包稍亮。左心室的室壁厚度在舒张末期为0. 6～1. 1cm，收缩时应明显增厚。右心室壁明显薄于左心室壁，通常不超过0. 5cm。在观察心肌运动时，应注意各段的运动应协调，运动幅度应在正常范围内，无运动异常或运动迟缓的区域。

3. 瓣膜

二维超声心动图可以清晰地观察到心脏的四个瓣膜——二尖瓣、主动脉瓣、三尖瓣和肺动脉瓣。瓣膜应呈现为薄膜状结构，边缘光滑整齐，瓣叶在心脏舒缩过程中应能良好地开放和关闭。主动脉瓣和肺动脉瓣应有三片瓣叶，二尖瓣和三尖瓣的瓣叶数量则可能因人而异。

4. 血流动力学

通过多普勒技术，二维超声心动图可以观察到心脏内的血流情况。在正常情况下，应看到血流从心房流入心室，然后从心室流出到大血管。瓣膜的开放和关闭应与血流的方向一致，无反流现象。可以通过测量血流速度和瓣口面积，计算出各瓣膜的血流量和压力梯度，这些指标在正常情况下应在一定的范围内。

（二）M型超声心动图

M型超声心动图是一种常用的心脏成像技术，能够提供心脏结构在时间维度上的连续运动信息。在一个正常的M型超声心动图中，心脏各个结构的运动规律和相互关系表现得清晰、有序，无任何病理性改变。

首先，正常情况下，左心室的内径在舒张末期和收缩末期有显著的变化。舒张末期的内径正常范围为3. 5～5. 5cm，收缩末期的内径正常范围为2. 0～4. 0cm。此外，左心室后壁和室间隔的厚度在舒张末期也有显著的变化，一般为0. 6～1. 1cm。此外，M型图像上，左心室壁在心动周期中呈现两次上升和两次下降，代表了左心室壁的舒张和收缩。

其次，是心脏瓣膜的运动。在二尖瓣M型超声心动图上，E波（快速充盈期波）高于A波（心房收缩期波），与心房收缩相对应。三尖瓣运动图像与二尖瓣运动图像类似，但E波与A波的高度相反。主动脉瓣和肺动脉瓣的运动也会被反映在M型超声心动图上，它们在心脏收缩期打开，舒张期关闭。

再次，右心室和右心房的运动也在M型超声心动图中有所体现。正常情况下，右心室和右心房的大小、形态和运动都应该是正常的，没有病理性改变。右心室壁在舒张末期的厚度一般在0. 2～0. 5cm，右心房在图像中应表现为形态规则的腔，无显著的内径增大。

最后，从心尖四腔观的M型超声心动图，可以看到左心房和右心房的大小及其在心动周期中的变化。正常情况下，左心房的前后径一般不超过4cm，右心房的前后径则通常小于左心房。

总的来说，正常的 M 型超声心动图特征包括心脏各腔室和心脏瓣膜的规则运动，以及各个心脏结构的正常大小和形态。任何超出这些正常范围的变化，都可能是病理性的，需要进一步的检查和分析。

（三）多普勒超声

1. 血流速度和方向

在多普勒模式下，可以测量血流的速度和方向。正常情况下，血流应该从心房流向心室，然后从心室流向大血管。血流速度应该在收缩期最高，舒张期最低。例如，主动脉瓣的峰值流速通常在 1～1.7m/s 之间。

2. 肺静脉流速

在脉冲多普勒模式下，可以测量肺静脉的血流速度。正常情况下，肺静脉的血流速度应该在收缩期最高，舒张期稍低。

3. 心肌应变和应变率

通过组织多普勒技术，可以评估心肌的功能。正常心肌的应变率应该为 -15%～-20%。

4. 静脉回流

在下腔静脉的多普勒图像中，可以观察呼吸相对应的静脉回流变化。在吸气时，静脉回流应该增加，而在呼气时，静脉回流应该减少。

第三节　血管内超声

血管内超声是一种在血管内部使用超声探头进行成像的技术，用于评估血管的解剖结构和病变。它通过在血管内导管的末端插入超声探头，将超声波传输到血管壁，然后接收反射回来的信号，生成高分辨率的血管壁图像。

一、工作原理和工作方式

1. 超声波的发射

在血管内超声中，超声波通过一个特殊的探头（又称为超声探头或超声换能器）被发射到血管内。探头中的压电晶体产生声波，这些声波被送入血管内。

2. 超声波的传播和反射

超声波一旦进入血管，便会在不同的组织和介质之间传播。当超声波遇到不同密度或不同声阻抗组织的界面时，部分声波能量会被反射回来。

3. 回波信号的接收

超声探头同时充当了发射器和接收器的角色。它能够接收反射回来的声波信号，并将其转换为电信号。

4. 信号处理和成像

接收到的电信号被放大和处理，以提高信噪比和图像质量。然后，这些信号经过计算和处理，形成血管内部的图像。图像显示血管壁的结构和组织特征。

血管内超声的成像是实时的，医师可以在屏幕上直接观察血管壁的图像。由于超声波的高频率和小波长，血管内超声具有较高的分辨率，可以清晰地显示血管壁的细微结构和病变。

二、成像能力

1. 高分辨率

血管内超声具有高分辨率的特点，可以清晰地显示血管壁的细微结构。它能够分辨血管内膜、内膜下层和血管外膜等多个层次的结构，以及斑块、血栓等病变。

2. 实时成像

血管内超声可以提供实时的图像，医师可以在手术过程中直接观察血管壁的情况。这使得医师能够准确地引导支架放置、扩张及评估治疗效果。实时成像也有助于发现并处理手术中出现的问题。

3. 多种显示模式

血管内超声可以提供多种显示模式，以满足不同的临床需求。常见的显示模式包括传统的二维图像、断层图像（即虚拟切片），以及更先进的三维成像。三维成像可以提供更全面的血管壁结构信息，并有助于准确定位病变的位置和形态。

4. 斑块分析

血管内超声可以对斑块进行定量和定性分析。通过血管内超声图像，医师可以测量斑块的面积、厚度、负荷等参数，评估斑块的稳定性和疾病的进展程度。这对于决定治疗方案、预测患者的风险和评估治疗效果非常重要。

5. 血流分析

血管内超声还可以评估血流情况。通过使用特定的超声技术，如彩色多普勒，可以观察血流速度、方向和血流动力学参数，以评估血管的血流状态。这对于评估狭窄程度、血管阻力，以及评估治疗效果具有重要意义。

三、临床应用

1. 冠状动脉疾病诊断和评估

血管内超声对于冠状动脉疾病的诊断和评估具有重要作用。它可以提供准确的冠状动脉解剖结构信息，包括冠状动脉狭窄程度、斑块形态和分布、血管壁厚度等。通过血管内超声，医师可以确定病变的位置、程度和类型，从而制订相应的治疗方案。

2. 冠状动脉介入治疗的导航和评估

血管内超声在冠状动脉介入治疗中起到重要的导航和评估作用。它可以指导支架的放置和扩张过程，帮助医师准确定位病变和支架的位置，确保支架的准确放置和扩张。此外，血管内超声还可以评估支架的成形情况、展开程度和血管壁的应力分布，为治疗效果的评估提供可靠的依据。

3. 冠状动脉病变特征的分析

血管内超声可以对冠状动脉病变的特征进行分析，包括斑块的稳定性、斑块负荷和斑块内血栓的形成情况。通过测量斑块的特征参数，如斑块面积、斑块厚度、斑块负荷等，可以评估斑块的稳定性和疾病的进展程度，为制订治疗策略提供依据。

4. 血管重建手术的评估和监测

血管内超声可以评估血管重建手术的效果和术后病变的变化。它可以观察血管壁的结构和血流情况，评估手术的成功程度和血管内膜的恢复情况。此外，血管内超声还可以帮助监测血管狭窄、支架内再狭窄和血栓形成等并发症的发生。

5. 动脉粥样硬化研究和观察

血管内超声在动脉粥样硬化的研究和观察方面具有重要意义。它可以直接观察并评估动脉粥样斑块的特征和变化。

通过血管内超声，可以对斑块的形态、组织组成和稳定性进行详细分析。医师可以观察斑块的大小、形状、分布和负荷，了解其对血管腔的狭窄程度和血液流动的影响。此外，血管内超声还可以检测斑块中的钙化、纤维组织、脂质沉积和血栓形成等特征，帮助评估斑块的稳定性和易损性。

四、优点和缺点

1. 优点

（1）高分辨率成像：血管内超声具有较高的分辨率，能够清晰地显示血管壁的细微结构和病变。它能提供血管内膜、内膜下层和斑块等多个层次的结构的详细解剖信息，对病变的评估更加准确。

（2）实时成像：血管内超声可以提供实时的图像，医师可以在手术过程中直接观察到血管壁的情况。这使得医师能够实时监测治疗过程，引导支架放置和扩张，并能够立即做出调整。

（3）无放射线：相较于传统的血管造影术，血管内超声是一种无放射线的成像技术，对患者的辐射暴露较小。这对于需要多次进行血管成像的患者，尤其是孕妇和年轻患者，更为安全。

（4）多种显示模式：血管内超声可以提供多种显示模式，如传统的二维图像、断层图像，以及三维成像。这些不同的显示模式可以更全面地展示血管的结构和病变，提供更准确的诊断和治疗指导。

（5）斑块分析和治疗评估：血管内超声可以对斑块进行定量和定性分析，包括斑块的面积、厚度、负荷等参数。这对于评估斑块的稳定性、病变的进展以及治疗的效果具有重要意义。

2. 缺点

（1）侵入性：血管内超声需要将探头通过导丝导入到患者的血管内部，因此是一种侵入性的操作。这意味着需要有经验的医师进行操作，并且可能会引起一定的不适和风险。

（2）技术要求高：血管内超声的操作需要高技术熟练度和丰富经验。医师需要具备解读超声图像的能力，准确地识别血管壁的结构和病变，并做出正确的诊断和治疗决策。

（3）有限的成像范围：血管内超声的成像范围相对有限，通常仅限于血管的局部区域。这意味着它不能提供全血管的连续成像，而只能对选定的部位进行观察。这对于需要全血管评估的疾病可能有一定的局限性。

（4）操作复杂性：血管内超声的操作相对复杂，需要进行导丝引导、导管放置和探头导入等步骤。这要求操作者需具备熟练的操作技术和丰富的经验，以确保安全和有效地成像。

（5）费用较高：相较于其他非侵入性血管成像技术，如血管造影术和 CT 等，血管内超声的设备和耗材费用较高。这可能限制了其在医疗机构的普及和应用。

五、展望

1. 分辨率的提高

随着技术的不断发展，血管内超声的分辨率得到了显著提高。新一代的超声探头和成像算法可以提供更高的分辨率，使医师能够更准确地观察血管壁的细微结构和病变。这对于病变的诊断和治疗规划具有重要意义。

2. 三维成像的应用

传统的血管内超声是基于二维成像的，但随着三维成像技术的发展，血管内超声也开始应用三维成像。通过将多个二维切片组合起来，可以获得更全面的血管结构信息，提供更准确的诊断和治疗指导。三维成像使医师能够在一个完整的立体空间中观察血管，并对复杂病变进行更全面的评估。

3. 彩色血流成像的引入

传统的血管内超声侧重于血管结构的成像，但现代血管内超声开始引入彩色血流成像技术。彩色血流成像可以提供血液流速和流向的信息，使医师能够更准确地评估血管的血流情况，包括狭窄、堵塞和血流动力学的变化。这对于了解血管病变的程度和疾病进展具有重要意义。

4. 功能性参数的评估

除了结构成像，血管内超声还可以评估功能性参数，如血管壁的弹性、压力分布和刚度等。通过测量这些参数，可以更全面地评估血管的功能状态和病变的严重程度。这对于评估动脉硬化、血管损伤和血流动力学变化等方面的疾病具有重要意义。

5. 实时引导功能的发展

随着技术的进步，血管内超声在手术过程中的实时引导功能作用也得到了增强。通过与导丝和支架等设备结合，可以实时监测血管的结构和病变，并在手术中引导支架放置和扩张。这种实时引导功能使医师能够在操作过程中准确地定位病变部位、评估治疗效果并及时作出调整。这大大提高了手术的精确性和成功率。

6. 联合成像的发展

为了更全面地评估血管病变，血管内超声与其他成像技术的联合应用也得到了发展。例如，血管内超声与光学相干断层扫描和多普勒超声等技术结合，可以提供更准确的血管结构和血流动力学的信息，增加病变诊断的准确性。

7. 智能化和自动化的发展

随着人工智能和机器学习等技术的不断发展，血管内超声的智能化和自动化也逐渐成为研究的热点。通过应用算法和模型，可以对血管内超声图像进行自动分析和识别，辅助医师进行病变的诊断和评估。这将大大提高诊断的准确性和效率。

第四节　光学相干断层扫描

光学相干断层扫描是一种基于光学原理的高分辨率断层成像技术，用于对生物组织的显微结构进行非侵入性成像。它通过测量光的干涉来获取组织的内部结构信息，类似于超声成像的原理，但是采用光学信号代替了声波信号。光学相干断层扫描主要用于眼科领域，如视网膜成像，但也广泛应用于其他医学领域，包括血管成像、皮肤成像和牙成像等。

一、工作原理和工作方式

1. 原理

光学相干断层扫描利用光的干涉现象来获取组织的内部结构信息。它使用一束光束（通常是近红外光）照射到组织表面上，并测量经过散射或反射后返回的光与参考光束的干涉。根据干涉光的特性，可以确定反射或散射光的相位差，从而得到组织内部的深度信息。

2. 工作方式

（1）光源：光学相干断层扫描成像使用的是一束光束，通常是激光器产生的近红外光。近红外光具有较长的波长，能够较好地穿透生物组织，减少光在组织中的散射和吸收。

（2）分束器：从光源发出的光经过分束器，被分成两束光，即参考光束和采样光束。

（3）扫描和干涉：采样光束通过光纤或光学探头照射到待测组织上，一部分光束经过散射或反射后返回。返回的光束与参考光束在光学干涉仪中相遇并发生干涉。

（4）探测和信号处理：干涉光的强度会根据光束的相位差而改变。探测器接收到干涉光信号后，将其转换为电信号并进行放大和处理。

（5）数据处理和图像重建：通过对探测到的干涉光信号进行处理和分析，可以获得组织内部的深度信息。通过将多个采样点的信息整合，可以重建出高分辨率的二维图像或三维图像。

光学相干断层扫描的关键在于利用干涉光的性质来测量深度信息。干涉光的相位差反映了光束在组织中传播的距离差，从而实现对组织内部结构的高分辨率成像。由于光的速度很快，光学相干断层扫描能够实现实时成像，对组织的微观结构进行快速准确检测。

二、成像能力

1. 高分辨率成像

光学相干断层扫描具有很高的空间分辨率，通常在数微米级别。这意味着它可以清晰地显示组织的微小结构，如细胞、细血管和神经纤维等。高分辨率成像使医师能够准确观察和评估组织的细微变化和病变。

2. 高对比度成像

光学相干断层扫描通过测量光的干涉，可以提供高对比度的图像。它能够捕捉到组织的反射和散射光信号，并将其转化为高质量的图像。高对比度成像使医师能够清楚地区分不同组织的边界和特征，有助于病变的定位和诊断。

3. 实时成像能力

光学相干断层扫描具有较快的成像速度，可以实现实时成像。医师可以在操作过程中即时观察到组织的结构和病变情况，有助于指导手术和治疗决策。实时成像能力使医师能够快速获得反馈信息，并根据需要进行调整和干预。

4. 深度成像能力

光学相干断层扫描具有较好的深度穿透能力，可以成像较深层的组织结构。它能够显示血管、神经和其他重要结构的深部情况，有助于评估病变的范围和严重程度。深度成像能力使光学相干断层扫描在不同领域的临床应用具有广泛的适用性。

5. 三维成像能力

除了二维成像，光学相干断层扫描还具有三维成像的能力。通过在不同位置进行扫描，可以获得组织的三维结构信息，包括深度、长度和体积。三维成像能力使医师能够全面了解组织的空间分布和形态特征，提供更全面的诊断和治疗指导。

三、临床应用

光学相干断层扫描在医学领域有广泛的临床应用，涵盖了多个医学专业。以下是光学相干断层扫描在不同领域临床应用的详细叙述。

1. 眼科领域

光学相干断层扫描在眼科领域是最常见和应用最广泛的。它可以用于视网膜疾病的诊断和监测，如黄斑变性、视网膜血管疾病、玻璃体出血等。光学相干断层扫描可以提供视网膜层面的高分辨率成像，帮助医师评估视网膜的结构和异常变化，以及监测疾病的进展和治疗效果。

2. 血管学领域

光学相干断层扫描在血管学领域的应用日益增多。它可以用于冠状动脉成像，帮助医师评估冠状动脉病变的程度和类型，并指导血管支架的放置。此外，光学相干断层扫描还可用于外周血管成像，如下肢血管病变的诊断和评估，以及血栓形成和动脉瘤的检测。

3. 皮肤科领域

光学相干断层扫描在皮肤科领域用于非侵入性皮肤成像。它可以用于诊断和监测皮肤病变，如黑色素瘤、鳞状细胞癌和基底细胞癌等。光学相干断层扫描可以提供皮肤层面的高分辨率成像，帮助医师观察病变的形态特征、深度扩展和组织结构。

4. 牙科领域

光学相干断层扫描在牙科领域的应用主要集中在牙和牙周组织的成像。它可以用于诊断龋齿、牙髓炎和根尖周炎等疾病，并帮助医师评估牙结构和病变的严重程度。此外，光学相干断层扫描还可用于牙修复过程中的精确成像和治疗过程的监测。

5. 神经学领域

光学相干断层扫描在神经学领域主要用于中枢神经系统和周围神经系统的成像。它可以用于诊断和监测神经退行性疾病，如多发性硬化。

6. 肺领域

近年来，光学相干断层扫描在肺领域的应用也得到了关注。它可以用于肺病变的检测和评估，如肺癌、肺纤维化等的检测。通过插入光纤探针或经支气管镜引导，光学相干断层扫描可以提供高分辨率的肺组织成像，帮助医师观察病变的形态特征、扩展范围和深度。

7. 肝领域

光学相干断层扫描在肝领域的应用主要集中在肝病变的检测和评估。它可以用于肝肿瘤的诊断和术前评估，如肝细胞癌和肝转移瘤。光学相干断层扫描可以提供高分辨率的肝组织成像，帮助医师判断病变的边界、结构和深度，从而指导治疗方案的选择。

8. 微创手术导航

光学相干断层扫描在微创手术导航中具有潜在的应用前景。通过将光学相干断层扫描与其他成像技术结合，如 CT、MRI 或超声等，可以实现实时的导航和引导。这可以帮助医师准确定位病变，避开重要结构，提高手术的精确性和安全性。

四、优点和缺点

1. 优点

（1）高分辨率：光学相干断层扫描具有很高的空间分辨率，能够清晰地显示组织的微观结构和细小的病变。它可以提供高质量、高清晰度的图像，有助于准确定位和评估疾病。

（2）实时成像：光学相干断层扫描具有较快的成像速度，可以实现实时的图像显示和观察。医师可以在操作过程中即时获得反馈信息，帮助引导手术和治疗决策。

（3）非侵入性：光学相干断层扫描利用光学成像原理成像，无需进行切口或穿刺，对患者来说是一种非侵入性的检查方法。这减轻了患者的痛苦，并减少了感染和出血等并发症的风险。

（4）无辐射：光学相干断层扫描使用光学信号进行成像，无须使用放射性物质或 X 线。这意味着患者不会暴露于辐射，使光学相干断层扫描成为一种相对安全的成像技术。

（5）可重复性：光学相干断层扫描成像过程中，可以对同一区域进行多次扫描和观察。这样，医师可以进行对比分析，追踪病变的发展和治疗效果的变化。

2. 缺点

（1）有限的穿透深度：光学相干断层扫描对于较深的组织结构成像有限，通常仅能成像数毫米深度。对于深部结构的观察和评估，可能需要其他成像技术的辅助。

（2）高度依赖操作者经验：光学相干断层扫描成像需要专业的操作者进行操作和解读。对于操作者来说，需要具备一定的专业知识和技术经验，以确保成像质量和解读的准确性。

（3）受到光散射的影响：在某些情况下，光的散射会对光学相干断层扫描成像产生干扰，影响图像的质量和可读性。特别是在某些组织类型和病变情况下，如血液或淤血的区域，可能会出现图像的模糊或失真。

（4）高成本：光学相干断层扫描设备和操作成本较高，这限制了它在某些医疗机构的广泛应用。同时，对设备的维护和维修也需要专业的技术支持和经济投入。

（5）局限性：尽管光学相干断层扫描在微观结构的成像上具有很高的分辨率，但在对动态过程和功能性信息的获取方面有一定的局限性。光学相干断层扫描主要提供静态图像，无法直接观察组织的功能状态和动态变化。

五、展望

1. 高速成像

随着技术的发展，光学相干断层扫描的成像速度从最初的几帧每秒到现在的几千帧每秒不断提高。高速成像使医师可以获得更多的数据点和更全面的图像，从而提高对组织结构和病变解析的准确性。

2. 深度成像

一直以来，光学相干断层扫描的成像深度是其技术应用的一个限制。然而，近年来的技术改进使得光学相干断层扫描能够实现更深层次的组织成像，扩大了其在深部组织结构的应用范围。通过使用多光束扫描和改进的信号处理算法，光学相干断层扫描可以实现更大的成像深度，有助于观察和评估深部病变与结构。

3. 多模式成像

光学相干断层扫描与其他成像技术的结合可以提供更全面和丰富的信息。例如，结合光学显微镜或荧光成像技术，可以同时获得细胞结构和功能信息。这种多模式成像的应用使医师可以更全面地了解组织的形态、结构和生理特征，为疾病诊断和治疗提供更准确的指导。

4. 三维成像

传统的光学相干断层扫描成像是在二维平面上获取切片图像，但随着技术的进步，三维光学相干断层扫描成像已经成为现实。通过在多个位置进行扫描和成像，可以构建出完整的三维组织模型，提供更全面的视角和信息。三维光学相干断层扫描成像有助于更好地理解组织的空间结构和病变的分布，对疾病的评估和治疗规划具有重要意义。

5. 功能性光学相干断层扫描

除了结构成像，功能性光学相干断层扫描是光学相干断层扫描技术的另一个重要发展方向。功能性光学相干断层扫描可以提供组织的生理和代谢信息，如血流速度、血氧饱和度和细胞代谢活性等。这种功能性信息有助于更全面地评估组织的健康状况和功能状态，为疾病诊断提供依据。

6. 智能化和自动化

随着人工智能和机器学习的发展，光学相干断层扫描技术也朝着智能化和自动化方向迈进。通过应用先进的算法和模型，可以实现自动图像分析、病变检测和定量评估。这样可以提高成像的一致性和准确性，并减轻医师的工作负担。

7. 移动化和便携性

随着技术的不断进步，光学相干断层扫描设备逐渐变得更加小型化和便携化。这使得光学相干断层扫描技术能够应用于更多的临床场景，包括远程地区、急救现场和移动医疗车辆等。便携式设备的出现提供了更大的灵活性和便利性，使得患者能够更容易地获得光学相干断层扫描检查。

8. 实时监测和远程诊断

通过与互联网和远程通信技术结合，光学相干断层扫描技术可以实现实时监测和远程诊断。医师可以通过云端平台接收、查看和分析患者的光学相干断层扫描图像，并与患者进行远程交流和诊断。这种远程诊断的方式能够加快诊断和治疗的速度，提高医疗资源的利用效率。

第五节　电阻抗成像技术

电阻抗成像技术（EIT）是一种非侵入性医学成像方法，它通过测量体内电阻抗（即电流通过物质时的阻力）的分布来构建器官或组织的图像。电阻抗的变化反映了不同生物组织的电学特性差异。例如，肌肉、骨骼、血液和充满空气的肺等组织在导电性上有显著不同。电阻抗成像技术利用这些差异来生成身体内部结构的二维图像或三维图像，为诊断和治疗提供支持。

一、工作原理

电阻抗成像技术系统需要在研究对象的身体表面围绕特定区域（如胸腔）放置一组电极，这些电极不仅用于注入微小的交流电，也用于测量通过身体的电压。在电阻抗成像技术检测过程中，需要轮流在一对电极之间注入电流，而其他电极则用于测量电流通过身体部位时产生的电压差。

当电流通过身体时，不同组织的电阻抗会导致电压分布发生变化，这些变化反映了各种组织的导电性差异，因为不同类型的组织（如肌肉、骨骼、血液）对电流的阻抗都不相同。通过系统地改变注入电流的电极对，并测量相应的电压响应，电阻抗成像技术系统能够收集足够的数据来分析整个被检区域的电阻抗分布。

收集到的电压数据随后被送入计算机，利用复杂的算法处理这些数据，以重建出代表电阻抗分布的图像。这个过程涉及解决所谓的“反问题”，即根据测量到的电压变化来推断体内的电阻抗分布。由于这个问题在数学上具有固有的复杂性，所以需要使用先进的数学模型和算法来估计电阻抗分布，并生成可视化图像。

生成的电阻抗成像技术图像可以用来识别和监测各种生理和病理过程，例如评估肺部通气、监测心脏血液充盈状态或识别肿瘤等。电阻抗成像技术的一个主要优点是能够提供实时、连续的监测能力，这在重症监护、肺部疾病管理和癌症治疗评估中特别有价值。

电阻抗成像技术测量身体组织对电流的阻抗差异，并利用这些信息重建出内部结构图像。这种技术的优点包括非侵入性、无辐射风险以及提供实时动态监测的能力。

二、成像能力

电阻抗成像技术能够提供实时的监测能力，这使得它在需要连续观察器官功能变化（如肺部通气和血液循环）的临床情境中非常有用。例如，在重症监护病房（ICU）中，电阻抗成像技术可以用于实时监控患者的肺功能，帮助医师调整呼吸机设置以优化通气。

与传统的结构成像技术（如 CT 和 MRI）不同，电阻抗成像技术提供的是功能性成像，它可以展示器官和组织的功能状态及其随时间变化的情况。例如，电阻抗成像技术可以用来观察肺部的通气情况，包括检测肺不张（肺部塌陷）和肺过度充气等情况。

电阻抗成像技术是一种无辐射的成像技术，这使得它对于需要频繁监测的患者（如儿童和孕妇）或对辐射敏感的患者来说是一个安全的选择。

三、临床应用

1. 肺部通气和灌注监测

电阻抗成像技术能够实时监测肺部通气和血液灌注的分布，对于重症监护病房（ICU）中的患者尤其重要。通过电阻抗成像技术，医师能够评估机械通气的效果，优化通气设置，减少肺部损伤的风险，并监测肺部疾病的进展，如急性呼吸窘迫综合征（ARDS）、慢性阻塞性肺疾病和肺部感染。

2. 心脏功能评估

电阻抗成像技术在心脏成像方面的应用相对较少。一些研究表明，电阻抗成像技术有潜力在评估心脏功能和监测心脏手术后的患者方面发挥作用。电阻抗成像技术可以用来监测心脏泵血功能的变化、心脏充盈状态以及心脏手术后患者的康复进程。

3. 乳腺癌筛查

电阻抗成像技术在乳腺癌的早期筛查和诊断中显示出潜在的应用价值。由于乳腺癌组织与正常乳腺组织在电阻抗特性上的差异，电阻抗成像技术可以用来辅助传统的乳腺成像技术（如乳腺X线检查和超声波）进行乳腺癌的筛查和诊断，尤其适用于乳腺密度较高的女性，她们用传统成像技术可能难以获得清晰的图像。

4. 脑功能和脑血流监测

电阻抗成像技术也被探索用于监测脑功能和脑血流的变化，尤其是在脑损伤、脑卒中和癫痫等疾病的管理中。通过测量头皮上电阻抗的变化，电阻抗成像技术有望为脑血流异常、脑肿胀和脑内出血等状况提供实时监测的可能。

5. 组织成像和癌症检测

除了上述应用外，电阻抗成像技术还在其他组织成像和癌症检测方面展示了潜力。由于恶性肿瘤和周围健康组织在电阻抗上的差异，电阻抗成像技术可以用来辅助发现和监测各种类型的肿瘤，如肝癌、前列腺癌等。

四、优点和缺点

1. 优点

（1）非侵入性和无辐射：电阻抗成像技术是完全非侵入性的，不像CT扫描和X光那样使用有害辐射，这使得它对患者来说更为安全，尤其适合需要频繁监测的情况，如重症监护。

（2）实时监测能力：电阻抗成像技术能够提供实时的图像，这对于需要连续监测器官功能的临床情境（例如，监测肺功能和心脏功能）尤其有价值。

（3）成本低：与其他成像技术相比，电阻抗成像技术设备成本通常较低，且运行和维护费用也较为经济，这使得它成为资源有限环境中的一个有吸引力的选项。

（4）携带方便：电阻抗成像技术设备的便携性让它可以在各种临床环境中轻松应用，包括病房、手术室和急诊科，甚至可以在患者家中使用。

2. 缺点

（1）分辨率较低：电阻抗成像技术的图像分辨率通常低于CT扫描和MRI等成像技术，这限制了其在细节上的诊断能力，尤其是对于小的或深部的结构。

（2）图像重建复杂：电阻抗成像技术的图像重建依赖于复杂的算法，这不仅需要较高的计算资源，而且在一定程度上也增加了对操作者技能的要求。

（3）受电极位置和接触质量影响：电阻抗成像技术图像的质量高度依赖于电极的准确放置和良好的接触质量，任何偏差或接触不良都可能导致图像质量下降。

（4）解释困难：由于电阻抗成像技术提供的是生理和功能性信息，而非直接的解剖结构图像，因此其图像的解释可能比传统成像技术更加困难，需要专门的训练和经验。

第十四章　心血管重症诊疗技术

第一节　血流储备分数

血流储备分数（FFR）是一种衡量心脏血流供应能力的指标，用于评估心血管系统的功能状态。它表示在心脏负荷增加时，血流量相对于静息状态下的血流量的增加程度。

血流储备分数通常与冠状动脉血流储备分数相关，冠状动脉血流储备分数（CFR）是指心脏在静息状态和最大舒张状态（通过药物或运动诱发）下冠状动脉血流量的比值。正常情况下，冠状动脉血流储备分数应大于 2.5，这意味着心脏在最大舒张状态下的血流量是静息状态下的 2.5 倍以上。

血流储备分数的计算通常通过使用不同的成像技术或检测方法来实现。常用的方法包括多普勒超声、核素显像、磁共振成像等。这些技术可以提供关于心脏和血管功能的信息，包括血流速度、容量和血管阻力等指标。

血流储备分数的测量对于评估心脏的功能状态和冠状动脉疾病的诊断与管理非常重要。较低的血流储备分数可能提示心脏供血不足或冠状动脉疾病的存在。常见的心脏疾病，如冠心病、心肌缺血、心肌梗死等，都可能导致血流储备分数降低。通过评估血流储备分数，医师可以更好地了解患者心血管系统的功能状态，并制订相应的治疗方案。

需要注意的是，血流储备分数的正常范围可能因年龄、性别和个体差异而有所不同。因此，在评估血流储备分数时，医师通常会将其与参考值进行比较，以确定是否存在异常。此外，血流储备分数的测量结果还应结合患者的临床症状、疾病史和其他辅助检查结果进行综合分析和解释。

血流储备分数在临床实践中有着广泛的应用价值。血流储备分数的临床应用如下。

1. 评估冠状动脉疾病

血流储备分数是评估冠状动脉疾病程度和严重性的重要指标之一。通过测量冠状动脉血流储备分数，可以判断心脏供血是否充足，是否存在冠状动脉狭窄。较低的血流储备分数可能暗示冠状动脉疾病的存在，并有助于指导冠状动脉介入治疗或冠状动脉搭桥手术的决策。

2. 评估心肌缺血

血流储备分数对于评估心肌缺血的程度和范围非常重要。心肌缺血是指心脏血液灌注不足导致心肌细胞功能异常或损伤。通过测量血流储备分数，可以确定心肌缺血的程度，并判断是否需要进一步治疗，如药物治疗或冠状动脉扩张术治疗。

3. 预测心血管事件风险

血流储备分数是评估心血管事件风险的重要指标之一。低血流储备分数与心血管疾病的发展和预后不良相关。研究表明，血流储备分数的降低与心脏事件（如心肌梗死、心力衰竭）和心血管死亡的风险增加有关。因此，测量血流储备分数可以帮助识别高风险患者，并采取相应的干预措施，以减少心血管事件的发生。

4. 评估治疗效果

血流储备分数的测量可用于评估治疗效果。例如，在进行冠状动脉介入治疗后，通过血流储备分数的变化可以评估治疗的效果和冠状动脉的再通情况。血流储备分数改善表明治疗有效，心脏血供得到了改善。

5. 心脏移植评估

在心脏移植评估中，血流储备分数可以提供重要的信息。血流储备分数的测量可以用于评估潜在心脏移植受体的心脏功能状态。通过测量患者静息状态下和药物或运动诱导的最大舒张状态下的血流储备分数，可以评估受体心脏的血流供应能力。这对于确定是否适合进行心脏移植，以及选择合适的心脏移植时机非常重要。

此外，血流储备分数还可以在其他临床情况下发挥作用，例如评估心脏瓣膜疾病、心肌病、高血压等。对于心脏瓣膜疾病，血流储备分数的测量可以评估瓣膜狭窄或关闭不全对心脏功能的影响程度。对于心肌病患者，血流储备分数可以提供关于心脏功能和预后的信息。对于高血压患者，血流储备分数可以评估高血压对心脏血流的影响，并帮助制订相应的治疗计划。

总的来说，血流储备分数作为一种衡量心脏血流供应能力的指标，在临床上具有广泛的应用价值。它可以用于评估冠状动脉疾病、心肌缺血、心血管事件风险及治疗效果。同时，血流储备分数的测量还可以辅助心脏移植评估和其他心脏疾病的诊断和管理。随着技术的进一步发展和创新，血流储备分数的测量方法和应用领域也将不断拓展，为临床医学提供更多的信息和指导。

第二节　冠脉造影术

冠脉造影术又称冠状动脉造影术，是一种介入性心脏检查方法，用于评估冠状动脉的狭窄和梗死情况。冠脉造影术通过将一根细长的导管（冠状动脉导管）插入患者的动脉血管，将对比剂注入冠状动脉，然后使用 X 线进行影像记录。这些影像可以提供关于冠状动脉的详细信息，包括狭窄、堵塞和血流情况。

一、适应证

1. 冠心病疑似或确诊

冠脉造影术通常用于冠心病的诊断和评估。冠心病是指冠状动脉供血不足引起的心脏病变，包括心肌梗死和心绞痛等。当患者出现典型或非典型心绞痛症状、心电图异常或血液生化标志物升高时，冠脉造影术可以帮助确定是否存在冠状动脉狭窄或堵塞。

2. 急性冠脉综合征

急性冠脉综合征包括心肌梗死和非 ST 段抬高型心肌梗死（NSTEMI）。在急性冠脉综合征患者中，冠脉造影术可以确定冠状动脉的狭窄和血栓形成情况，以决定是否需要进行急诊介入治疗（如支架植入）或冠状动脉旁路移植术。

3. 不稳定型心绞痛

不稳定型心绞痛是冠心病的一种表现，指心绞痛的发作频率增加、持续时间延长或症状加重。对于心绞痛不稳定患者，冠脉造影术可以帮助确定冠状动脉是否存在狭窄或堵塞，以确定进一步的治疗方案。

4. 心肌梗死后评估

在心肌梗死后，冠脉造影术可以评估冠状动脉的情况，确定造成心肌梗死的病变部位和程度，并评估潜在的血栓形成和冠状动脉狭窄的风险。根据评估结果，决定是否需要进行介入治疗或药物治疗。

5. 冠状动脉旁路移植术评估

冠脉造影术可以帮助评估是否需要进行冠状动脉旁路移植术。冠状动脉旁路移植术是一种手术治疗冠心病的方法，通过取自患者身体其他部位的血管（如桡动脉）来绕过冠状动脉的狭窄或阻塞部位，以恢复心肌的血液供应。冠脉造影术可以确定患者是否有适合进行冠状动脉旁路移植术的血管和病变位置。

6. 冠状动脉介入治疗

对于狭窄或堵塞的冠状动脉，冠脉造影术是进行冠状动脉介入治疗的先决条件。冠状动脉介入治疗包括冠状动脉内支架植入术，常见的是支架植入。通过冠脉造影术，医师可以确定狭窄的程度、病变的位置和血管的形态，以指导支架的选择和放置。

7. 冠状动脉病变随访

对于已经确诊冠状动脉病变的患者，冠脉造影术可以用于定期随访，监测冠状动脉狭窄的进展和血流情况。这有助于评估治疗效果、确定药物调整和制订进一步的管理计划。

二、禁忌证

1. 严重的过敏反应史

如果患者有严重的过敏反应史，特别是对对比剂（碘类物质）过敏，那么接受冠脉造影术可能存在风险。在进行冠脉造影术之前，医师会评估患者的过敏史，采取适当的预防措施来减少过敏反应的风险。

2. 严重的肾功能损害

冠脉造影术需要使用碘类对比剂，这些对比剂在体内经由肾排泄。因此，对于有严重肾功能损害的患者，冠脉造影术可能会增加肾功能进一步受损的风险。在决定进行冠脉造影术之前，医师会评估患者的肾功能，以确定是否需要采取额外的预防措施或选择其他诊断方法。

3. 出血风险增加

如果患者存在严重的出血风险，例如正在接受抗凝治疗、血小板功能障碍或严重凝血功能异常，冠脉造影术可能会增加出血的风险。在进行冠脉造影术之前，医师会评估患者的出血风险，并权衡风险与益处。

4. 心力衰竭

对于处于严重心力衰竭状态的患者，冠脉造影术可能会增加心脏负担，导致心功能进一步恶化。在这种情况下，医师可能会优先考虑其他非侵入性的诊断方法，并谨慎评估冠脉造影术的风险和益处。

5. 无法耐受手术过程

对于无法耐受冠脉造影术手术过程的患者，例如严重的心肺功能障碍、无法配合的精神状态或其他严重的身体状况，可能不适合进行冠脉造影术。在这种情况下，医师可能会优先考虑其他非侵入性的诊断方法，或者选择其他治疗方案。

6. 其他严重并发症风险

冠脉造影术可能伴随并发症的风险，如心律失常、血管损伤、出血等。如果患者存在其他严重疾病或病变，可能增加这些并发症的风险，那么医师会综合考虑这些因素来评估冠脉造影术的适用性。

三、设备与器械

1. 冠状动脉导管

冠状动脉导管是一种长而细的管状装置，用于插入患者的血管并引导到心脏的冠状动脉。冠状动脉导管一般由柔软的材料制成，有不同的尺寸和形状，以适应不同患者不同冠状动脉的解剖特点。导管的前端通常有一定的弯曲，以便于导航到冠状动脉的特定分支。

2. 引导线

引导线是一种细长而柔软的金属丝，用于在冠状动脉导管中引导和支撑导管的前端。引导线具有良好的弹性和导航性能，可以在血管中穿过狭窄的部位，并协助进一步推进导管。引导线通常具有不同的尺寸和特性，以适应不同血管和病变的特点。

3. 注射器和注射装置

在冠脉造影术中，需要使用注射器和注射装置来注入对比剂。这些器械通常包括一个注射器和一个连接器，用于将对比剂注入冠状动脉。注射器的设计使得医师可以控制注射速度和压力，以确保适当的对比剂分布和图像质量。

4. 对比剂

对比剂是一种特殊的物质，用于使冠状动脉在 X 线下可见，并帮助医师评估血管的通畅程度和异常情况。常用的对比剂是含碘化合物的物质，可通过血管注射进入冠状动脉。对比剂具有较高的密度，使得冠状动脉在 X 线影像中呈现出清晰的图像。

5. X 线设备

冠脉造影术需要使用 X 线设备来拍摄冠状动脉的影像。这些设备通常包括一个 X 线发射源和一个患者平台，患者平台可将患者定位在适当的位置以获取准确的影像。X 线设备具有不同的技术特点，如旋转型 X 射线机、平板探测器和数字放射学系统，以提供高质量的冠状动脉影像。

6. 监测设备

在冠脉造影术中，医师需要监测患者的心电图、血压和血氧饱和度等生命体征，因此，会使用心电监护仪、血压监测设备和脉搏血氧饱和度仪等监测设备来持续监测患者的生理状态。这些设备可以实时提供生命体征数据，帮助医师评估患者的心脏功能和安全性。

7. 消毒和穿刺器械

冠脉造影术涉及穿刺患者的血管，因此需要使用消毒剂和穿刺器械来确保操作的无菌性和安全性。消毒剂通常用于清洁手术区域，以减少感染的风险。穿刺器械包括针头、导丝插入器和血管穿刺钳等，用于插入导管并导航到冠状动脉的位置。

四、操作步骤

1. 术前准备

在进行冠脉造影术之前，医师需要进行一系列的术前准备，包括解释手术目的、风险和可能的并发症，以及获取患者的知情同意。医师会了解患者的病史、过敏史和药物使用情况，并进行体格检查和必要的实验室检查。

2. 局部麻醉

冠脉造影术通常在局部麻醉下进行。医师会在手术区域（通常是腕部或腹股沟）注射局部麻醉药物，以确保手术区域无痛感。

3. 插入导管

在局部麻醉后，医师会在血管插入点（通常是桡动脉或股动脉）穿刺皮肤并插入一根细长的导管（冠状动脉导管）。导管会沿着血管路径逐渐推进，直到达到冠状动脉入口。

4. 引导线进入冠状动脉

一旦导管进入冠状动脉入口，医师会通过导管插入一根细长的引导线。引导线具有良好的弹性和导航性能，可以在血管中穿过狭窄的部位，辅助进一步推进导管。

5. 注入对比剂

在引导线成功进入冠状动脉后，医师会开始注入造影剂。造影剂是一种特殊的物质，可以使冠状动脉在X线下可见，并提供清晰的影像。医师会控制对比剂的注入速度和量，以确保得到清晰的冠状动脉影像。

6. 影像记录

在注入对比剂期间，X线设备会进行连续的摄影，记录冠状动脉的影像。这些影像可以显示冠状动脉的形态、通畅度和异常情况，如冠状动脉的狭窄、堵塞和血栓等。医师会根据这些影像来评估冠状动脉的状况并作出诊断。

7. 导管取出

在冠脉造影术完成后，导管会被逐渐取出。医师会将导管从冠状动脉中缓慢拔出，并在插入点施加压力，以减少出血的风险。通常会在插入点处放置一个压力绷带或闭孔器，以帮助止血。

8. 结束手术

导管被取出并确保出血控制良好，那么手术就结束了。医师会检查插入点的情况，并确保患者的稳定。患者可能需要在术后接受一段时间的监护和观察。

五、注意事项

1. 患者评估和选择

在冠脉造影术之前，医师需要对患者进行全面的评估，包括病史、体格检查、实验室检查和影像学评估等。根据患者的病情和手术需求，医师会判断冠脉造影术的适应性，并评估手术的风险和益处。

2. 停用血液稀释剂

在冠脉造影术前，患者通常需要停用血液稀释剂，如阿司匹林、氯吡格雷等，这是因为这些药物可能增加手术过程中出血的风险。停用血液稀释剂的时间和具体方案应由医师根据患者的情况来决定。

3. 过敏史评估

冠脉造影术涉及使用对比剂，而某些患者可能对碘类物质过敏。在进行手术之前，医师会询问患者的过敏史并进行评估。如果患者有过敏史，医师可能会采取预防措施，如给予抗过敏药物或选择低致敏性的对比剂。

4. 肾功能评估

冠脉造影术需要使用对比剂，这些对比剂在体内经由肾排泄，因此，医师会评估患者的肾功能，以确保肾能够适当地排出对比剂。对于肾功能受损的患者，医师可能会采取额外的措施来减少肾损伤的风险。

5. 无菌操作和消毒

冠脉造影术是一种侵入性操作，需要严格遵守无菌操作和消毒原则。医师和护士必须正确使用无菌手套、口罩、帽子和防护衣，以减少感染的风险。同时，手术区域和器械必须进行适当的消毒，以确保手术的无菌性。

6. 监测和观察

在冠脉造影术过程中，医师会密切监测患者的生命体征和心电图。这包括持续监测心率、血压、呼吸和血氧饱和度等指标，以确保患者的稳定。同时，医师还会观察患者的症状和反应，如胸痛、呼吸困难、头晕或过敏反应等。

7. 出血风险管理

冠脉造影术涉及穿刺血管，因此出血是一个潜在的风险。医师会在手术过程中密切观察插入点的情况，并施加适当的压力来减少出血。一旦手术结束，医师会检查插入点，确保止血措施有效，并观察出血的迹象。

8. 过敏和不良反应处理

在冠脉造影术过程中，患者可能出现过敏反应或不良反应。医师和护士需要立即采取措施，如停止注入对比剂、给予抗过敏药物、提供氧气或进行其他适当的紧急处理，以减轻不良反应的严重程度。

9. 患者舒适和安全

冠脉造影术是一种会造成不适且有一定风险的手术，因此患者的舒适和安全是非常重要的。医师和护士会尽力保持患者的舒适，并提供必要的支持和关怀。同时，他们会与患者进行沟通，解释手术过程，回答患者的问题，并提供必要的心理支持。

10. 术后护理和观察

冠脉造影术后，患者通常需要一段时间的观察和护理。医师会指导患者进行适当的休息和活动限制，并提供必要的药物治疗和饮食建议。患者可能需要在医院接受一段时间的监护，以确保稳定，并随后进行定期的复诊和随访。

六、并发症的防治及管理

1. 并发症的防治

（1）出血：插入点的血管损伤可能导致出血。轻度出血通常可自行止血，但重度出血可能需要采取止血措施，如压迫止血、使用血管闭孔器或进行介入修补术。

（2）血肿：插入点周围的血管损伤可能导致血肿形成。对于较大的血肿，可能需要进行引流或手术处理。

（3）血管狭窄或闭塞：插入导管时，可能会损伤冠状动脉，导致血管狭窄或闭塞。这可能需要进行血管成形术或介入修补术。

（4）心律失常：冠脉造影术可能导致心律失常的发生，如室上性或室性心动过速、心房颤动等。对于严重的心律失常，可能需要进行治疗，如药物治疗或电复律。

（5）心肌梗死：冠脉造影术可能引起冠状动脉痉挛或血栓形成，导致心肌梗死。对于发生心肌梗死的患者，可能需要立即进行介入治疗，如血管成形术或支架植入。

（6）对对比剂过敏：部分患者可能对使用的对比剂（含碘化合物）产生过敏反应。严重的过敏反应可能导致过敏性休克。因此，在进行冠脉造影术之前，医师会评估患者的过敏史，并采取相应的预防措施，如给予抗过敏药物。

2. 术后管理措施

（1）观察和监测：患者在术后需要进行严密的观察和监测，包括监测生命体征、心电图、血压、呼吸频率和血氧饱和度等。这有助于及时发现并处理任何潜在的并发症。

（2）出血和血肿管理：插入点处可能存在出血和血肿。医师会施加适当的压力来减少出血的风险，并观察插入点的情况。对于较大的血肿，可能需要进行引流或手术处理。

（3）治疗并发症：对于出现心律失常的患者，可能需要进行药物治疗或电复律。如果发生心肌梗死，可能需要立即进行介入治疗，如血管成形术或支架植入。

对于发生过敏反应的患者，医师会立即采取适当的抗过敏措施，如停止注射对比剂、给予抗过敏药物、提供氧气或进行其他紧急处理。

（4）肾功能保护：对于肾功能已经受损的患者，医师会采取额外的措施来保护肾功能。这可能包括给予充分的液体支持、使用低渗透对比剂或采用其他肾保护策略。

（5）术后护理和指导：患者术后需要适当的休息和恢复。医师会提供术后护理指导，包括伤口护理、饮食指导、药物使用说明等。患者还需要遵循医师的建议进行定期复诊和随访。

七、优点

1. 评估冠状动脉狭窄和堵塞

冠脉造影术可以提供直接的、准确的冠状动脉影像，帮助医师评估冠状动脉的狭窄和堵塞情况。通过注入对比剂，医师可以清晰地看到血管的通畅度和异常，确定狭窄或堵塞的程度和位置。这有助于决定进一步的治疗方案，如血管成形术、冠状动脉内支架植入术或冠状动脉旁路移植术等。

2. 确诊冠状动脉疾病

冠脉造影术是确诊冠状动脉疾病的“金标准”之一。通过观察冠状动脉影像，医师可以明确冠状动脉是否存在狭窄、堵塞、斑块形成或血栓等异常。这对于冠状动脉疾病的准确诊断至关重要，有助于指导患者的进一步治疗和管理。

3. 评估冠状动脉血流动力学

冠脉造影术不仅可以提供冠状动脉的形态信息，还可以评估冠状动脉的血流动力学。通过观察对比剂在冠状动脉中的流动情况，医师可以了解冠状动脉的供血状态、血流速度和血流阻力等。这对于评估冠状动脉疾病的严重程度、心肌供血不足的程度，以及冠状动脉旁路移植术的需求等方面非常有帮助。

4. 指导介入治疗

冠脉造影术在冠状动脉介入治疗中起到了重要的指导作用。在手术过程中，医师可以通过观察冠状动脉的影像，准确定位狭窄或堵塞的部位，并选择适当的治疗策略。这可以包括血管成形术、冠状动脉内支架植入术、冠状动脉旁路移植术等。冠脉造影术的影像指导可以帮助医师准确地操作，并确保治疗的成功率和安全性。

5. 了解冠状动脉解剖结构

冠脉造影术提供了对冠状动脉的直接观察，可以帮助医师了解冠状动脉的解剖结构。这对于了解冠状动脉的分支、走行和血供区域等具有重要意义。了解冠状动脉的解剖结构可以帮助医师进行更准确的诊断和治疗计划，并避免可能的并发症。

6. 评估手术治疗效果

冠脉造影术不仅可以用于诊断和治疗计划的制订，还可以用于评估手术治疗效果。在介入治疗后，医师可以再次进行冠状动脉造影，观察冠状动脉的通畅度和血流情况，以评估治疗的成功程度。这对于确定治疗是否达到预期效果，以及是否需要进一步调整或治疗非常重要。

7. 快速、准确和可重复性

冠脉造影术是一项快速且准确的检查方法，可以在较短的时间内获得冠状动脉的详细信息。这项技术的可重复性也很好，医师可以在需要时重复进行冠状动脉造影以监测病情的变化。这使得冠脉造影术成为评估治疗效果和疾病进展的重要工具。

八、缺点

1. 侵入性手术

冠脉造影术是一种侵入性手术，需要在血管中插入导管，以将对比剂注入冠状动脉。这意味着患者需要接受局部麻醉，并有一定的风险发生与手术相关的并发症，如出血、感染、血管损伤等。对于某些患者，特别是年龄较大或存在其他严重疾病的患者，手术风险可能更高。

2. 暴露于辐射

冠脉造影术需要使用 X 线来生成冠状动脉的影像，这意味着患者需要暴露于辐射。虽然冠脉造影术的辐射剂量通常是可接受的范围，但长期暴露于辐射可能会对患者的健康产生潜在影响。医疗团队需要采取措施来最小化辐射剂量，并确保患者和医护人员的辐射安全。

3. 过敏反应和肾功能损害

冠脉造影术使用对比剂来增强冠状动脉的可视化，而某些患者可能对对比剂中的碘过敏。患者有可能发生严重的过敏反应，如过敏性休克。此外，对比剂对肾有一定的毒性，可能导致肾功能损害，特别是对于肾功能已经受损的患者。因此，在进行冠脉造影术前，医师需要评估患者的过敏史和肾功能，以采取适当的预防措施。

4. 有限的解剖信息

尽管冠脉造影术可以提供对冠状动脉的直接观察，但它只能提供血管的二维影像，并且受到影像的投影等因素的影响。这可能限制冠状动脉的解剖信息的准确性和完整性。在某些情况下，特别是在存在钙化或血栓等的情况下，可能需要其他影像学检查来更全面地评估冠状动脉的解剖结构。

5. 局部狭窄和微血管病变难以评估

冠脉造影术主要用于评估冠状动脉的主干和大分支，对于局部狭窄或微血管病变的评估相对有限。冠状动脉病变可能位于冠状动脉的末梢分支或微小血管中，这些病变在冠脉造影术中可能难以被观察到。在这种情况下，可能需要其他检查方法，如冠状动脉 CT 或 MRI，以获得更准确的评估。

6. 无法提供功能信息

冠脉造影术主要关注冠状动脉的解剖信息，而无法提供关于心脏功能的直接评估。例如，它无法测量心肌的收缩功能、心室功能和心脏瓣膜功能等。因此，对于需要评估心脏功能的患者，可能需要结合其他心脏检查，如心脏超声检查或核医学检查。

第三节　冠脉支架植入术

冠脉支架植入术又称经皮冠脉介入术（PCI），是一种介入性心血管手术，用于治疗冠状动脉狭窄和堵塞。该手术通过经皮途径，将支架植入狭窄或闭塞的冠状动脉内，以恢复血流通畅。

一、适应证

1. 稳定型心绞痛

稳定型心绞痛是冠状动脉疾病的常见病症之一，患者在体力活动或情绪激动时可能出现胸痛或不适。对于症状明显、日常活动受限、不能通过药物治疗控制的患者，冠脉支架植入术可以是一种有效的治疗选择。

2. 急性冠脉综合征

急性冠脉综合征包括心肌梗死和非 ST 段抬高型心肌梗死（NSTEMI），需要尽快恢复冠状动脉血流的通畅。对于符合适应证的患者，早期行冠脉支架植入术可以快速恢复血流，减少心肌损伤，改善预后。

3. 多支血管病变

对于有多支冠状动脉病变的患者，尤其是具有临床症状或有心肌缺血的患者，冠脉支架植入术可以改善心血管事件的预后。通过支架植入，可以恢复多支血管血流的通畅，减轻心肌负担，降低心脏事件的风险。

4. 适中至高度狭窄的主干冠状动脉病变

主干冠状动脉是冠状动脉的主要分支之一，对心肌供血至关重要。对于主干冠状动脉病变严重（狭窄程度≥50%）且有相关症状的患者，冠脉支架植入术是一种常用的治疗方法。通过支架植入，可以恢复主干冠状动脉血流的通畅，改善心肌灌注。

5. 广泛的非病变性心肌缺血

对于存在广泛非病变性心肌缺血的患者，冠脉内支架植入术可以改善心肌血供，减少心肌缺血引起的症状，提高生活质量。这种情况下，支架植入的目的是增加血流灌注，缓解心肌缺血。

6. 术前或术后的心肌梗死后血流再灌注

在某些情况下，冠脉支架植入术可以用于术前或术后心肌梗死患者的血流再灌注。术前冠脉支架植入术可以通过恢复血流，减少心肌梗死范围，提高手术的安全性和预后。术后冠脉支架植入术可以进一步恢复梗死区域的冠状动脉血流，改善心肌功能和预后。

二、禁忌证

1. 绝对禁忌证

（1）过敏反应：如果患者对对比剂或使用的支架材料存在严重过敏反应，那么冠脉支架植入术是禁忌的。

（2）不可逆性凝血功能异常：如未能控制的出血倾向、无法纠正的血液凝块异常或严重的血小板功能障碍，可能增加手术后出血的风险，因此是禁忌的。

（3）严重的肾功能损害：如患者存在严重的肾功能不全，尤其是伴有尿毒症的情况，可能导致对比剂对肾的进一步损伤，因此是禁忌的。

（4）不可逆性心力衰竭：如果患者存在不可逆的严重心力衰竭，冠脉支架植入术可能无法改善心血管功能，因此是禁忌的。

（5）没有冠状动脉病变：如果冠状动脉造影显示患者的冠状动脉没有明显的病变，即不存在冠状动脉狭窄或冠状动脉堵塞，那么冠脉支架植入术是不必要的，因此是禁忌的。

2. 相对禁忌证

（1）多支血管病变：对于多支血管病变，特别是主干冠状动脉病变严重的患者，可能需要进行冠状动脉旁路移植术，而不是冠脉支架植入术。

（2）残余血栓：如果患者有活动性血栓形成，特别是在冠状动脉病变的狭窄区域内，支架植入可能无法改善血流，因此是相对禁忌的。

（3）冠状动脉钙化：如果患者的冠状动脉存在严重的钙化，可能会影响支架的展开和固定，增加手术失败的风险。

（4）支架过长或过小：如果需要植入支架的冠状动脉狭窄部位过长或过小，可能无法完全展开和固定支架，影响手术效果。

（5）多发病变和复杂病变：对于存在多发病变或复杂病变的患者，如血管内血栓、血管痉挛或钙化等，手术操作更加困难，需要更高的技术要求和专业经验。

（6）术后出血风险：如果患者有出血风险增加的情况，如正在使用抗凝药物或抗血小板药物，可能增加手术后出血的风险，需要谨慎评估。

（7）高龄患者或有严重合并症的患者：对于高龄患者或存在严重合并症的患者，需要仔细评估手术的风险和益处，权衡手术对患者的预后影响。

三、设备与器械

1. 引导线

引导线是冠脉支架植入术中的关键器械之一。它是一个细长的金属丝，通过插入到患者的冠状动脉内，引导其他器械的进入和植入。引导线有不同的类型和尺寸，根据病变的位置和复杂程度选择适当的引导线。

2. 膨胀球囊

膨胀球囊是冠脉支架植入术中用来扩张狭窄的冠状动脉血管的器械。它是一种软管，在其端部具有膨胀球囊。膨胀球囊通过引导线被送至狭窄部位，然后充气膨胀，压开血管壁，扩张血管的内径，恢复血流通畅。

3. 支架

支架是冠脉支架植入术的核心器械，用于恢复狭窄或闭塞的冠状动脉的血流通畅。支架是一种金属网状结构，通常由不锈钢或钴铬合金制成。它可以通过膨胀球囊展开并压紧血管壁，然后永久留在血管内，保持血管的扩张状态。

4. 导管

导管是用于引导其他器械进入冠状动脉的管状器械。导管具有多个端口和通道，可以通过引导线插入患者的动脉血管，使其他器械能够到达冠状动脉病变部位。导管的设计和尺寸取决于特定的手术需求。

5. 介入器械

除了引导线、膨胀球囊和支架之外，还有其他介入器械用于支持和辅助手术。例如，旋切器用于切割钙化的血管壁；吸引器用于去除血管内的血栓；导丝拔出器用于取出引导线；导管扩张器用于引导其他器械插入导管等。

6. 药物支架

药物支架是一种特殊的支架，它具有药物涂层，可以释放药物来抑制血管再狭窄的过程。药物支架的设计和使用与普通支架类似，但其药物涂层可以减少血管内膜再狭窄的风险，降低再次手术的可能性。

7. 对比剂

对比剂是一种用于增强冠状动脉造影图像的特殊介质。它通过导管被注入冠状动脉中，使冠状动脉在 X 线下更加清晰可见，以帮助医师观察血管的解剖结构和狭窄情况。对比剂通常包含碘，因此患者需要事先检查是否对碘过敏。

四、操作步骤

1. 术前准备

在进行冠脉支架植入术之前，患者需要进行全面的评估和准备。这包括评估患者的临床症状、心电图、心脏超声等检查，确定狭窄的位置、程度和血流动力学影响。患者还需要进行血液检查、凝血功能评估和肾功能评估等，以确保手术的安全性。

2. 麻醉和监测

冠脉支架植入术通常在局部麻醉下进行，患者处于清醒状态。麻醉师会在手术部位进行局部麻醉，以减轻患者的疼痛和不适。在手术过程中，患者的生命体征，如心率、血压和血氧饱和度，将被监测和记录，以确保患者的安全。

3. 冠脉造影术

在进行冠脉支架植入术之前，通常需要先进行冠脉造影术。冠脉造影术通过在患者的股动脉或桡动脉插入导管，经过引导线将对比剂注入冠状动脉，以观察血管的解剖结构和狭窄情况。冠脉造影术可以帮助医师确定狭窄的位置、程度和长度，以指导支架植入的位置和大小选择。

4. 支架植入

在确认需要支架植入的冠状动脉狭窄部位后，医师会在引导线的引导下将支架送至狭窄部位。支架是一种金属网状结构，可以通过膨胀球囊进行展开。一旦支架位于狭窄部位，医师会通过膨胀球囊将支架展开，使其压紧血管壁。膨胀球囊会施加高压，使支架恢复到正常大小，并将狭窄的血管扩张开来，恢复血流通畅。膨胀球囊膨胀后，通常会保持一段时间，以确保支架的稳定性和血管的充分扩张。

5. 药物支架植入

除了常规的金属支架外，还有一种特殊的支架被称为药物支架。药物支架表面涂有药物，可以释放出来，抑制血管内膜再狭窄的过程。药物支架植入术与常规支架植入术类似，但在展开支架之前，医师会将药物涂层的支架送到狭窄部位。

6. 支架置入完成和处理

一旦支架成功植入，医师会检查血流通畅性和支架的位置。如果需要，医师可能会调整支架的位置或大小，以确保最佳的血流恢复。在确认支架置入完毕后，医师会逐渐将引导线和膨胀球囊从患者的体内取出。

7. 术后护理和观察

冠脉支架植入术后，患者需要接受一定的术后护理和观察。这包括在医院内进行一段时间的观察，以确保患者的稳定和安全。医师会监测患者的心电图、血压和心率等生命体征，以及观察是否有出血、感染或血栓等并发症的发生。

五、注意事项

1. 术前准备

在进行冠脉支架植入术之前，患者需要进行全面的术前评估，包括病史采集、体格检查、心电图、心脏超声等检查。此外，对于可能需要对比剂的患者，还需要检查肾功能和过敏史，以评估对对比剂的耐受性。此外，患者还需要禁食一段时间，根据医师的建议停用抗血小板药物或抗凝药物。

2. 无菌操作

在冠脉支架植入术中，无菌操作是至关重要的。手术室必须保持清洁和无菌状态，手术人员需要穿戴合适的无菌衣物和手套，并严格遵循无菌操作规程，以降低术后感染的风险。

3. 血栓防治

为了预防血栓形成，患者通常会在手术前接受抗血小板药物，如阿司匹林。在手术过程中，医师会根据具体情况决定是否需要给予抗凝药物，以防止血栓形成。术后，患者通常需要继续使用抗血小板药物一段时间，以减少血栓再形成的风险。

4. 心电监测

在冠脉支架植入术期间，应对患者的心电图进行持续监测，以便及时发现心律失常或缺血事件。心电监测仪通常与患者连接，医师和护士可以实时观察心电图变化，并在需要时采取适当的措施。

5. 血压监测

在手术过程中，应对患者的血压进行定期监测。这有助于评估患者的血液动力学状态，并及时发现和处理任何血压异常。

6. 血氧饱和度监测

血氧饱和度监测是通过监测患者血液中氧气的含量来评估氧合状态的一种方法。在冠脉支架植入术中，可以使用脉搏血氧饱和度仪或其他监测设备来实时监测患者的血氧饱和度。这可以帮助医师了解患者的氧合情况，及时发现低氧血症或其他氧合异常，并采取相应的措施。

7. 液体管理

在冠脉支架植入术中，液体管理是重要的一环。通过监测患者的血压、心率、尿量等指标，医师可以判断患者的液体状态，并在需要时进行适当的液体补充。合理的液体管理可以维持患者循环的稳定，防止液体过多或过少对心脏功能产生不利影响。

8. 放射线防护

在冠脉支架植入术中，医师和手术人员需要频繁使用 X 线来引导器械的操作和定位。

为了保护医疗人员和患者免受辐射的损害，必须采取适当的放射线防护措施。这包括穿戴铅衣、使用屏蔽设备和限制辐射时间等。

9. 术后观察和管理

在冠脉支架植入术后，需要对患者进行密切观察和管理。这包括监测患者的血压、心率等生命体征，以及评估患者是否有出血、血栓形成或其他并发症。医师还会制订合适的药物治疗方案，包括抗血小板药物、抗凝药物治疗等，以预防血栓再形成和其他并发症的发生。

10. 术后护理和康复措施

冠脉支架植入术后，患者需要适当的护理和康复措施。这包括休息、合理饮食、药物管理和定期复诊等。患者应按照医师的建议进行康复锻炼并改变生活方式，以促进心血管健康。

六、并发症的防治

1. 冠状动脉再狭窄

冠状动脉再狭窄是指在支架植入后，血管再次狭窄的情况。为了防止再狭窄的发生，使用药物洗脱支架可以通过释放药物来抑制血管再狭窄的形成。此外，术后遵循医师的药物治疗方案非常重要，包括使用抗血小板药物（如阿司匹林和氯吡格雷）和抗血栓药物（如肝素或华法林），以预防再狭窄的发生。

2. 出血

在冠脉支架植入术中，可能出现穿刺部位出血或内部血管出血的情况。为了预防出血，医师会选择适当的穿刺部位，并在手术过程中密切监测患者的血压和心率。术后，压迫止血和加压包扎是常用的止血方法。对于高出血风险患者，可能需要考虑使用血凝块治疗或介入止血技术。

3. 血管损伤

支架植入术可能导致血管损伤，包括内膜撕裂或血管穿孔。为了减少血管损伤的发生，医师需要在手术中小心操作，并确保正确选择支架的尺寸和长度。术后，患者需要密切观察有无血管狭窄、血管壁血肿等并发症，必要时进行进一步处理。

4. 冠状动脉痉挛

冠状动脉痉挛是一种可能的并发症，特别是在植入支架过程中。为了预防和治疗冠状动脉痉挛，医师可以在手术中使用血管扩张剂，如硝酸甘油。此外，术后合适的药物治疗，如钙通道阻滞药或硝酸酯类药物，可以帮助控制冠状动脉的痉挛。

5. 血栓形成

血栓形成是冠脉支架植入术的潜在并发症之一。为了预防血栓形成，患者通常会在手术前接受抗血小板药物和（或）抗凝药物的治疗。术后，患者需要继续使用抗血小板药物，如阿司匹林和氯吡格雷，以减少血栓再形成的风险。

6. 支架血栓形成

在冠脉支架植入术后的一段时间内，支架血栓形成是一种潜在的并发症。为了减少支架血栓形成的风险，患者需要严格按照医师的药物治疗方案使用抗血小板药物和（或）抗凝药物。此外，定期进行复诊和血液检查，如凝血功能监测和血小板功能检测，可以帮助监测患者的血液状态和减少血栓形成的风险。

7. 支架移位或断裂

在少数情况下，支架可能会发生移位或断裂的情况。为了减少这种风险，医师在选择支架时需要考虑支架的尺寸、长度和材质。此外，正确的植入技术和支架扩张的压力也是防止支架移位或断裂的关键。如果发生支架移位或断裂，可能需要进行紧急修复或更换支架。

8. 绞窄

绞窄是指在手术后数日至数周内，血栓形成导致植入支架的血管再次闭塞的情况。为了减少绞窄的风险，患者需要坚持使用抗血小板药物和（或）抗凝药物，并按照医师的建议定期进行复诊。如果血管出现绞窄，可能需要进行紧急的介入治疗，如再次进行血管扩张术或支架植入术。

9. 迟发性血管并发症

在手术后数月至数年的时间内，患者可能会出现迟发性血管并发症，如血管内瘤样增殖或血管狭窄。定期的随访和影像学检查，如冠状动脉造影或心脏CT扫描，可以帮助监测血管的状态并及早发现并发症的迹象。

七、优点

1. 创伤小，康复时间短，术后并发症风险低

冠脉支架植入术是一种非手术治疗方法，通过经皮导管技术进行，无需开胸手术。相较于传统的冠状动脉旁路移植术，冠脉支架植入术对患者的创伤小，所需康复时间短，术后发生并发症的风险低。

2. 快速缓解症状

冠脉支架植入术可以迅速恢复冠状动脉的血流，减轻心绞痛症状。对于稳定型心绞痛或心肌梗死后的患者，冠脉支架植入术可以迅速缓解胸痛、呼吸困难和其他相关症状，提高患者的生活质量。

3. 心肌梗死救治

对于急性心肌梗死（AMI）患者，冠脉支架植入术是一种关键的急救治疗方法。早期冠脉支架植入术可以迅速恢复冠状动脉的血流，减少心肌梗死范围，并改善患者的生存率和预后。

4. 精确定位病变部位

冠脉支架植入术可以通过冠状动脉造影技术直接观察病变的位置、程度和形态，帮助医师准确定位冠状动脉的狭窄或闭塞部位。这有助于医师进行精确的治疗规划和决策，以选择适当的支架和扩张方式。

5. 血流重建和扩张血管

冠脉支架植入术使用膨胀球囊和支架来扩张冠状动脉狭窄段，恢复血流通畅。支架的植入使冠状动脉的血管壁保持扩张状态，减少血管再狭窄的风险，从而维持血流通畅。

6. 可选择的药物支架

在冠脉支架植入术中，可以选择使用药物洗脱支架，药物洗脱支架有药物涂层，可以释放药物来抑制血管再狭窄的形成。药物洗脱支架在减少血管再狭窄和再次手术的风险方

面表现突出。药物洗脱支架可以根据患者的具体情况和病变特点进行选择和定制，改善治疗效果。

7. 术后恢复较快

由于冠脉支架植入术是一种经皮操作，患者术后的疼痛和不适相对较轻。大多数患者可以在短时间内恢复正常生活和工作。相比之下，传统的冠状动脉旁路移植术需要更长的恢复期和康复过程。

8. 可行性较高

冠脉支架植入术的可行性较高，可以适用于多种冠状动脉疾病。不论是单支血管病变、多支血管病变还是复杂的病变形态，冠脉支架植入术都能提供合适的治疗方案。

9. 低创伤性

冠脉支架植入术是一种介入性治疗，相较于传统的冠状动脉旁路移植术，创伤性较低。患者无需接受开胸手术，减少了手术相关的切口和创伤，从而降低了手术的风险。

10. 重复植入和调整支架的可行性

如果需要，冠脉支架植入术可以对已植入的支架进行调整或更换。如果病变部位再次狭窄或血管其他部位发生病变，可以通过再次冠脉支架植入术来调整或更换支架，从而维持血管通畅。

11. 可重复性强

冠脉支架植入术可以多次进行，根据患者的病情发展和治疗需要，可以进行重复的冠脉支架植入术。这使得对冠状动脉疾病进行长期的治疗和随访成为可能。

八、缺点

1. 支架选择限制

不同类型的冠状动脉病变可能需要不同类型的支架。某些复杂病变的治疗可能需要使用多支架、旋转切割或激光治疗等技术。然而，并非所有医疗中心都具备这些特殊技术和设备，这可能限制了支架的选择范围。

2. 支架相关并发症

支架植入术本身可能引起特定的并发症，如支架移位、支架断裂或血管内血栓形成。这些并发症可能会导致血流受限或再次狭窄，进而影响血管的通畅性。这些并发症可能需要进行进一步治疗或支架修复。

3. 造成冠状动脉损伤

在支架植入过程中，可能会发生冠状动脉内膜撕裂或血管壁血肿的情况。尽管这种情况相对较少见，但它可能导致血管内腔狭窄、血流受限或血栓形成。在严重的情况下，可能需要进行冠状动脉旁路移植术来修复冠状动脉的损伤。

4. 支架不适应证

由于支架的大小和形状有限，某些病变可能无法通过冠脉支架植入术进行治疗。复杂的病变、血管非常小或非常曲折的情况可能不适用支架植入术。在这种情况下，可能需要考虑其他治疗方法，如冠状动脉旁路移植术。

5. 造成肾功能损害

在冠脉支架植入术中，使用对比剂进行冠状动脉造影，可能会对患者的肾功能产生不利影响。尤其是对于肾功能不全的患者，对比剂的使用可能会进一步损害肾功能。因此，在手术中需要谨慎使用对比剂，并采取适当的肾保护措施。

6. 支架长期效果不确定

尽管支架植入术可以缓解症状并改善血流供应，但支架的长期效果仍存在一定的不确定性。支架可能会在术后数年内再次狭窄或闭塞，或出现其他并发症。长期的随访和监测对于评估支架的持久性和长期效果非常重要。

第四节　药物涂层球囊扩张术

药物涂层球囊扩张术是一种介入性心血管治疗方法，用于治疗冠状动脉疾病。它结合了球囊扩张和药物释放的双重效应，可以在冠状动脉狭窄处实现局部药物输送，减少血管再狭窄的风险。

药物涂层球囊扩张术与传统的冠脉球囊扩张术不同，传统的球囊扩张术只是通过机械性扩张来恢复冠状动脉血流的通畅，而药物涂层球囊扩张术在球囊表面涂覆了一层特定药物，通常是抗增生药物，如西罗莫司或紫杉醇。当球囊扩张时，药物会被释放到血管壁，抑制血管内膜增生，减少血管狭窄和再狭窄的发生。

一、适应证

1. 冠状动脉狭窄

药物涂层球囊扩张术主要适用于冠状动脉狭窄的治疗。冠状动脉狭窄是冠状动脉管腔变窄或闭塞的病理状态，常导致心肌缺血和心绞痛。药物涂层球囊扩张术可以用于治疗不同程度的冠状动脉狭窄，包括单支病变、多支病变和主干病变。

2. 稳定型心绞痛

稳定型心绞痛是一种由冠状动脉狭窄引起的心绞痛，通常在运动或情绪激动时出现。对于那些无法通过药物治疗有效控制症状的稳定型心绞痛患者，药物涂层球囊扩张术可以用于改善冠状动脉血流，减轻症状，提高患者的生活质量。

3. 急性冠脉综合征

急性冠脉综合征包括心肌梗死和不稳定型心绞痛，是冠状动脉狭窄的急性并发症。药物涂层球囊扩张术可以在急性冠脉综合征发作后应用于冠状动脉介入治疗中，通过扩张狭窄的血管和药物释放，减少心肌损伤和血管的进一步狭窄。

4. 冠状动脉再狭窄

冠状动脉再狭窄是指在冠脉支架植入术后，血管再次狭窄的情况。药物涂层球囊扩张术可以用于处理冠脉支架再狭窄的情况，通过球囊扩张和药物释放，减少再狭窄的发生，维持血管通畅。

5. 支架相关血栓形成

支架相关血栓形成是指在冠脉支架植入术后，支架内形成血栓。对于出现血栓的患者，药物涂层球囊扩张术可以作为治疗选择，通过球囊扩张和药物释放，改善血液流动，溶解血栓，恢复血管通畅。

6. 药物堆积

药物堆积是指冠脉支架植入后药物在血管壁上的释放不均匀，导致药物在其他部位堆积。对于存在药物堆积风险的患者，如多支病变或长病变的患者，药物涂层球囊扩张术可以作为替代支架植入的治疗选择，通过药物释放减少药物在其他部位的堆积，减少相关的并发症。

7. 高危患者

药物涂层球囊扩张术也适用于高危患者，如老年患者、合并其他疾病（如肾功能不全、糖尿病等）及手术风险较高的患者。相较于支架植入术，药物涂层球囊扩张术可以减少患者的手术创伤和并发症风险，为这些高危患者提供更安全更有效的治疗选择。

二、禁忌证

1. 急性冠脉综合征的高危情况

药物涂层球囊扩张术不适用于急性冠脉综合征的高危情况，如急性心肌梗死、严重的不稳定型心绞痛和血流动力学不稳定的患者。这些患者需要更紧急、更积极的治疗干预措施，如情况紧急，需行冠状动脉旁路移植术或溶栓治疗，以恢复冠状动脉血流。

2. 支架相关血栓形成

如果患者已经存在支架相关血栓形成，那么药物涂层球囊扩张术不作为首选治疗方法。这是因为药物涂层球囊扩张术可能无法有效清除支架内的血栓，并且可能存在再次发生血栓形成的风险。这种情况下，更适合进行紧急的介入治疗，如血栓抽吸、球囊扩张或支架置换等。

3. 严重的冠状动脉狭窄

药物涂层球囊扩张术不适用于严重的冠状动脉狭窄，即狭窄程度超过药物涂层球囊扩张术球囊的扩张能力。在这种情况下，可能需要考虑其他介入手术方法，如支架植入术或冠状动脉旁路移植术，以实现更有效的血流恢复。

4. 需要血管重建的情况

如果狭窄的冠状动脉段需要进行血管重建，如冠状动脉旁路移植术或支架植入术，那么药物涂层球囊扩张术可能不是合适的治疗选择。在这种情况下，应根据患者的具体情况选择其他治疗方法。

5. 无法使用球囊扩张的情况

药物涂层球囊扩张术需要使用球囊扩张来释放药物，如果存在无法使用球囊扩张的情况，如血管解剖异常或球囊无法到达狭窄部位，那么可能不适合进行药物涂层球囊扩张术。

6. 严重的出血倾向或抗凝治疗禁忌

药物涂层球囊扩张术需要在操作过程中进行抗凝治疗以减少血栓形成的风险。因此，对于存在严重出血倾向的患者，如活动性出血或凝血功能异常，或对抗凝治疗存在禁忌的患者（如活动性溃疡或近期脑卒中患者），可能不适合进行药物涂层球囊扩张术。

7. 对药物过敏或不耐受

药物涂层球囊扩张术球囊涂覆了特定的药物，如西罗莫司或紫杉醇。如果患者对这些药物存在过敏反应或不耐受，可能不适合进行药物涂层球囊扩张术。在这种情况下，应寻找其他治疗选择，以避免不良反应。

8. 无法进行冠状动脉介入治疗

如果存在无法进行冠状动脉介入治疗的情况，如血管解剖异常、冠脉血管无法疏通或存在无法穿刺的并发症风险，那么药物涂层球囊扩张术可能无法实施。在这种情况下，可能需要考虑其他治疗选择或手术干预。

9. 无法遵循抗血小板治疗或随访

药物涂层球囊扩张术后需要进行抗血小板治疗以预防血栓形成。如果患者无法遵循抗血小板治疗或无法接受长期的随访和管理，那么可能不适合进行药物涂层球囊扩张术。

三、设备与器械

1. 引导导丝

引导导丝是冠状动脉介入手术中的基本器械之一。它是一根细长的导丝，具有良好的弹性和导向性，用于在冠状动脉内引导和定位导管。引导导丝通常通过穿刺冠状动脉的径路进入狭窄部位，并通过其导向性将导管引入冠状动脉病变部位。

2. 冠状动脉导管

冠状动脉导管是一种柔软的导管，用于将球囊和药物输送系统送入冠状动脉内。导管具有良好的导向性和可操控性，能够在冠状动脉内准确定位，并将球囊和药物输送系统准确地送到狭窄部位。

3. 药物球囊

药物球囊是药物涂层球囊扩张术中的核心器械。它类似于传统的扩张球囊，但球囊表面涂有药物。药物球囊的尺寸和长度可根据患者的具体情况和病变部位进行选择。球囊通过冠状动脉导管被送至狭窄部位，然后通过充气扩张，使药物与血管壁接触，释放药物以抑制血管内膜增生。

4. 药物输送系统

药物输送系统用于将药物输送至球囊表面，使药物能够与血管壁接触并释放。药物输送系统包括药物涂层和输送装置。药物涂层是将药物涂覆于球囊表面的部分，通常涂覆抗增生药物，如西罗莫司或紫杉醇。输送装置用于将有药物涂层的球囊放置在正确的位置，并确保药物均匀释放。

5. 血管成像设备

血管成像设备用于实时监测冠状动脉病变的位置、程度和血管特征。这些设备包括血管造影术、血管内超声成像和光学相干断层扫描的相关设备。血管造影术通过注射对比剂，使用 X 线成像来观察冠状动脉的血流状态和病变情况。血管内超声成像和光学相干断层扫描利用超声波和光学技术，可以提供更详细的冠状动脉内部图像，帮助医师准确定位狭窄部位，评估血管大小和形态，以及指导球囊和支架的放置。

6. 冠脉支架

冠脉支架是药物涂层球囊扩张术后可能需要使用的器械。当药物涂层球囊扩张术无法完全扩张冠状动脉狭窄部分，或存在冠状动脉病变无法通过药物涂层球囊扩张术治疗时，可能需要在狭窄部位植入冠脉支架来提供持久的血管支撑并保持血管通畅。冠脉支架通常由金属材料制成，具有柔韧性和可展开的特性，可以在冠状动脉内植入，支撑血管壁，防止再狭窄的发生。

7. 抗血小板药物

药物涂层球囊扩张术后，患者通常需要进行抗血小板治疗以预防血栓形成。常用的抗血小板药物包括阿司匹林和氯吡格雷等。阿司匹林抑制血小板聚集，减少血栓形成的风险，而氯吡格雷则通过抑制血小板聚集和减少血小板激活来进一步降低血栓形成的风险。

四、操作步骤

1. 患者准备

在手术开始前，患者需要接受一般的手术准备，包括清洁和消毒手术部位、局部麻醉或全身麻醉的选择等。医师会评估患者的临床病史和检查结果，确定药物涂层球囊扩张术的适应证，并与患者进行充分沟通。

2. 冠状动脉穿刺和导管插入

保证无菌操作，医师会选择适当的冠状动脉穿刺点，并进行局部麻醉。随后，医师会在穿刺点处插入引导针，然后通过引导针引入导丝，并将导丝引入冠状动脉。一旦导丝位于冠状动脉内，医师会拔除引导针并将冠状动脉导管沿着导丝推进到冠状动脉内。

3. 冠状动脉造影

冠状动脉导管插入冠状动脉后，医师会注入对比剂，通过血管造影术观察冠状动脉的血流动态和病变情况。这可以帮助医师准确定位冠状动脉狭窄的部位、程度和血管特征。

4. 狭窄部位预处理

在进行球囊扩张之前，医师可能需要进行狭窄部位的预处理。这可能包括使用冠状动脉导丝或旋切器等器械进行病变部位的预扩张，以准备接下来的球囊扩张。

5. 药物球囊扩张

医师将已涂覆药物的球囊引入冠状动脉狭窄部位，并通过注入液体扩张充气球囊。球囊扩张会对冠状动脉狭窄部位施加压力，同时释放药物到血管壁上。药物与血管壁接触后，可以抑制血管内膜增生，减少血管再狭窄的风险。

在球囊扩张期间，医师会根据需要调整球囊的位置和扩张的程度，确保药物能够均匀地释放到狭窄的血管壁上。扩张过程中，医师会密切观察血管的反应和病变的改善情况，并根据需要调整球囊的压力和持续时间。

6. 药物球囊的缩回和导管的拔除

在球囊扩张完成后，医师会缩回球囊，使其完全退出冠状动脉。然后，医师会小心地拔除冠状动脉导管，确保冠状动脉的血流恢复通畅。这可能需要施加压力或使用止血装置来减少出血风险。

7. 结束手术和观察

手术结束后，医师会对患者进行观察，确保患者的血压和心率稳定，并评估患者的症状和血管状态。通常情况下，患者需要留院观察一段时间，以确保没有出现并发症，并进行心电图和血液检查。

8. 术后抗血小板治疗

药物涂层球囊扩张术后，患者通常需要进行抗血小板治疗，以预防血栓形成。根据医师的建议，患者需要继续服用阿司匹林和氯吡格雷等抗血小板药物一段时间，通常为数个月至 1 年，以确保血管的长期通畅。

五、注意事项

1. 术前评估

在进行药物涂层球囊扩张术之前，医师需要进行全面的患者评估，包括病史采集、体格检查、心电图和心脏超声等辅助检查。这有助于确定患者的病情，冠状动脉病变的严重程度和狭窄部位，以及评估手术风险和益处。

2. 术前准备

在进行药物涂层球囊扩张术前，患者需要进行适当的准备。这包括禁食禁水一定时间，以确保手术时胃内为空，减少手术期间的呕吐风险。此外，患者应按照医师的建议停止或调整某些药物的使用，如抗血小板药物和抗凝药物。

3. 术中监测

在药物涂层球囊扩张术手术期间，患者需要接受严密的监测。这包括监测心电图、血压、心率和血氧饱和度等生命体征。医师会密切观察患者的症状和血管反应，以及可能的并发症，如心律失常、血压波动和出血等。

4. 药物选择

药物涂层球囊扩张术手术过程中使用的药物需要根据患者的病情和病变特点进行选择。常用的药物包括西罗莫司和紫杉醇，它们具有抗增生的作用。医师会根据病变的严重程度和血管特征选择合适的药物，并确定药物的用量和时间。

5. 球囊扩张压力控制

在进行球囊扩张时，医师需要控制球囊的扩张压力。过高的扩张压力可能导致血管损伤、血管破裂或血栓形成等并发症，而过低的压力可能无法有效扩张血管。医师会根据冠状动脉病变的特点和患者的耐受性，调整球囊的扩张压力，以达到最佳扩张效果。

6. 防止血栓形成

在药物涂层球囊扩张术手术过程中，为了预防血栓形成和血管再狭窄，医师通常会建议患者进行抗血小板治疗，如服用阿司匹林和氯吡格雷，这些药物能够抑制血小板聚集和血栓形成，维持血管的通畅。患者应遵循医师的建议，按时服用抗血小板药物，并在手术后继续使用一段时间。

7. 并发症的预防和处理

药物涂层球囊扩张术有一定的并发症风险，如血管损伤、血栓形成、血管破裂、心律失常和出血等。为了预防并处理这些并发症，医师和护士需要密切观察患者的症状和生命体征变化，及时采取必要的措施。这可能包括止血、血管修复、心脏复律和血压控制等。

8. 术后护理和随访

在药物涂层球囊扩张术后，患者需要接受适当的术后护理和随访。医师会对患者进行观察，监测患者的症状和生命体征，并进行心电图和血液检查等评估。患者应遵循医师的建议进行恢复和康复，包括休息、限制活动、控制血压和血糖、戒烟等。

9. 患者教育和心理支持

在药物涂层球囊扩张术中，患者需要理解手术的目的、风险和预后，以便能够积极参与治疗和康复过程。医师和护士应向患者提供必要的教育和指导，解答患者的疑问，并提供必要的心理支持。这有助于提高患者的合作积极性和治疗效果。

六、并发症的防治

1. 冠状动脉损伤

冠状动脉损伤是药物涂层球囊扩张术后的潜在风险之一。为了预防冠状动脉损伤，医师在操作中需要严格控制球囊扩张压力，避免过度扩张导致血管壁损伤。此外，球囊的选择和放置的准确性也是关键因素。如果发生冠状动脉损伤，医师可能需要立即采取措施进行血管修复，如使用支架进行血管支撑。

2. 血管破裂和出血

在药物涂层球囊扩张术后，患者有可能发生血管破裂和出血的并发症。为了预防这些情况，医师需要小心操作，并严格控制球囊的扩张压力。在术中，医师应密切观察患者的症状和体征，特别是注意出血的迹象。如果发生血管破裂或出血，医师可能需要及时采取止血措施，如使用止血装置、填塞剂或进行介入修复。

3. 血栓形成

药物涂层球囊扩张术后，血栓形成是一个重要的并发症。为了预防血栓的形成，患者通常需要进行抗血小板治疗，如服用阿司匹林和氯吡格雷。这些药物能够抑制血小板聚集和血栓形成，维持血管的通畅。医师会根据患者的具体情况和手术后的抗血小板治疗计划来进行管理，并对患者进行血栓监测。

4. 心律失常

药物涂层球囊扩张术后，患者有可能出现心律失常，如心动过速、心动过缓或心律不齐等。医师会密切监测患者的心电图和心率，并根据需要采取适当的措施。治疗心律失常可能包括药物治疗、心脏复律术或植入心脏起搏器。

5. 血管再狭窄

在药物涂层球囊扩张术后，血管再狭窄是一种可能的并发症。为了减少血管再狭窄的风险，医师需要选择合适的药物和球囊，并根据患者的情况调整扩张压力和药物释放的时间。此外，术后的抗血小板治疗也对预防血管再狭窄具有重要作用。如果出现血管再狭窄，医师可能需要进行进一步评估和处理，如再次进行药物涂层球囊扩张术扩张、支架植入或其他介入性治疗。

6. 异物栓塞

药物涂层球囊扩张术中，存在异物（如血栓、球囊碎片）脱落并导致栓塞的风险。为了预防异物栓塞，医师会尽量小心操作，避免球囊破裂或损伤血管内膜。此外，医师会注射肝素等抗凝剂来减少血栓形成的风险。如果发生异物栓塞，医师可能需要及时进行血栓取出、栓子捕获或其他介入治疗。

7. 术后管理和随访

药物涂层球囊扩张术后，患者需要接受适当的术后管理和随访。医师会对患者进行观察，监测患者的症状和生命体征，并进行心电图和血液检查等检查。患者应按照医师的建议进行恢复和康复，包括休息、限制活动、控制血压和血糖、戒烟等。此外，医师会安排定期的随访，以评估治疗效果和监测潜在的并发症。

8. 患者教育和心理支持

药物涂层球囊扩张术后，患者需要接受相关的患者教育和心理支持。医师和护士应向患者提供必要的教育和指导，解答患者的疑问，并提供必要的心理支持。这有助于患者更好地理解术后的注意事项、康复过程和预后，并帮助患者积极应对并发症的风险和挑战。

七、优点

1. 减少血管再狭窄风险

药物涂层球囊扩张术的主要优点之一是减少了血管再狭窄的风险。由于药物涂层球囊扩张术球囊表面涂覆了抑制细胞增生的药物（如西罗莫司或紫杉醇），药物可以直接释放到血管壁上，抑制血管平滑肌细胞的增殖。这有助于降低血管再狭窄的发生率，并延长血管通畅的时间。

2. 避免支架相关并发症

相较于传统的支架植入术，药物涂层球囊扩张术避免了支架相关的并发症。支架植入术可能导致支架内血栓形成、血管损伤、血管内膜撕裂或异物栓塞等并发症，而药物涂层球囊扩张术无需植入支架，从而减少了这些潜在的并发症风险。

3. 可避免长期的抗血小板治疗

传统的支架植入术通常需要长期的抗血小板治疗，以预防支架内血栓形成。而药物涂层球囊扩张术后，球囊释放的药物可以抑制血管内膜细胞增生，减少血管再狭窄的风险，因此患者可以避免长期使用抗血小板药物，从而减少了抗血小板治疗相关的出血风险。

4. 更快的血管康复速度

由于药物涂层球囊扩张术不需要支架植入，患者的血管能够更快地恢复正常的生理功能。没有支架的存在，血管管腔不会受到限制，有助于血管自然扩张和修复。这意味着患者可以更快地恢复血流和心肌供血，减少术后不适和恢复时间。

5. 避免支架相关的药物反应

传统的支架植入术中，支架本身可能引起药物相关的反应，如药物过敏或药物不良反应。由于药物涂层球囊扩张术不需要植入支架，患者可以避免这些与支架相关的药物反应。药物涂层球囊扩张术所释放的药物主要作用于局部血管壁，减少了全身性的药物暴露和潜在的药物反应风险。

6. 适用于多种病变类型

药物涂层球囊扩张术可用于治疗多种类型的冠状动脉病变，包括狭窄型、闭塞型和原发性血栓形成等。它适用于单支冠状动脉病变和多支冠状动脉病变，以及复杂的病变情况，如钙化严重、血管弯曲或多重病变。这使得药物涂层球囊扩张术成为一种灵活且广泛适用的治疗方法。

7. 可重复操作性

药物涂层球囊扩张术后，如有需要，可以重复进行球囊扩张治疗。相比之下，支架植入术由于支架的存在，可能在重复操作时遇到困难。药物涂层球囊扩张术可以在需要时灵活地重复使用，对于出现血管再狭窄或新病变的患者，可以提供有效的治疗选择。

8. 减少术后恢复时间

药物涂层球囊扩张术相对较简单，无需植入支架，减少了手术创伤和相关的恢复时间。患者通常可以更快地恢复正常的日常活动和生活质量。

八、缺点

1. 球囊扩张压力控制困难

药物涂层球囊扩张术手术过程中，控制球囊扩张压力是至关重要的。过高的压力可能导致血管损伤、血管破裂或血栓形成等并发症。然而，准确控制球囊的扩张压力是一项技术性挑战，需要丰富的经验和专业的操作技巧。如果无法正确控制扩张压力，可能导致手术失败或引发并发症。

2. 血管损伤和血管内膜撕裂

在药物涂层球囊扩张术中，球囊扩张可能引起血管损伤和血管内膜撕裂。尤其在狭窄、钙化或病变复杂的血管中，球囊扩张时的压力可能对血管壁产生过大的压迫，导致血管损伤。这些损伤可能导致血管壁破裂，甚至需要进一步介入修复或手术修复。

3. 异物栓塞的风险

药物涂层球囊扩张术中，球囊扩张过程中可能会产生异物（如血栓、球囊碎片），异物随血流进入其他血管分支，导致异物栓塞。这种情况可能导致血管堵塞和供血不足，进而引发心肌缺血、心肌梗死或其他严重后果。为了预防异物栓塞的风险，医师需要尽可能小心地进行球囊扩张，并在操作过程中注意异物的脱落并防止其进入其他血管。

4. 长期血管再狭窄的风险

虽然药物涂层球囊扩张术可以有效减少术后血管再狭窄的风险，但并不能完全消除风险。由于药物涂层球囊扩张术不植入支架，缺乏支架的支撑作用，可能导致血管再狭窄的发生。血管再狭窄可能在术后数月或数年内发生，需要定期随访和评估，可能需要再次进行介入治疗。

5. 缺乏长期随访数据

药物涂层球囊扩张术作为一种相对较新的治疗方法，其长期效果和安全性仍需要进一步的研究和随访数据支持。虽然短期临床研究表明药物涂层球囊扩张术的效果良好，但长期随访数据有限，难以评估其在长期治疗效果、血管再狭窄和并发症预防方面的可靠性。

6. 需要专业的操作技术

药物涂层球囊扩张术需要操作者具备专业的技术和丰富的经验。由于对操作技术的要求较高，术者需要经过专门的培训和指导，以确保操作的安全性和有效性。缺乏经验的操作者可能增加手术风险，增加并发症的发生率。

第五节　生物可降解支架植入术

生物可降解支架植入术是一种介入性心脏治疗方法，用于治疗冠状动脉狭窄或闭塞的疾病。与传统的金属支架不同，生物可降解支架由可降解的材料制成，它在植入后逐渐溶解并被吸收，最终消失于人体。

一、适应证

1. 冠状动脉疾病

生物可降解支架植入术可以用于治疗冠状动脉疾病，包括稳定型心绞痛、不稳定型心绞痛和急性心肌梗死等。

2. 血管狭窄

生物可降解支架植入术适用于血管狭窄或闭塞，特别是冠状动脉狭窄引起的心绞痛、心肌缺血和心肌梗死。

3. 血管再狭窄

生物可降解支架植入术可以应用于已有药物洗脱支架或金属支架植入后发生血管再狭窄的情况。

4. 血管修复

生物可降解支架植入术适用于血管损伤或血管瘤引起的血管狭窄，如血管损伤后的血管修复、动脉瘤的修复等。

二、禁忌证

1. 急性心肌梗死

在急性心肌梗死的早期阶段，生物可降解支架植入术可能不适用，因为此时血管壁不稳定，有血栓形成的风险。

2. 严重的冠状动脉病变

存在严重冠状动脉病变的患者可能需要其他治疗手段，如冠状动脉旁路移植术或药物治疗。生物可降解支架植入术适用于特定类型的冠状动脉病变，而对于严重、复杂的病变可能不适用。

3. 全身感染或严重炎症

存在全身感染或严重炎症的患者可能不适合进行手术，因为手术可能加重炎症反应或导致感染扩散。

4. 无法耐受抗血小板治疗

生物可降解支架植入术后，患者通常需要长期服用抗血小板药物以预防血栓形成。如果患者存在无法耐受抗血小板治疗的情况，如严重出血倾向或过敏反应，那么可能不适合进行该手术。

5. 妊娠期妇女

在妊娠期间，手术和药物治疗可能对胎儿产生不利影响，因此妊娠期妇女一般不适合进行生物可降解支架植入术。

三、设备与器械

与传统的金属支架不同，生物可降解支架在一定时间内会逐渐降解，不留下永久性的植入物。在进行生物可降解支架植入术时，需要使用一系列手术设备和器械来实施手术。

1. 导丝和导管

导丝是一种细长的金属丝，用于引导和操纵其他器械进入血管。导丝通常由可弯曲的银、钢或钛制成，有不同的尺寸和形状。导管是一种软管，通过导丝引导，可以插入到冠状动脉或其他血管中。导管用于输送对比剂、植入支架和进行血管成像。

2. 生物可降解支架

生物可降解支架是手术中的关键器械，它是一种类似于金属支架的结构，用于撑开狭窄的血管并保持通畅。与金属支架不同的是，生物可降解支架通常由聚合物材料制成，如聚乳酸（PLA）或聚 β-羟基丁酸酯（PHB）。它们在植入后逐渐被人体组织吸收和代谢，最终降解为无害的物质。

3. 药物涂层

为了进一步改善治疗效果，一些生物可降解支架可能具有药物涂层。这些涂层通常含有药物，如抗增殖药物（如西罗莫司）或免疫抑制剂（如依维莫司）。药物涂层可以帮助防止血管再狭窄的发生，并减少血管内炎症反应。

4. 药物洗脱系统

药物洗脱系统是将药物涂层应用到生物可降解支架上的设备。它通常包括一个应用药物的喷头和一个控制药物释放的装置。在手术中，医师使用药物洗脱系统将药物涂层均匀地施加到生物可降解支架上，确保药物能够有效释放，并在血管内发挥作用。

5. 血管成像设备

在生物可降解支架植入术中，医师通常需要使用血管成像设备来评估血管病变和引导手术操作。常用的血管成像设备包括血管内超声和光学相干断层扫描。这些设备能够提供高分辨率的血管图像，帮助医师确定支架的位置、尺寸和植入效果。

6. 支架递送系统

支架递送系统用于将生物可降解支架导入到患者的血管中。该系统通常包括一个支架载体和一个推进器，医师将支架装载到载体上，并通过血管导丝引导支架到达目标位置，然后通过推进器将支架释放和定位。

7. 手术导向器

手术导向器是一种用于引导导丝和其他器械进入血管的导管。它具有较大的直径和刚性，能够提供稳定的引导，帮助医师将其他器械准确引导到狭窄的血管部位。

8. 血管闭塞器

血管闭塞器是用于关闭血管穿刺点的器械，以减少出血和提高患者的舒适度。常用的血管闭塞器包括可溶性缝合线和止血夹等。

四、操作步骤

1. 术前准备

在手术开始之前，医师会评估患者的病情，并进行必要的检查和检验。这包括冠状动脉造影、血液检查、心电图等。医师还会核对患者的个人信息，确认手术部位和手术计划，并解释手术的风险和益处。如果需要，医师会给患者进行局部麻醉或全身麻醉。

2. 血管准备

在手术开始之前，医师会选择合适的动脉进行手术，通常是在腹股沟部位。对该部位进行消毒，然后医师会在动脉上放置一根导管，以便插入导丝和其他器械。导丝通过血管被引导到病变部位。

3. 冠状动脉造影

一旦导丝到达冠状动脉，医师会进行冠状动脉造影，通过向血管中注入一种对比剂并使用 X 线观察来评估血管的情况。对比剂可以帮助医师确定狭窄的位置、程度和长度。医师会在监控下观察对比剂在血管中的流动，并记录相关信息。

4. 病变评估

医师会根据冠状动脉造影的结果评估狭窄的程度和特点。这包括狭窄的长度、直径和形态。医师还会注意是否存在其他血管病变，如钙化、血栓形成等。根据评估结果，医师会决定是否需要进行支架植入。

5. 生物可降解支架植入

如果进行生物可降解支架植入，医师会将生物可降解支架装载到支架递送系统中。医师将载体插入血管中，将支架引导到狭窄的部位。一旦支架到达目标位置，医师会使用推进器释放支架，使其完全展开并与血管壁贴合。

6. 支架展开和定位

释放支架后，医师会使用血管成像设备（如血管内超声或光学相干断层扫描设备）来评估支架的展开情况和与血管壁的贴合度。这有助于确保支架的准确定位，以保持血管通畅。

7. 激活药物涂层

如果生物可降解支架具有药物涂层，医师会激活药物的释放。这可以通过使用药物洗脱系统来实现，确保药物涂层均匀地覆盖支架表面。药物的释放可以减少内膜增生和血管再狭窄的风险。

8. 术后处理

在支架植入后，医师会检查血管内是否存在残留的血栓或其他不良情况。如果有必要，医师可能会使用球囊扩张术或其他介入性手术来进一步改善血管通畅度。一旦确认支架植入成功，医师会将导丝和导管逐渐撤出血管，并采取适当的措施进行止血。

9. 观察

术后，患者会进入监护室或恢复室接受观察和监测。医师会密切关注患者的心脏功能、血压和心电图等指标。患者通常需要在医院内接受一段时间的观察和康复，以确保手术的安全性和效果。

10. 随访和药物治疗

手术后，患者需要定期接受随访和检查，以监测血管状况和支架的效果。医师通常会给予患者抗血小板药物（如阿司匹林）和其他药物，以预防血栓形成和保持血管通畅。

五、注意事项

1. 术前评估

在进行生物可降解支架植入术之前，医师应进行全面的患者评估。这包括详细的病史收集、身体检查、冠状动脉造影和其他相关检查，以确定狭窄的位置、程度和长度。医师还应评估患者的全身状况，包括心脏功能、肾功能、出血倾向等，并评估患者是否存在其他严重的心血管疾病或并发症。

2. 支架选择

根据冠状动脉造影结果和患者的特点，医师应选择合适的生物可降解支架。支架的选择应考虑病变的位置、长度、直径和形态。支架的长度应略长于狭窄部位，以确保良好的覆盖和支撑。此外，医师还应评估支架的药物涂层，确定是否需要药物洗脱系统和药物的选择。

3. 手术操作

在手术操作过程中，医师应严格遵守无菌操作规范，确保手术区域的无菌状态。导丝和导管的插入应准确、平稳，并确保导丝能够准确引导至病变部位。支架递送系统的使用应遵循操作说明书，并确保支架能够正确展开并与血管壁充分贴合。术中应通过血管成像设备进行实时监测，以确保手术的准确性和成功率。

4. 激活药物涂层

如果生物可降解支架具有药物涂层，医师应确保药物涂层均匀、完整地覆盖支架表面。药物的释放应在手术中进行激活，并在特定的时间范围内发挥作用。医师应严格控制药物的剂量和释放时间，以避免药物效应过度或不足。

5. 术后护理

术后，患者应进入监护室或恢复室，接受密切监测和护理。应密切观察患者的心率、血压、呼吸和氧合情况，并及时记录并报告任何异常情况。患者可能需要持续监测心电图和血氧饱和度。

6. 出血和血栓形成风险管理

生物可降解支架植入术后，患者存在出血和血栓形成风险。应监测患者伤口的出血情况，并及时采取措施进行止血。患者通常需要接受抗血小板药物治疗，如阿司匹林，以预防血栓形成。应确保患者按时服用药物，并监测相关的血液指标，如凝血功能和血小板计数。

7. 疼痛管理

手术后，患者可能出现不同程度的疼痛。应根据患者的疼痛程度和个体差异，合理评估和管理疼痛。包括口服或静脉给药镇痛药物，如阿片类药物或非甾体抗炎药。

8. 患者教育和康复

患者和家属应接受有关手术后护理和康复的教育。应向患者解释手术过程、术后注意事项和警示信号，以及如何正确使用和维护可能使用的医疗器械（如血压计、血糖仪等）。患者还应知晓合理的活动限制、饮食建议和药物管理方面的指导。

9. 定期随访

患者术后需要定期进行随访和复查。医师会安排相关的检查，如心电图、心脏超声、血液检查等，以评估手术的效果和患者的健康状况。患者应遵循医师的指示，按时接受随访，并及时报告任何不适或异常症状。

六、并发症的防治

1. 并发症的防治

（1）血管损伤：是手术过程中的一种常见并发症，可能会导致出血和血肿。为了预防血管损伤，医师和护理人员应严格遵守无菌操作规范，并确保导丝和导管的插入过程平稳、准确。如果发生血管损伤，应迅速采取止血措施，如局部压迫、血管修复或介入性栓塞。

（2）出血：是一种常见的并发症。应密切观察患者的伤口出血情况，并及时采取止血措施。包括局部压迫、冷敷、填塞和使用止血药物。如果出血严重或持续不止，可能需要进行血管修复或介入性栓塞。

（3）血栓形成：生物可降解支架植入术后，患者存在血栓形成的风险。为了预防血栓形成，应积极监测患者的血栓形成风险因素，并采取措施进行预防。包括及时启动抗血小板药物治疗（如阿司匹林）和抗凝治疗（如肝素或华法林），促进患者早期活动以避免血栓形成，以及鼓励患者遵循健康的生活方式，如戒烟、控制体重和合理饮食。

（4）心律失常：生物可降解支架植入术后，患者可能会出现心律失常，如心动过速、心律不齐等。应密切监测患者的心电图，特别是在手术后的早期阶段。如果发现异常心律，应及时通知医师，并根据情况采取相应的措施。这可能包括给予抗心律失常药物、调整药物剂量、进行电生理检查或其他治疗方法。

（5）过敏反应：手术中使用的药物或材料可能引发过敏反应。应仔细询问患者的过敏史，并密切观察患者是否出现过敏症状，如皮疹、呼吸困难、咽喉肿胀等。如果出现过敏反应，应立即停止给药，并采取适当的抗过敏措施，如给予抗组胺药物、肾上腺素或其他紧急治疗。

（6）感染：术后伤口可能会发生感染。为了预防感染的发生，应严格执行手卫生和无菌操作，并注意观察伤口的状态。如果发现伤口红肿、渗液、发热等感染迹象，应及时通知医师，并进行适当的伤口护理和抗感染治疗，如局部清洁、使用抗生素等。

（7）异常症状和并发症：应密切关注患者术后的异常症状和并发症，异常症状和并发症包括胸痛、呼吸困难、心悸、头晕、肢体肿胀等。如果患者出现上述症状，应及时进行评估和处理。根据症状的严重程度，可能需要进行进一步的检查，如心电图、心脏超声、血液检查等，以确保及时诊断和治疗。

2. 术后管理

（1）康复和护理教育：术后的康复和护理教育对于患者的长期健康至关重要。应向患者和家属提供详细的术后护理指导，包括伤口护理、药物管理、饮食和生活方式的建议。医师应帮助患者培养健康的生活习惯，包括戒烟、控制体重、适度运动和均衡饮食。患者还应定期接受随访和复查，遵循医师的建议，按时接受心电图、心脏超声等检查。

（2）心理支持：生物可降解支架植入术对患者来说可能是一次重要的手术，他们可能面临焦虑、恐惧和心理压力。应提供心理支持，倾听患者的需求和顾虑，并提供情感上的支持和鼓励。医师可以通过与患者交流和教育患者来减轻患者焦虑，帮助患者保持积极的心态，促进康复和恢复。

（3）定期随访和监测：患者术后需要接受定期随访和监测，以评估手术的效果和患者的健康状况。医师会安排相关的检查，如心电图、心脏超声、血液检查等，以及进行必要的药物调整。应确保患者理解随访的重要性，并帮助患者建立定期随访的计划，以及及时报告任何不适或异常症状。

七、优点

1. 生物可降解性

生物可降解支架由可降解材料制成，如聚乳酸、聚 β-羟基丁酸酯等。相比传统的金属支架，生物可降解支架在血管内逐渐被吸收和代谢，最终消失，不会留下任何永久性物质，这意味着患者不需要长期服用抗血小板药物，也减少了长期植入物相关的并发症风险，如血栓形成、内皮细胞损伤等。

2. 恢复血管生理功能

与金属支架相比，生物可降解支架更好地模拟了血管的生理功能。它可以适应血管的自然扩张和收缩，促进血管内皮细胞的正常功能和血流动力学恢复。生物可降解支架的逐渐吸收也可以促进血管的弹性和自然生理状态恢复，避免了金属支架可能引起的血管狭窄和局部炎症反应。

3. 减少二次手术风险

由于生物可降解支架在血管内逐渐被吸收，不需要二次手术进行支架的摘除。这减少了患者再次手术的风险和不适，并且可以减少医疗资源的使用。患者在术后可以更快地恢复日常活动，减少了康复期间的不便和并发症的风险。

4. 降低血管再狭窄的风险

金属支架植入术后，血管内可能出现内膜增生的反应，导致血管再次狭窄（称为血管再狭窄）。而生物可降解支架具有药物涂层的优势，可以释放抗增生药物，如西罗莫司，抑制内膜增生的发生，降低血管再狭窄的风险。药物涂层的应用可以延缓支架的吸收速度，使支架在血管内留存更长时间，以确保血管恢复。

5. 适用范围广

生物可降解支架植入术适用于多种血管疾病的治疗，包括冠状动脉狭窄、外周动脉疾病和肾动脉狭窄等。它可以用于治疗狭窄的血管段、闭塞的血管和动脉瘤等病变。这使得生物可降解支架成为一种多功能的治疗选择，满足不同患者的个体化需求。

6. 促进血管修复和再生

生物可降解支架的吸收过程促进了血管的修复和再生。随着支架的逐渐吸收，周围的细胞和组织可以重新生成，并形成正常的血管壁结构。这有助于恢复血管的功能和稳定性，减少血管内血栓形成和血管损伤的风险。

7. 更好的影像评估

与金属支架不同，生物可降解支架在影像学评估中具有更好的可见性。它们产生较少的金属伪影，使医师能够更准确地评估支架的展开情况和血管的通畅性。这为医师提供了更好的术后随访和评估的能力，确保治疗效果的监测和调整。

8. 未来发展潜力

生物可降解支架植入术仍然处于不断发展和创新的阶段。随着科技的进步，可以预见未来将出现更多的材料、药物涂层和改进设计，以改善支架的性能和临床效果。这包括新型的生物可降解材料、创新的药物释放技术和个性化的支架设计等。因此，生物可降解支架植入术具有广阔的前景和潜在的临床应用可能。

八、缺点

1. 支架吸收速度不可控

生物可降解支架的吸收速度是一个关键问题。吸收速度过快可能导致支架在血管内过早失去支撑力，增加了血管再狭窄的风险。相反，吸收速度过慢可能导致支架长时间留在血管内，对血管造成持久的压力和损伤。因此，要确保支架的吸收速度合适，需要进行更多的研究和改进，以提高支架吸收的可控性。

2. 药物涂层的效果不一致

生物可降解支架常常具有药物涂层，以抑制内膜增生和血管再狭窄。然而，药物涂层的效果可能因药物释放速率和药物浓度的不一致而有所差异。这可能导致一些患者在术后出现支架内再狭窄或血栓形成的问题。因此，药物涂层的选择、设计和释放技术的改进是提高生物可降解支架植入术治疗效果的重要因素。

3. 缺乏长期随访数据

生物可降解支架的临床应用相对较新，长期随访数据还不足。由于这些支架在一定时间后会被完全吸收，长期效果和安全性仍需进一步研究和评估。长期随访数据的缺乏，可能限制了生物可降解支架在某些特定患者群体和疾病情况下的推广应用。

4. 成本较高

与传统的金属支架相比，生物可降解支架的成本较高。这主要是由生物可降解支架独特的材料和技术制造要求导致的。成本的增加可能限制了生物可降解支架的广泛应用和普及性。

5. 适应病变范围有限

由于生物可降解支架的吸收特性和支撑力的限制，目前其适应病变范围还相对有限。较长的病变段或复杂的血管解剖可能需要使用金属支架或其他更强力的支架来提供更好的支撑和治疗效果。此外，对于有严重血管钙化或直径过小的病变，生物可降解支架可能无法提供足够的支撑力和稳定性。

6. 过程复杂

相较于传统的金属支架植入术，生物可降解支架植入术的操作过程更加复杂。基于支架的吸收特性和材料的特点，手术医师和护理人员需要更加谨慎地选择支架尺寸和部署位置，并确保支架的准确放置和展开。这需要更高水平的专业知识和技术，可能需要更长的手术时间和更多的操作步骤。

7. 缺乏可调节性

一旦生物可降解支架植入血管，其吸收过程是不可逆的，并且无法进行调整或修复。相比之下，金属支架可以通过扩张或再次植入进行调整和修复。因此，如果生物可降解支架在术后出现问题或血管状况发生变化，可能需要额外的手术干预或采取其他治疗措施。

8. 技术挑战和学习曲线

生物可降解支架植入术是一项相对新颖的技术，在操作中存在一定的技术挑战和学习曲线。手术医师和护理人员需要熟悉新型支架的特点、选择和操作方法。这可能需要较长时间的经验积累，以确保手术的安全性和效果。

九、展望

1. 技术改进和支架设计创新

随着科技的进步和临床经验的积累，生物可降解支架的技术将不断改进和优化。制造商和研究机构将致力于改进支架材料的吸收速度、药物涂层的效果和可控性等方面，以提高支架的性能和安全性。此外，支架设计的创新也将是未来的重点，包括支架的形状、纤维结构和表面特性等，以提供更好的血管适应性和治疗效果。

2. 个体化治疗策略

随着生物可降解支架植入术的发展，个体化治疗策略将成为重要趋势。根据患者的病情、血管特点和遗传因素等因素精确选择治疗方案，可以改善治疗的效果和预后。将支架的尺寸、药物涂层和释放速率等参数进行个性化调整，可以更好地满足患者的需求，最大程度地减少并发症和血管再狭窄的风险。

3. 多学科合作和综合治疗

生物可降解支架植入术的展望还包括多学科合作和综合治疗的发展。在术前评估和治疗计划制定阶段，心血管专家、介入放射科医师和外科医师等不同学科的专家将密切合作，制定最佳的治疗策略。同时，将支架植入术与其他治疗方法（如药物治疗、运动康复和心理支持）相结合，以综合治疗的方式提供更全面、个体化的护理。

4. 创新药物涂层和生物材料

未来的研究和发展将注重开发新型的药物涂层和生物可降解材料。药物涂层的创新将重点关注药物的选择、释放速率和效果，以增强抑制内膜增生和血栓形成的效果，并减少并发症的发生。新型药物涂层可能采用靶向治疗的方法，根据不同病变特点和患者个体化的需要，选择合适的药物组合和释放模式，以实现更精确的治疗效果。

此外，生物可降解材料的创新也是一个研究热点。研究人员正在探索更理想的材料，以提高支架的生物相容性、力学性能和吸收速度的可控性。新材料的应用可能包括生物活性分子载体、纳米材料和功能性表面修饰材料等，以增强支架的功能和适应性。

5. 术后监测和评估体系

为了更好地评估生物可降解支架植入术的长期治疗效果和安全性，未来可能建立更完善的术后监测和评估体系。这可能包括建立全面的随访数据库，收集患者的临床数据、影像学数据和生物样本，对支架的吸收情况、血管重建和功能恢复情况进行系统评估。这样的体系可以为研究人员提供更准确的数据，促进对生物可降解支架植入术长期治疗效果的了解，并为改进手术技术和治疗策略提供指导。

6. 新兴领域的拓展

除了在冠状动脉疾病治疗中的应用，生物可降解支架植入术在其他领域也有拓展的可能性。例如，在外周动脉疾病、肾动脉狭窄、腹主动脉瘤等方面的应用，可以为这些疾病的治疗提供新的选择。此外，生物可降解支架在小儿心脏手术中的应用也是一个有待研究的领域，为儿童患者提供更安全有效的血管重建方法。

第六节　临时起搏器安置术

临时起搏器安置术是一种介入性心脏治疗方法，用于在紧急情况下或短期需要的情况下暂时恢复或调节心脏的节律。临时起搏器是一种可植入的电子设备，通过电脉冲刺激心肌，使心脏以正常的速率和节律收缩。

一、适应证

1. 心脏传导系统紊乱

当心脏的传导系统出现紊乱时，如心房颤动、房室传导阻滞、窦房结功能障碍等，可以使用临时起搏器来恢复正常的心律和心室收缩。

2. 心脏手术或介入治疗

在心脏手术期间，特别是需要心脏停搏的情况下，临时起搏器可以提供临时的心脏支持。此外，在介入性心脏治疗中，如冠状动脉球囊扩张术、冠状动脉支架植入术等，临时起搏器可以在手术或治疗期间维持心脏的稳定和正常节律。

3. 心脏停搏和严重心动过缓

在严重心动过缓或心脏停搏的情况下，临时起搏器可以通过电刺激重新启动心脏并维持正常的心律和心室收缩。

4. 评估安置永久起搏器的需要

在某些情况下，可能需要长期的心脏起搏支持，但在安置永久起搏器之前需要评估患者对起搏器的反应和需要。临时起搏器可以用于暂时性评估，以确定是否需要植入永久起搏器。

二、禁忌证

1. 严重的凝血功能异常

如果患者存在严重的凝血功能异常，如未能控制的出血倾向、严重的血小板功能障碍或凝血因子缺乏，临时起搏器安置术可能增加患者出血风险，并且可能无法安全地植入起搏器。

2. 皮肤感染或皮肤严重损伤

如果患者存在局部皮肤感染、严重创伤或烧伤等情况，临时起搏器安置术可能会导致感染的进一步传播或皮肤的进一步损伤。

3. 心脏瓣膜疾病

对于存在严重心脏瓣膜疾病的患者，临时起搏器可能无法有效地改善心脏的节律问题，并且可能需要采取其他治疗措施，如瓣膜置换手术。

4. 心脏压塞或心包炎

在心脏压塞或心包炎的患者中，临时起搏器安置术可能会增加心脏压塞的风险，或导致心包炎进一步恶化。

5. 严重的心力衰竭

在严重心力衰竭的情况下，临时起搏器可能无法改善患者的症状或预后，并且可能需要其他治疗措施，如药物治疗或心脏移植。

6. 无法耐受手术风险

对于高危患者，如严重的多器官功能衰竭患者、晚期癌症患者或术后恢复能力较差的患者，临时起搏器安置术可能过于冒险，不能带来明显的益处。

三、设备与器械

1. 临时起搏器发生器

临时起搏器发生器是一种外部电子设备，用于产生电脉冲刺激心脏的起搏信号。它通常由电池供电，并具有控制起搏频率、脉冲宽度和输出电压等参数的功能。临时起搏器发生器通常具有数字显示屏和操作按钮，供医师根据患者的需要进行调整和控制。

2. 起搏器电极导线

起搏器电极导线是连接临时起搏器发生器和心脏的导电线。通过穿刺皮肤，将其插入血管并送入心腔，使电极位于心房、心室或两者之间的适当位置。导线的末端与外部发生器连接，传递电脉冲刺激心肌。

3. 引导器和导管

在插入电极导线时，医师通常使用引导器和导管来引导和定位导线。引导器是一种柔性导丝，可通过血管穿刺点引导导线到目标位置。导管是一种细长的管状器械，通过导丝的通道将导线引入血管，并将其导向心脏。

4. 引导线固定工具

在导线插入心脏后，需要使用工具来固定导线，防止其移位。这些工具可以是固定带、结扎线或其他固定器械，它们可固定导线的位置，并防止其意外脱落。

5. X 线设备和对比剂

在进行临时起搏器安置术过程中，医师通常会使用 X 线设备来引导导丝和导管的插入，并确保电极导线准确定位于心脏。可通过注射对比剂，提供更清晰的血管影像，以帮助医师准确定位和插入导线。

6. 术中监测设备

在临时起搏器安置术期间，医师通常会使用心电监护仪和其他监测设备来监测患者的心率和血氧饱和度等指标，以确保起搏器发挥正确功能和患者的安全。

四、操作步骤

1. 麻醉和准备

根据患者的情况和手术的需要，选择适当的麻醉方式，可以是局部麻醉或全身麻醉。

2. 穿刺和插入导丝

医师会选择合适的穿刺点，通常是在腹股沟或锁骨下静脉区域。通过使用穿刺针和导丝，医师会在血管中建立通道。导丝会被逐渐导入血管系统，并通过引导器和导管来引导导丝到达心腔。

3. 导丝插入心腔

一旦导丝到达心腔，医师会使用 X 线或其他影像学技术来确保导丝准确插入心脏的目标位置，如心房或心室。

4. 插入电极导线

一旦导丝到位，医师会将电极导线插入导丝的通道中，使其进入心腔。电极导线的末端会被定位在心腔合适的位置，通常是心房、心室或两者之间。

5. 电极固定和测试

医师会使用固定工具，如固定带或结扎线，来固定电极导线的位置，防止其移位。然后，医师会进行测试，通过起搏器发生器产生电脉冲，观察心脏的起搏反应，以确保电极导线的位置和功能正确。

6. 与外部起搏器发生器连接

完成导丝插入和测试后，导丝的末端会与外部起搏器发生器连接。发生器通过电缆与导丝连接，向心脏发送起搏信号。

7. 术后监测和观察

手术结束后，患者会被转移到恢复室或监护室接受观察和监测。医护人员会密切监测患者的心率、心律和血氧饱和度等指标，确保临时起搏器功能正常和患者安全。

五、注意事项

1. 术前评估

在进行临时起搏器安置术之前，医师需要对患者进行全面评估，包括心电图、心脏超声检查、病史、药物使用史等。这有助于确定患者的心脏情况和手术风险，并制订适当的治疗方案。

2. 术前准备

在手术前，患者需要空腹，根据医师的建议停止使用某些药物，如抗凝药物。患者应在手术前完成必要的实验室检查和心脏评估，以确保手术的顺利进行。

3. 感染预防

为了预防感染，术前会进行局部消毒，并在手术期间采取无菌操作。医护人员需要佩戴洁净手套、口罩和帽子，以减少感染的风险。术后患者可能需要接受抗生素治疗，以预防感染的发生。

4. 镇痛和镇静

根据患者的病情和手术需要，医师会选择适当的镇痛和镇静方法，以确保患者的舒适和安全。这可能包括局部麻醉、全身麻醉或静脉镇静。

5. 监测与观察

手术期间，医护人员会密切监测患者的心率、心律、血压和血氧饱和度等生命体征。这有助于确保临时起搏器的功能正常和患者安全。术后患者可能需要在监护室或恢复室接受进一步的监测和观察。

6. 导丝留置时间

临时起搏器的导丝一般会在需要的时间内保留在患者体内，以确保持续的起搏功能。医护人员需要定期检查导丝的位置和功能，并根据患者的情况决定导丝是否需要更换或拔除。

六、并发症的防治

1. 感染

术后感染是临时起搏器安置术的常见并发症之一。为了预防感染的发生，医师在术前会进行局部消毒，并在手术期间采取无菌操作。术后患者可能需要接受抗生素治疗，以预防感染的发生。同时，患者需要保持伤口清洁和干燥，定期更换敷料，并遵循医师的护理建议。

2. 出血和血肿

在穿刺和插入导丝的过程中，可能会发生血管损伤导致出血和血肿。医护人员需要密切监测患者的穿刺点，并及时处理任何出血情况。压迫止血、局部冷敷或使用止血药物可能是常用的控制出血的方法。对于出血较严重的情况，可能需要进行介入修补术或手术处理。

3. 心脏压塞

进行临时起搏器安置术时，导丝的插入可能会损伤心包，导致心脏压塞的发生。为了预防心脏压塞，医护人员需要注意导丝的插入技术和位置选择，以最大限度地减少对心包的损伤。术后需要密切观察患者是否出现心脏压塞的症状，如胸痛、呼吸困难和心包摩擦音，必要时进行心包穿刺抽液或其他治疗。

4. 心律失常

在临时起搏器安置术后，患者可能会出现心律失常的情况。医护人员需要密切监测患者的心律，如心房颤动、室性心动过速等，并根据需要采取相应的治疗措施，如药物治疗或电复律。

5. 导丝相关问题

导丝的移位、断裂或脱落可能是临时起搏器安置术的潜在问题。医护人员需要定期检查导丝的位置和功能，并根据需要进行重新定位或更换导丝。术后患者需要遵循医师的建议，避免剧烈活动。

6. 血栓形成

临时起搏器安置术后，患者血栓形成的风险可能会增加。为了预防血栓形成，医护人员可能会推荐患者接受抗凝治疗，如使用抗凝药物或抗血小板药物。此外，患者需要保持充足的水分摄入，避免长时间静脉滴注，以及通过活动和运动促进血液循环。

7. 疼痛和不适

术后患者可能会出现疼痛、不适或肿胀的情况。医护人员会根据患者的症状和需要，提供适当的镇痛药物或抗炎药物来缓解不适。患者应遵循医师的建议，避免剧烈活动或压迫导丝区域。

8. 导丝移除和术后管理

临时起搏器的导丝通常会在需要的时间内保留在患者体内，以确保持续的起搏功能。导丝的移除通常在不再需要起搏器或患者病情改善后进行。在导丝移除前，医护人员会进行评估，检查导丝的位置和功能。术后患者需要遵循医师的建议，定期接受随访和心电图检查，以确保心脏功能正常。

9. 心理支持和康复

临时起搏器安置术可能对患者的心理状态产生影响，特别是对于长期需要起搏器的患者。医护人员需要提供心理支持和教育，帮助患者适应起搏器的使用和生活方式的调整。患者可能需要接受康复计划，包括逐渐增加活动量和恢复正常生活的指导。

七、优点

1. 快速恢复起搏功能

临时起搏器安置术可以迅速恢复起搏功能，为患者提供及时而有效的心脏起搏支持。这对于那些心脏传导系统异常或心律失常的患者来说尤为重要，可以避免心脏停搏或心率缓慢导致的危险情况。

2. 可调节性和可控性

临时起搏器可以根据患者的需要进行调节和控制。医护人员可以根据患者的心率、心律和心电图结果来调整起搏器的参数，以确保合适的心脏起搏功能。根据患者的病情变化进行调整，以达到最佳治疗效果。

3. 安全可靠

临时起搏器是一种经过广泛应用和验证的治疗方法，具有较高的安全性和可靠性。医护人员在手术过程中会采取严格的无菌操作和监测措施，以减少并发症的发生。临时起搏器的导丝和电极设计也经过多年的改进，以确保其在心脏内的稳定和良好的导电性能。

4. 可逆性和临时性

与永久起搏器安置术不同，临时起搏器安置术是一种可逆的治疗方法。一旦患者的心脏情况得到改善或其他治疗手段有效控制了心律失常，就可以拆除临时起搏器。这使得临时起搏器成为一种临时性治疗选择，特别适用于需要短期起搏支持的患者。

5. 手术风险相对较低

与永久起搏器安置术相比，临时起搏器安置术的手术风险较低。这是因为临时起搏器安置术通常是一种相对简单的介入性手术，对患者的身体损伤较小，并且不需要深入心脏组织进行植入。

6. 调整和监测便利

临时起搏器通常连接到外部的起搏器机器或监护仪上，医护人员可以方便地对起搏器进行调整和监测。这使得医师能够实时监控患者的心率和心律，并根据需要进行参数调整。此外，通过连接外部设备，医师还可以记录和分析患者的心电图数据，以了解心脏的功能状态和治疗效果。

7. 应用范围广泛

临时起搏器安置术可用于多种心脏疾病的治疗，包括心房颤动、心室颤动、高度房室传导阻滞等。它不仅适用于急性心脏事件或心脏手术后的患者，也可用于其他心脏病患者在需要临时起搏支持时的治疗。

8. 低成本和可替代性

相较于永久起搏器安置术，临时起搏器安置术的成本较低。这使得它成为一种经济实惠的治疗选择，并可在需要时替代或补充其他治疗方法。对于短期或临时的起搏需求，临时起搏器提供了一种经济有效的治疗选项。

9. 可测试治疗效果

通过临时起搏器安置术，医师可以测试起搏器对患者心脏功能的影响和治疗效果。如果患者对起搏器的反应良好，证明起搏器对心脏起搏功能的改善有效，可能会进一步考虑永久起搏器的植入。

八、缺点

1. 短期效果

临时起搏器安置术只提供短期的起搏支持，一般用于临时性心脏起搏需求。对于长期需要起搏支持的患者，临时起搏器并不能解决根本问题，可能需要考虑永久起搏器植入。

2. 导丝相关问题

临时起搏器的导丝插入可能伴随并发症，如导丝移位、断裂或脱落等。这些问题可能会影响起搏器的功能和稳定性，需要及时处理或重新插入导丝。

3. 感染风险

临时起搏器的插入过程可能会引入细菌，增加感染的风险。患者可能需要接受抗生素治疗以预防或治疗感染。此外，导丝和起搏器的长期留置也可能增加感染的风险。

4. 血栓形成

起搏导丝的存在可能会导致血液在导丝周围凝结，增加血栓形成的风险。这可能导致心脏血管阻塞，引发心肌梗死或其他严重的心脏事件。

5. 限制活动和自由

临时起搏器的存在可能会限制患者的活动和自由度。患者需要注意避免拉扯或损伤导丝，避免剧烈运动或重负荷的活动，以免导致导丝移位或其他问题。

第七节　体外膜氧合

体外膜氧合（ECMO）是一种提供心脏和（或）肺部支持的先进医疗技术，用于那些常规治疗无效的重症患者。当患者的心脏或肺部无法提供足够的氧合或循环支持时，ECMO 设备可以暂时替代这些器官的功能，为患者提供生命支持，同时给予患者的心脏和肺部足够的时间进行恢复或等待进一步的治疗。

一、适应证

1. 急性呼吸衰竭

对于那些因急性呼吸窘迫综合征（ARDS）、肺炎、肺挫伤或吸入性损伤导致标准治疗失败的患者，体外膜氧合可以提供必要的氧合支持。

2. 心脏衰竭

体外膜氧合可用于各种原因导致的急性心脏衰竭患者，如心肌梗死、心脏手术后的低心输出量状态、心脏骤停后的复苏、心脏移植等待期的桥接治疗。

3. 心脏手术后的支持

对于一些心脏手术后不能自行维持有效循环的患者，ECMO 可以作为一种过渡性支持。

4. 肺移植和心脏移植的桥接

对于等待肺移植或心脏移植的患者，ECMO 可以作为过渡，维持生命直至移植手术。

5. 急性中毒

某些情况下，ECMO 可以用于急性中毒引起的严重心肺功能衰竭。

二、禁忌证

1. 不可逆的心脏或肺疾病

对于预期无法恢复或没有移植可能性的终末期心肺疾病患者，ECMO 可能不是一个合适的选择。

2. 严重的出血倾向

由于 ECMO 需要抗凝治疗，存在严重出血倾向或不可控制的出血的患者可能不适合使用 ECMO。

3. 神经系统损伤

对于有严重不可逆神经系统损伤的患者，使用 ECMO 时需要谨慎评估。

4. 末期器官衰竭

如果患者存在其他末期器官（如肝、肾）衰竭，且无法通过移植或其他治疗手段恢复，使用 ECMO 的好处可能会受到限制。

5. 高龄和多重合并症

对于高龄患者或有多种严重合并症的患者，ECMO 的风险可能超过其潜在好处。

三、设备与器械

1. 血泵

血泵是 ECMO 系统的核心，负责驱动血液在体外循环系统中流动。根据泵的工作原理，可以分为离心泵和滚筒泵两种。离心泵通过产生离心力来推动血液流动，而滚筒泵则通过挤压管道来促进血液流动。离心泵是目前更常用的选择，因为它们可以提供更稳定的血流并且对血液的损伤较小。

2. 膜氧合器

膜氧合器是ECMO系统中负责氧合和去二氧化碳的部分，相当于人体的肺功能。它由数千个微小的纤维组成，这些纤维构成了一个半透膜，血液在纤维的一侧流动，而氧气和二氧化碳在另一侧流动。膜氧合器允许氧气进入血液并将二氧化碳从血液中移除，同时防止血液与气体直接接触。

3. 热交换器

热交换器通常集成在膜氧合器中，用于控制经过ECMO系统血液的温度。通过调整血液温度，热交换器可以帮助维持患者的体温，这对于防止低温或过热带来的并发症非常重要。

4. 管路

ECMO系统中的管路连接各个部件，包括连接患者血管和ECMO系统的导管。这些管路必须是生物相容的，并且足够强大以承受血泵产生的压力，同时保持足够的柔韧性以适应患者和设备的移动。

5. 气体交换器/混合器

气体交换器或混合器负责调节送入膜氧合器的气体（氧气和二氧化碳）的比例和流速，以达到所需的氧合和二氧化碳清除效果。通过精确控制气体流量，可以根据患者的具体需要调整氧合水平和二氧化碳清除率。

6. 抗凝系统

由于血液在体外循环过程中凝血风险增加，ECMO系统通常需要与抗凝剂（如肝素）一起使用。抗凝系统包括连续监测患者凝血状态的设备，以及用于调节抗凝剂剂量的输注泵。

7. 监测设备

ECMO系统配备了多种监测设备，用于实时监测血流量、血压、氧合水平、二氧化碳浓度、温度和凝血状态等。

8. 数据管理系统

ECMO数据管理系统可收集、存储和分析治疗过程中的所有关键数据，包括血流动力学参数、氧合和通气数据、抗凝状态和体温等。这些信息对于医疗团队制订治疗策略、及时调整治疗计划以及进行长期随访非常有价值。

9. 其他

（1）备用电源：确保在主电源失效时，ECMO系统能够继续运行，保证患者安全。

（2）手动曲柄：在极端情况下，如果ECMO泵的电力供应中断，手动曲柄可以用于临时手动驱动血泵，维持血液循环。

四、操作步骤

1. 术前准备

（1）多学科团队的评估：在开始ECMO之前，心脏外科医师、重症医学科医师、护士、呼吸治疗师和其他相关专业人员将组成一个团队，对患者进行全面评估，确定ECMO的适应证和禁忌证，评估患者的整体状况，以决定是否进行 ECMO 治疗。

（2）患者准备：一旦决定使用 ECMO，患者将接受全面的预操作准备，包括必要的实验室检查、影像学评估、感染控制措施及营养支持等。

（3）设备准备：ECMO 设备和相关物资（包括血泵、膜氧合器、管路、抗凝剂等）将被检查和准备好，确保一切设备处于良好和适用状态。

2. 管路建立

（1）血管通路的建立：根据患者的具体需要选择静脉-静脉（V-V）或静脉-动脉（V-A）模式。通过穿刺或手术暴露血管，将导管置入大静脉或动脉中。对于 V-V 模式，通常需要两根导管（一根用于血液的引出，另一根用于血液的回输）；而 V-A 模式则涉及动脉和静脉的穿刺或插管。

（2）抗凝处理：开始 ECMO 治疗前，患者需要接受抗凝治疗（通常使用肝素），以防止血液在体外循环过程中发生凝固。

3. ECMO 启动和调整

（1）血流启动：在确保管路正确连接、血管通路畅通、抗凝合适的情况下，逐渐启动血泵，开始血液的体外循环。起初，血流速率会保持在较低水平，根据患者的生理反应逐步调整。

（2）氧合和通气支持调整：通过监测患者的血气分析结果，调整膜氧合器的氧合水平和二氧化碳清除率，确保达到理想的氧合和通气支持效果。

（3）监测和优化：ECMO 运行期间，持续监测患者的血流动力学参数、血气分析结果、抗凝状态和其他相关生命体征，根据监测结果，及时调整 ECMO 设置和患者治疗方案，以最大化治疗效果并减少并发症。

4. 维护和监测

（1）日常护理：ECMO 运行期间，需要密切监护患者，包括防止和管理潜在的并发症，如出血、感染和血栓形成。此外，还需要定期检查 ECMO 管路和设备，确保其正常运行。

（2）营养支持和药物管理：患者在 ECMO 治疗期间需要特别注意营养支持，以促进恢复。同时，对于使用的药物，特别是抗凝剂，需精确控制剂量，避免出血或血栓形成并发症。

（3）心理和康复支持：患者及其家属在 ECMO 治疗期间可能会出现极大的心理压力，提供心理支持和适当的康复指导对于改善患者的整体治疗效果非常重要。

5. 撤离 ECMO

（1）评估撤离条件：一旦患者的心脏或肺功能有所恢复，且能够维持稳定的血流动力学状态和良好的氧合水平，医疗团队便会评估患者是否适合撤离 ECMO。

（2）逐步减少 ECMO 支持：在撤离 ECMO 之前，医师会逐步减少 ECMO 的支持，同时观察患者的生理反应，以确保患者能够在撤离 ECMO 后维持稳定。

（3）撤离程序：如果患者在减少 ECMO 支持的过程中表现良好，医疗团队将进行撤离程序。这通常包括关闭血泵，逐渐将血液从 ECMO 系统转移回患者体内，最后移除血管导管。

第八节　主动脉内球囊反搏泵技术

主动脉内球囊反搏泵技术又称主动脉内球囊反搏术（IABP），是一种常用的心血管支持治疗技术。它通过在主动脉内插入一个充气和放气的球囊来改善心脏功能与血液循环，从而为心脏病患者提供临时的心脏辅助支持。

主动脉内球囊反搏泵技术的原理是利用球囊在心脏收缩和舒张时的充气和放气，来增加主动脉内的压力和改善冠状动脉的灌注。该技术需在主动脉中插入一根导管，导管的末端连接一个可充气的球囊，球囊通过控制器与外部的气源相连。在心脏的舒张期，球囊充气，增加主动脉内的压力，促进冠状动脉的血液灌注；在心脏的收缩期，球囊放气，减少主动脉内的阻力，降低心脏负荷。

一、适应证

1. 严重心肌梗死

对于严重心肌梗死患者，主动脉内球囊反搏泵技术可以改善冠状动脉灌注，减少心肌缺血和心肌损伤，保护心肌功能。

2. 心肌梗死后心源性休克

对于心肌梗死后出现心源性休克的患者，主动脉内球囊反搏泵技术可以提供临时的心脏辅助支持，增加心输出量，改善血液循环，稳定患者的病情。

3. 重症心力衰竭

对于重症心力衰竭患者，主动脉内球囊反搏泵技术可以减轻心脏负荷，增加心输出量，改善心脏功能，稳定患者的病情。

4. 冠状动脉旁路移植术

在冠状动脉旁路移植术过程中，主动脉内球囊反搏泵技术可以提供临时的心脏辅助支持，维持血液循环稳定，减少手术期间心肌缺血的发生。

5. 心脏移植术

在心脏移植术中，主动脉内球囊反搏泵技术可用于临时的心脏辅助支持，维持血液循环和氧供。

6. 心律失常

在某些心律失常患者中，主动脉内球囊反搏泵技术可以提供临时的心脏辅助支持，维持正常的心律和心率。

二、禁忌证

1. 严重主动脉瓣关闭不全

在严重主动脉瓣关闭不全的情况下，使用主动脉内球囊反搏泵技术可能导致血液逆流进左心室，加重主动脉瓣关闭不全的程度。

2. 严重主动脉瓣狭窄

在严重主动脉瓣狭窄的情况下，使用主动脉内球囊反搏泵技术可能阻碍血液的正常流动，加重主动脉瓣狭窄的程度。

3. 严重主动脉瘤

在存在严重主动脉瘤的患者中，主动脉内球囊反搏泵技术可能增加主动脉瘤破裂的风险。

4. 严重凝血功能障碍

在严重凝血功能障碍的患者中，主动脉内球囊反搏泵技术可能增加出血的风险。

5. 无法插入导管

由于解剖结构异常或其他原因，患者无法安全插入主动脉内导管，那么主动脉内球囊反搏泵技术就不适用。

三、设备与器械

1. 主动脉内导管

主动脉内球囊反搏泵技术需要通过在主动脉内插入导管来实现，导管通常由柔软的材料制成，具有较好的弹性和生物相容性。导管的尺寸和长度根据患者的体型和主动脉解剖结构进行选择。

2. 反搏球囊

反搏球囊是主动脉内球囊反搏泵技术设备的核心组成部分。球囊一般由柔软的材料制成，如聚氨酯或硅胶。球囊的尺寸根据患者的主动脉直径进行选择，以确保球囊能够适当地充盈和放气。

3. 控制器

控制器是主动脉内球囊反搏泵技术中的重要设备，用于控制球囊的充气和放气。控制器通常包括一个压力传感器、气源和控制面板，用于监测和调节球囊的充气和放气。

4. 气源

气源提供球囊充气和放气所需的气体，通常使用压缩空气或氧气作为气源。气源通过控制器与导管连接，通过控制气体的流量和压力来实现球囊的充气和放气。

5. 监测设备

在主动脉内球囊反搏泵技术中，监测设备用于监测患者的心率、血压、心输出量等参数。这些设备包括心电监护仪、血压监测仪、血氧饱和度监测仪等，用于确保患者的安全和监测治疗效果。

四、操作步骤

1. 患者准备

患者需要进行必要的术前准备，包括清洁和消毒手术部位，解释手术过程和风险，并签署知情同意书。

2. 局部麻醉

通常采用局部麻醉来麻醉手术部位（如髂动脉或股动脉处）。麻醉医师会使用局部麻醉药将手术区域麻醉，以确保患者在手术过程中不会感到疼痛。

3. 导管插入

在麻醉完成后，医师会在手术区域进行消毒，然后使用穿刺针穿刺动脉，一般选择髂动脉或股动脉进行穿刺。通过穿刺处插入导丝，然后将导管沿着导丝导入动脉内。

4. 球囊导管放置

一旦导管进入主动脉内，医师会通过推进导管，使球囊导管的球囊部分到达适当的位置，通常是在降主动脉和腹主动脉之间。

5. 球囊充气和放气

一旦正确放置球囊导管，医师会通过控制器将气体注入球囊内，使其充气。充气时，球囊膨胀，增加主动脉内的压力，改善冠状动脉灌注和心脏功能。然后，医师会通过控制器将气体抽出球囊，使其放气，减少主动脉内的阻力。

6. 监测和调整

在球囊充气和放气过程中，医师会持续监测患者的心率、血压和血氧饱和度等参数。根据监测结果，医师可能需要调整球囊充气和放气的时机与压力，以达到最佳的治疗效果。

7. 结束手术和固定导管

手术完成后，医师会从导管插入点处逐步拔出导管，并在插入点处施加压力，以防止出血。然后，对插入点进行适当的处理和固定，以促进伤口愈合。

五、注意事项

1. 严密监测

在手术过程中，需要密切监测患者的心电图、血压、心率、呼吸频率等生命体征，并进行持续的监护。定期记录和评估这些参数的变化，以便及时调整球囊的充气和放气时机及压力。

2. 导管位置监测

确保球囊导管的位置正确非常重要。可通过适当的影像学技术，如 X 线或超声心动图，监测球囊导管的位置是否恰当，以确保球囊能够在适当的时间充气和放气，达到预期的治疗效果。

3. 凝血功能监测

在使用主动脉内球囊反搏泵技术时，需要监测患者的凝血功能，以确保患者没有出现异常的凝血功能障碍。定期检查凝血指标，如血小板计数、凝血酶原时间和活化部分凝血活酶时间等，并评估患者是否存在出血风险。

4. 注意球囊的大小和充气压力

选择合适的球囊大小和充气压力非常重要。球囊的大小应根据患者的主动脉直径和身体大小进行选择。充气压力应根据患者的血压和心脏状态进行调整，以确保球囊充气和放气的时机及压力适当。

5. 防止感染和血管损伤

在进行手术操作时，要注意严格执行无菌操作，以防止感染。此外，插入导管时要小心，避免血管损伤和血肿的发生。在术后对插入点进行适当处理和固定，以促进伤口的愈合并减少并发症的风险。

六、并发症的防治

1. 血管损伤和出血

在导管插入过程中，可能会发生血管损伤和出血。为了防止这种情况的发生，医师应该选择合适的穿刺点和适当的导管尺寸。在术前进行良好的血管显像以确定最佳的插管位置，严格执行无菌操作，确保插入点的清洁。对于发生出血的患者，应该迅速采取压迫止血和血管修复的措施。

2. 血栓形成

在主动脉内球囊反搏泵技术中，球囊导管接触到血液，可能导致血栓形成。为了预防血栓形成，通常会在手术前给患者使用抗凝药物，如肝素。此外，术中可以通过球囊适当充气和放气，以及定期冲洗导管来减少血栓形成的风险。

3. 感染

任何时候进行手术都存在感染的风险。为了预防感染，必须严格执行无菌操作，并采用适当的消毒剂和防护措施。在术后，需要对导管插入点进行适当清洁和处理，定期更换敷料。如果发生感染，应该及时给予抗生素治疗。

4. 神经损伤

在主动脉内球囊反搏泵技术中，球囊导管的插入可能导致神经损伤，特别是在插入点周围的神经。为了减少神经损伤的风险，医师应该选择适当的穿刺点，并在插入过程中小心操作。在术后，应该观察和评估患者是否出现神经功能障碍，如感觉异常或运动功能障碍。

七、优点

1. 快速改善心血管功能

主动脉内球囊反搏泵技术可以快速改善心脏的血液供应和排血功能。通过球囊的充气和放气，可以增加主动脉内的压力，改善冠状动脉血流和心脏的灌注，从而提高心脏的收缩力和心输出量。

2. 非侵入性治疗

相较于传统的开胸手术或心脏搏动辅助装置，主动脉内球囊反搏泵技术是一种相对非侵入性的治疗方法。手术通过血管插入设备，无须开胸或切开心脏，减少了手术的创伤和恢复时间。

3. 可逆性治疗

主动脉内球囊反搏泵技术可以根据患者的病情需要进行调整和控制。球囊的充气和放气可以灵活调节，以满足不同患者的心血管需求。同时，一旦患者的心血管功能恢复良好，可以很容易地拆除和移除球囊。

4. 可重复使用

主动脉内球囊反搏泵技术所使用的球囊导管是可重复使用的器械。一旦患者的病情得到控制和改善，可以彻底地清洗和消毒球囊导管，以便再次使用，从而降低治疗成本。

5. 可监测性

主动脉内球囊反搏泵技术可以通过监测患者的心率、血压和心输出量等参数来评估治疗效果。医师可以实时监测和调整球囊的充气与放气时机，以达到最佳的治疗效果。

八、缺点

1. 静脉穿刺并发症

使用主动脉内球囊反搏泵技术需要通过静脉插入导管，这可能导致静脉穿刺并发症，如出血、血肿、血栓形成和感染等。虽然这些并发症较为罕见，但仍需要密切注意和妥善处理。

2. 心肌损伤和缺血

球囊的充气和放气可能会产生一定程度的心肌损伤和缺血。球囊的充气会增加主动脉内的压力，从而增加心肌的收缩负荷；而球囊的放气则可能导致主动脉内的压力降低，影响冠状动脉的灌注。因此，在使用主动脉内球囊反搏泵技术时，需要仔细监测患者的心电图和心肌功能，以避免心肌损伤和缺血的发生。

3. 血栓形成和栓塞

球囊导管接触到血液时，可能导致血栓形成，尤其是在球囊导管与血液接触的部分。这可能会引发栓塞，如脑栓塞和肾栓塞等。因此，在使用主动脉内球囊反搏泵技术时，需要定期检查患者的凝血功能，并注意防治血栓形成和栓塞。

4. 部分适应证限制

主动脉内球囊反搏泵技术并非适用于所有心血管疾病患者。对于某些患者，如存在主动脉瓣关闭不全、主动脉夹层等情况，可能存在相对或绝对的禁忌证。此外，球囊导管的插入需要一定的解剖条件，因此并不适用于所有患者。

5. 依赖性和持续性治疗

主动脉内球囊反搏泵技术是一种临时性的治疗方法，球囊导管的放置通常持续数小时到数日。因此，如果患者需要长期的心血管支持，可能需要考虑其他治疗措施。

6. 球囊位置限制

球囊导管的放置位置通常限于降主动脉或腹主动脉，因此对于其他部位的主动脉病变，如升主动脉或主动脉弓的病变，主动脉内球囊反搏泵技术可能无法提供有效的治疗。

7. 需要专业医疗团队

主动脉内球囊反搏泵技术需要专业的医疗团队进行操作和管理。医师、心血管专家、心脏监护护士和影像学技术人员等都需要紧密合作，以确保手术的安全和成功。

第九节　脉搏轮廓心输出量监测

脉搏轮廓心输出量监测通过分析动脉血压波形来估计心输出量。它根据特定的算法，从动脉波形的形状、面积或其他特征中提取心输出量和其他血流动力学参数的信息，如血管阻力、心脏前负荷和后负荷等信息。这种技术既可以通过动脉导管直接测量动脉压力波形，又可以通过非侵入性方法（如指夹式传感器）获得波形数据。

一、适应证

脉搏轮廓心输出量监测主要用于以下情况：重症监护病房（ICU）的危重患者；进行大手术的患者，尤其是进行心脏手术、大型血管手术和器官移植手术的患者；慢性心力衰竭患者，需要评估治疗效果；有复杂液体管理需求的患者，如脓毒症、烧伤或严重创伤患者；需要优化心脏前负荷和后负荷的患者。

二、禁忌证

脉搏轮廓心输出量监测的禁忌证相对较少，主要取决于使用的是非侵入性还是微创性方法。对于微创性方法，如动脉穿刺插管，禁忌证包括局部感染或严重的皮肤病变，严重的凝血功能障碍或正在使用高剂量抗凝药物的患者，重度动脉硬化或其他动脉疾病（可能增加穿刺风险）。

三、器械与设备

1. 传感器

用于捕捉动脉压力波形。在微创方法中，需要通过动脉穿刺插入导管；在非侵入性方法中，可能使用贴在皮肤上的传感器或指夹。

2. 监测仪

分析和显示心输出量及其他血流动力学参数的设备。它接收传感器的数据，通过内置算法计算出心输出量和相关参数。

3. 显示屏

用于实时显示血流动力学参数，包括心输出量、脉搏波速度、血管阻力等信息。

四、操作方法

1. 准备工作

选择适当的监测部位，如桡动脉或股动脉，根据选择的方法进行局部消毒。

2. 传感器放置

对于微创方法，需要进行动脉穿刺并插入导管，确保导管固定并与监测系统连接。对于非侵入性方法，将传感器（如指夹或贴片）正确放置在患者的手指或其他适当部位。

3. 校准和初始化

开启监测仪，进行必要的校准并设置初始化参数。对于某些系统，可能需要输入患者的基本信息（如年龄、性别、身高和体重）来优化算法的准确性。

4. 监测和数据解读

开始实时监测，密切观察动脉波形和计算出的心输出量等血流动力学参数。监测仪会显示实时数据和趋势图，医护人员需根据这些信息评估患者的循环状态，并根据需要调整治疗方案。

5. 持续监测与调整

在整个监测期间，需要定期检查传感器的位置和功能，确保数据的准确性。同时，根据患者的临床反应和监测数据，及时调整液体管理、药物治疗和机械支持等治疗措施。

6. 数据记录与分析

监测过程中收集的数据可用于进一步的分析和评估。这些信息对于理解患者的血流动力学变化、指导治疗决策和评估治疗效果非常重要。

7. 撤除和术后处理

对于微创方法，当不再需要心输出量监测时，需小心撤除导管，并对穿刺部位进行适当护理，防止感染和出血。对于非侵入性方法，撤除传感器后，检查皮肤有无异常反应。

五、注意事项

操作过程中需确保传感器正确放置和固定，防止由于移位导致的数据不准确。对于微创方法，需注意预防穿刺相关的并发症，如血肿、感染、血栓形成等。利用脉搏轮廓心输出量监测提供的数据，结合患者的整体状况和治疗反应，个体化调整治疗方案。

第十节　Swan-Ganz 导管植入术

Swan-Ganz 导管植入术又称肺动脉漂浮导管置管术，是一种通过向心脏和肺动脉内植入一个特殊的导管来测量心脏功能和血流动态的诊断程序。这种技术于 1970 年由 Swan 和 Ganz 两位医师首次引入，目的是更精确地评估心脏病患者的心脏状态，包括血压、心输出量以及肺动脉压力等重要指标。

一、适应证

Swan-Ganz 导管植入术主要用于以下情况：重度心力衰竭患者的诊断和管理；重症监护患者的血流动力学监测，如休克和严重创伤患者；评估肺高压的严重程度；心脏手术前后的患者监护，以优化治疗方案；评估复杂的心脏病情，如心室功能障碍。

二、禁忌证

（1）患者有严重的凝血机制障碍。

（2）患者心脏结构异常，如右心房严重畸形或右心室严重畸形。

（3）皮肤感染或其他局部感染，可能增加植入部位感染的风险。

（4）严重的肺动脉瓣疾病。

三、设备与器械

1. Swan-Ganz 导管

Swan-Ganz 导管是一个多腔体的薄管，用于测量心脏和肺动脉的压力。

2. 引导针和导管

引导针和导管用于将 Swan-Ganz 导管正确引入血管。

3. 压力监测系统

连接导管，实时显示压力读数。

4. 心电图（ECG）监视器

心电图（ECG）监视器用于监测导管植入过程中的心律。

5. 杀菌设备

确保所有器械的无菌状态，减少感染风险。

四、操作方法

1. 准备工作

对患者进行全面评估，包括收集病史、体检和必要的实验室检查。患者需在手术前空腹，以减少术中和术后的并发症风险。

2. 局部麻醉

选择导管插入点（通常为颈内静脉或股静脉），并进行局部消毒和麻醉。

3. 导管插入

在 X 线引导下，使用引导针穿刺进入静脉，随后引入导管，并使用 X 线或超声波监视导管穿过右心房、右心室进入肺动脉。

4. 测量和监控

一旦导管到达肺动脉，就可以开始测量肺动脉压力、右心房压、右心室压，并通过热稀释法计算心输出量。这些数据为评估心脏功能和指导治疗提供了重要信息。

5. 数据分析

通过收集的数据，医师可以评估心脏的工作状况，包括泵血能力和肺血管阻力。这对于制订治疗计划、调整药物治疗和预测病情发展至关重要。

6. 导管移除

完成所有必要的测量后，导管将在医师的指导下缓慢移除。对移除导管的部位进行适当处理和压迫，以防止出血。

第十一节　无创心排血量监测

无创心排血量监测（NICOM）是一种测量心脏泵血能力，即心输出量，而不需要直接进入体内的技术。这种方法利用多种技术，如生物阻抗、多普勒超声和脉搏轮廓分析等，来评估血流动力学状态，分析心输出量和其他相关血流动力学参数。由于其非侵入性的特点，NICOM 减少了与传统侵入性心输出量监测方法相关的并发症风险，同时提供了对患者循环状态的连续评估。

一、适应证

NICOM 特别适用于需要动态监测心输出量的以下情况。

1. 重症监护

对于 ICU 中的危重患者，持续监测心输出量有助于及时发现循环状态的变化，指导液体和血管活性药物的使用。

2. 手术期间和术后监测

在大手术中，尤其是心脏手术和大血管手术过程中，监测心输出量对于评估患者的循环稳定性和指导麻醉管理至关重要。

3. 心力衰竭管理

对于慢性心力衰竭患者，定期或连续监测心输出量有助于评估疾病状态和治疗效果。

二、禁忌证

由于 NICOM 的非侵入性特点，其禁忌证相对较少，但在使用特定类型的 NICOM 技术时仍需注意。①生物阻抗法，对于植入心脏起搏器或除颤器的患者，使用时需谨慎，以免干扰设备的正常工作。②超声波技术，对于皮肤有严重损伤或感染的患者，使用超声波传感器时需要避免接触病变部位。

三、设备与器械

1. 传感器

根据不同的测量原理，可能是贴在皮肤上的电极（生物阻抗法）、固定在颈部或胸部的超声探头（多普勒技术），或是测量脉搏波的光学传感器。

2. 数据处理单元

数据处理单元用于接收传感器信号，并通过内置算法计算心输出量和其他血流动力学参数。

3. 显示屏

显示屏实时显示心输出量、心脏指数、每搏输出量等血流动力学参数，以及相关的趋势图。

四、操作方法

1. 准备阶段

选择合适的监测部位，根据监测技术的要求进行皮肤清洁和准备。

2. 传感器放置

将传感器正确放置于患者体表，确保良好的接触和信号质量。

3. 监测启动

开启 NICOM 设备，进行必要的设备校准和参数设置，根据患者的体型、年龄等信息选择适当的监测模式。

4. 实时监测

监测启动后，设备将实时显示心输出量和其他血流动力学参数，医护人员需密切关注这些参数的变化，以便及时调整治疗方案。

5. 数据分析

利用 NICOM 提供的数据进行临床分析，评估患者的循环状态，判断是否需要液体复苏，指导血管活性药物的使用，以及优化患者的整体治疗策略。

6. 撤除

监测结束后，根据设备的具体操作指南小心撤除传感器，注意观察患者皮肤的状况，防止因长时间佩戴传感器导致的皮肤损伤。

五、注意事项

1. 传感器的正确放置

确保传感器根据所采用技术的要求正确放置，以获得准确的监测数据。

2. 避免信号干扰

在使用生物阻抗法等技术时，需避免可能干扰信号的因素，如患者体动、电子设备的干扰等。

3. 持续监测与评估

NICOM 提供的是连续的血流动力学监测数据，医护人员需持续评估这些参数的变化，及时调整治疗方案以应对患者状态的变化。

4. 个体化治疗

基于 NICOM 提供的数据进行个体化治疗，考虑患者的具体病情和治疗需求，避免液体复苏和药物治疗过度或不足。

5. 技术限制与误差

了解所使用 NICOM 技术的原理、限制和可能的误差来源，合理解读监测数据，必要时结合其他监测手段进行综合评估。

第十二节　超声心输出量监测

超声心输出量监测是一种利用超声技术非侵入性地评估心脏功能和血流动力学状态的方法。与传统的Swan-Ganz导管植入术相比，超声心输出量监测为医师提供了一个更安全、更快捷的选择来监测心输出量和其他相关的血流动力学参数。

一、适应证

超声心输出量监测适用于需要密切监控心脏功能和血流动力学状态的患者，包括：重症监护患者，特别是那些处于休克状态或需要液体管理的患者；心脏手术前后的患者，用于评估心脏功能和指导治疗决策；有心力衰竭症状的患者，需要评估治疗效果和病情进展；接受大量输液或血液制品治疗的患者，监测液体状态和心脏负荷。

二、禁忌证

（1）严重的皮肤病变或损伤，位于超声探头应用部位。
（2）患者合作度不足，无法保持必要的体位或静止状态进行准确测量。
（3）特定的超声对比剂过敏史。

三、设备与器械

1. 超声设备
配备用于心脏评估的软件和多普勒功能。
2. 适配不同测量需求的超声探头
常用的包括相控阵探头和线性探头。
3. 实时数据分析软件
用于分析心输出量、射血分数等参数。
4. 显示屏幕
展示心脏图像和计算出的血流动力学参数。

四、操作方法

1. 患者准备
给患者解释程序，确保患者处于适合进行超声检查的体位，通常为仰卧位。
2. 设备设置
根据患者的具体情况选择合适的超声探头和设备设置。
3. 获取图像
利用超声设备获取心脏的二维图像和多普勒血流图像。这一步骤可能需要通过不同的视窗（如心尖、胸骨旁或胸骨下）来优化图像质量。
4. 数据分析
使用超声设备的软件分析心脏图像和多普勒信号，计算心输出量、射血分数和其他相关参数。

5. 结果解释

将测量得到的参数与患者的临床状况相结合，评估患者的心脏功能和血流动力学状态，并根据结果调整治疗方案。

五、注意事项

1. 操作者技能

准确进行超声心输出量监测和解释结果需要经过专门的培训和实践。操作者需要具备良好的超声操作技能和对心脏解剖及血流动力学的深入理解。

2. 患者的个体差异

患者的体型、胸部结构和存在的疾病状态可能会影响超声波的传播及图像质量，操作者需根据不同情况调整探头位置和设备设置。

3. 数据解释

超声心输出量监测提供的数据需要在患者的整体临床背景中进行解释。单一参数往往不能全面反映患者的状态，需结合其他监测数据和临床表现综合评估。

4. 监测连续性

超声心输出量监测可以提供实时的心输出量监测，但在有些情况下，如患者移动或体位改变，可能需要重新校准或调整设备。确保数据的连续性对于长期监测尤其重要。

5. 设备维护

保持超声设备和探头的清洁与良好维护是确保测量准确的前提。遵循制造商的指导进行定期维护和校准。

第十三节　左右心导管检查

左右心导管检查是一项用于诊断和治疗各种心脏疾病的医学检查。该程序通过插入一根细长的管子（导管）到心脏的右侧或左侧，来测量心脏各腔室的压力、评估心脏功能、检查冠状动脉的狭窄或阻塞，并在必要时进行干预治疗。该检查主要用于评估心脏的左侧结构，包括左心房、左心室、二尖瓣和主动脉，以及冠状动脉。右心导管检查则关注心脏的右侧，包括右心房、右心室、肺动脉及其分支。通过这些检查，可以测量相关的血压和血氧饱和度，评估心脏的泵血功能。

一、适应证

（1）诊断各种类型的先天性心脏病和获得性心脏病。

（2）评估心脏瓣膜的功能性疾病。

（3）检查冠状动脉的狭窄或阻塞，以判断是否需要冠状动脉旁路手术或经皮冠脉介入术（PCI）。

（4）评估心肌病和心力衰竭的患者。

（5）肺高压的诊断和评估。

二、禁忌证

（1）未控制的严重高血压。
（2）严重的凝血功能障碍。
（3）重度电解质紊乱。
（4）活动性心内膜炎。
（5）严重的肝肾功能障碍。
（6）导管进入部位有感染。

三、设备与器械

1. 导管和导丝
用于插入心脏的细长柔软管和导丝。
2. X 线透视机
实时监测导管的位置。
3. 压力传感器
测量心脏内的压力。
4. 对比剂注射系统
用于注入对比剂，以便在 X 线下观察血管。
5. 心电图（ECG）监视器
持续监测患者的心律。

四、操作方法

1. 患者准备
对患者进行全面评估，包括收集病史、体检和实验室检查。患者需空腹数小时。
2. 局部麻醉
选择导管插入点（通常为股动脉或股静脉，有时为桡动脉或颈内静脉），并进行局部麻醉。
3. 导管插入
在 X 线透视下，使用穿刺针进入血管，然后引入导丝和导管，导管沿导丝推进至心脏相应部位。
4. 数据收集
通过导管测量心脏内部的压力，注入对比剂以观察冠状动脉和心脏内部结构。对于左心导管检查，可能需要通过使导管进入左心室来测量其内部压力并进行左心室造影，以评估心脏的泵血功能和检查心脏瓣膜的状态。对于右心导管检查，则关注于通过导管测量右心房、右心室和肺动脉的压力，以及评估肺血管阻力和右心功能。
5. 图像获取和分析
使用 X 线透视和心电图同步记录，获取心脏结构和功能的详细图像。分析这些图像和数据，医师可以诊断心脏疾病的类型、严重程度并制订最佳治疗方案。
6. 导管移除和术后护理
完成所有必要的测量和评估后，缓慢抽出导管，并对穿刺部位进行压迫以防止出血。

患者需要在监护环境下休息一段时间，医务人员会监测其生命体征、穿刺部位情况以及是否有任何并发症出现。

五、注意事项

在进行左右心导管检查时，需注意以下事项，以确保患者安全和检查的准确性：执行严格的无菌操作程序，减少感染风险；密切监控可能出现的并发症，如血管损伤、心律失常、对比剂引起的过敏反应等；在检查前向患者解释程序的过程、风险和预期的益处，以获得其知情同意；基于患者的具体情况（如年龄、体重、已知疾病和先前的医疗史）调整检查方法和对比剂用量；在检查后观察患者至少数小时，以确保没有延迟性并发症出现；特别注意观察穿刺部位有无血肿或出血，并指导患者在回家后需要注意的事项。

第十四节　血流动力学监测技术

血流动力学监测技术是一系列用于评估和监控患者心脏功能与循环状态的方法。这些技术可以测量心输出量（CO）、中心静脉压（CVP）、肺动脉楔压（PAWP）、血管阻力（全身血管阻力和肺血管阻力）及动脉血压等参数。通过对这些参数的实时监控，医护人员能够对危重病患者的治疗做出快速、准确的决策，优化液体管理，调整药物治疗，从而改善患者的预后。

一、适应证

（1）重症患者，特别是那些患有急性心力衰竭、急性呼吸窘迫综合征、脓毒症和创伤的患者。

（2）大手术期间和术后，尤其是心脏手术、器官移植和大型血管手术。

（3）需要密切监测和调整液体治疗的患者。

（4）心脏病和心力衰竭患者，需要评估治疗效果和指导药物治疗。

二、禁忌证

（1）严重的凝血功能障碍，增加出血风险。

（2）局部感染，可能导致导管相关血流感染。

（3）已知的动脉或静脉畸形，可能使穿刺和导管置入困难或风险增加。

三、设备与器械

（1）压力传感器和导管，用于侵入性动脉血压和中心静脉压测量。

（2）肺动脉漂浮导管（Swan-Ganz 导管），用于测量肺动脉楔压和心输出量。

（3）生物阻抗技术设备，用于非侵入性心输出量监测。

（4）多普勒超声设备，用于评估心脏功能和心输出量。

（5）脉搏轮廓分析设备，提供连续的血压和心输出量测量。

四、操作方法

（1）对于侵入性动脉血压监测，需要在无菌条件下穿刺并置入导管，连接压力传感器。

（2）使用 Swan-Ganz 导管时，需通过中心静脉穿刺，并在 X 线或超声引导下，将导管推进至肺动脉。

（3）对于非侵入性心输出量监测，按照设备说明书放置传感器，并进行必要的校准。

五、注意事项

（1）确保无菌操作，减少导管相关感染风险。

（2）密切监测患者对治疗的反应，特别是在进行液体复苏或调整血管活性药物剂量时，避免过度治疗。

（3）注意评估和管理侵入性监测相关的并发症，如血管损伤、血栓形成和出血等。

（4）在使用 Swan-Ganz 导管等复杂设备时，需要具备相应的技能和经验，以确保操作的安全性和准确性。

（5）定期校准和维护设备，确保监测数据的准确可靠。

（6）在解读血流动力学参数时，需综合考虑患者的整体临床状况，避免仅依赖单一参数作出临床决策。

（7）对于非侵入性心输出量监测技术，了解不同设备的工作原理和限制，以及它们在特定患者群体中的适用性和准确性。

（8）在使用任何血流动力学监测技术时，都应持续教育和培训医护人员，增进对技术的理解，提高操作技能，以最大限度地发挥其在患者管理中的价值。

第十五节 电复律与电除颤

一、适应证与禁忌证

1. 适应证

（1）心房颤动、心房扑动、室上性心动过速、室性心动过速及心室颤动/心室扑动。按传统观点，心室颤动/心室扑动为其绝对适应证，其余为相对适应证。

（2）进行复律的紧急程度分为：①选择性复律，主要用于心房颤动，适用于有症状且药物治疗无效的心房颤动患者；②急诊复律，适用于室上性心动过速伴心绞痛，或血流动力学异常、心房颤动伴预激综合征、药物治疗无效的室速；③即刻复律，适用于任何引起意识丧失或重度低血压的快速心律失常，如心室颤动或心室扑动，不需做特殊术前准备，也无需向家属做详细说明，争分夺秒，一切以争取时间、尽快实施电复律为原则。

2. 禁忌证

（1）洋地黄类药物中毒引起的心律失常。

（2）新近发生的心肌梗死、心室显著扩大、室上性心律失常合并完全性房室传导阻滞者。

（3）心脏瓣膜手术前或术中。

（4）心房颤动合并心室率缓慢者。

（5）年龄过大，心功能不好的患者。

二、操作方法

1. 术前准备

（1）患者准备：选择性电复律术前应常规检查血电解质，如有电解质紊乱，必须先给予纠正，尤其是低血钾患者，电击后易发生心律失常。心力衰竭患者应先改善心功能，可提高电复律的成功率。用洋地黄类药物治疗的患者，在电复律前应停药。地高辛一般停用1～2日，洋地黄毒苷停用2～5日。口服地高辛的患者术前应测定地高辛血药浓度，以免发生意外。若心力衰竭已严重到不能承受短暂停用洋地黄的程度，这样的病例也不宜使用电复律。电复律前应禁食6小时，以免电击过程中发生恶心和呕吐。目前对选择性电复律已经不主张“麻醉”，提倡静脉缓慢注射地西泮10～20mg，若患者仍清醒，可追加10mg，同时嘱其报数直至其进入朦胧状态、睫毛反射消失，即可电击。

（2）器械准备：备好各种抢救器械和药品。连接除颤器导线，接通电源，检查同步性能，选择R波较高导联进行观察。

2. 胸外直流电除颤操作步骤

（1）患者平卧于木板床上，开放静脉通道，充分暴露胸壁。

（2）术前常规做心电图检查，之后把导联线从人体上解除，以免电击损坏心电图机。

（3）按要求放置电极板：其直径成人为10cm，儿童为8cm，婴儿为4～5cm。体外电复律时电极板安放的位置有两种，一种是一块电极板放在背部肩胛下区，另一块放在胸骨左缘3～4肋间水平，选择性电复律宜采用这种方式；另一种是一块电极板放在胸骨右缘2～3肋间（心底部），另一块放在左腋前线第5肋间（心尖部），这种方式迅速且便利，适用于紧急电击除颤。

两块电极板之间的距离不应＜10cm。电极板应紧贴患者皮肤并稍微加压，边缘不能翘起。安放电极板处的皮肤应涂导电糊，也可用盐水纱布，紧急时甚至可用清水，但绝对禁用酒精，否则可引起皮肤灼伤。消瘦、肋间隙明显凹陷而致电极板与皮肤接触不良者宜用盐水纱布，并可多用几层，可改善皮肤与电极板的接触。两个电极板之间要保持干燥，避免因导电糊或盐水相连而造成短路。也应保持电极板把手的干燥，不能被导电糊或盐水污染，以免伤及操作者。

（4）选择电能剂量，充电。所有人员不得接触患者、病床，以及与患者相连接的仪器设备，以免触电。

（5）放电。①心室颤动或心室扑动。一般主张用较大能量，争取一次电击复律成功，以免延误抢救时机。体外除颤时主张用200～400J，瘦小者用较小能量，体重较大者宜用较大能量。如果首次电击复律未奏效，可加大能量再行电击。顽固性心室颤动在反复电击除颤的同时应立即开放气道，进行人工呼吸、心脏按压，合理应用肾上腺素等，以提高除颤成功率。②选择性电复律。心房扑动所需电能较低，一般50～100J即可。心房颤动、阵发性室上性心动过速和室速初次电击一般用100～150J。一次电击未奏效可增加电能再次电击，一般不超过3次。③儿童。一般为5～50J，不主张反复高能量电击。心室颤动时可用100～200J。婴幼儿所需电能应更低一些。

（6）电击后即监测常规导联心电图，并进行血压、呼吸和意识的监测，一般需持续1日。

3. 胸内直流电除颤

开胸手术患者可做胸内直流电除颤，其步骤如下：①切开心包，暴露心脏。②做心脏按压和人工呼吸至少 2 分钟。③除颤器准备和操作同胸外电除颤。④用一块专用小型电极板置于右心室面，另一块置于心尖部，用被生理盐水湿透的棉巾包裹，以免灼伤心肌。⑤尽可能从小剂量开始除颤，成人为 5～30J，小儿一般不大于 10J。如一次除颤无效，不能无限增加电能，应进一步纠正不利于除颤的因素，如心肌缺血、血钾过低、温度低于 30℃、严重酸中毒等。

三、并发症的防治

1. 心律失常

电击后心律失常以期前收缩（早搏）最常见，大多在数分钟后消失，无需特殊处理。若为严重的室性期前收缩并持续不消退者，应使用抗心律失常药物治疗。若产生室速、心室颤动，可再行电击复律。电击后也可能发生显著的窦性心动过缓、窦性停搏、窦房传导阻滞或房室传导阻滞。轻症能自行恢复者可不作特殊处理，必要时可使用阿托品、异丙肾上腺素以提高心率，个别患者可能需要安装临时心脏起搏器。

2. 低血压、急性肺水肿、栓塞

血压下降多见于高能量电击后，若仅为低血压倾向，大多可在数小时内自行恢复；出现周围循环衰竭者应及时使用升压药。急性肺水肿往往发生在老年人和心功能差者，一旦发生，应按急性肺水肿抢救。栓塞可为体循环栓塞，如脑栓塞等，也可为肺栓塞。

3. 心肌损伤

心电图出现 ST-T 改变，心肌酶升高，可持续数小时至数日，个别患者出现心肌梗死心电图，持续时间也较长。

四、注意事项

（1）电击转复心律治疗的各种用电仪器应接好地线。

（2）同步电击转复心律时亦选择 R 波较高的导联。

（3）心电图电极与导联线应远离复律器，防止复律器短路或漏电造成皮肤灼伤。

第十六节　单人徒手心肺复苏术

一、操作步骤

1. 判断

（1）判断意识：拍打患者双肩，呼唤“你怎么啦？”观察有无反应。

（2）判断呼吸（无呼吸或仅有喘息）：看胸廓起伏，听呼吸声，用颊部感受气流。

2. 呼救

高喊“快来救人啊”，呼叫 120，呼叫准备除颤仪。

3. 再判断

判断动脉搏动，平甲状软骨，胸锁乳突肌内侧轻轻触诊，检查颈动脉搏动。对有脉搏、无呼吸者，每 5～6 秒进行一次人工呼吸，每 2 分钟检查一次脉搏；无脉搏、无呼吸者，循环进行以下操作。

4. 准备

（1）使患者脱离危险环境。

（2）备好硬板等。

5. 体位

（1）患者：将患者平放于地上或仰卧于硬板床/ 硬板上；双手放于身体两侧；立即解开腰带、衣领、上衣。

（2）操作者：立于或双膝跪地于患者右侧，左腿与患者肩平齐。

6. 心脏按压

（1）定位：用手指沿肋弓向中间滑移，找到剑突后，再向上移动两横指，要求迅速、正确（胸骨中下部）。

（2）方法：一手掌根部紧贴按压部位；另一手重叠其上，手指向上翘起，两臂伸直并与患者胸部呈垂直方向，用上半身重量及肩臂肌力量向下用力按压，力量均匀，使胸骨下陷至少 5cm。每次按压后使胸廓完全回复，但掌根部不离开定位点，按压与放松时间相等，节律规整，频率至少为100次/分，连续按压 30 次。

7. 开放气道

（1）检查并取出义齿：清除口腔、鼻腔异物、分泌物。

（2）仰头抬颏：一手放在患者前额上，手掌向后下方施力，使头向后倾；另一手手指在靠近颏部的下颌骨下方，将颏部向前抬起；使患者口张开。

8. 人工呼吸

连续吹两口气，吹气时一手捏紧患者鼻孔，操作者吸气后，将患者的口完全包在操作者的口中，用力将气吹入，可见患者胸部上抬。一次吹气完毕后，松开捏鼻的手，离开患者的口，见到患者胸部向下塌陷。之后接着做第二次吹气。要求：每次吹气时间＞1 秒，潮气量 500～600mL。

9. 循环

（1）按压次数∶呼吸次数为 30 ∶ 2。

（2）连续循环 5 次，完成后举手示意，停止操作。

10. 后续处理

（1）接除颤仪，检查是否为可除颤心律。

（2）整理衣被保暖。

（3）移去硬板或将患者移至床上，为患者取舒适卧位。

二、注意事项

（1）人工胸外心脏按压并发症主要包括肋骨骨折、心包积血或心包填塞、气胸、血胸、肺挫伤、肝脾撕裂伤和脂肪栓塞。遵循正确的胸外心脏按压操作方法，尽量避免并发症发生。

（2）人工呼吸中为防止胃扩张及由此产生的并发症，在没有人工气道时吹气时间＞1 秒，潮气量则以见到胸廓抬起即可，不要用过多的潮气量或用过大的压力吹气。心肺复苏中较低的潮气量和呼吸频率也能维持恰当的通气/血流比值。

对于训练有素的施救者来说，挤压患者的环状软骨，使其向后压迫食管于颈椎上，能防止胃胀气，减少反流和误吸。环状软骨挤压一般要求不负责胸外按压和通气的第 3 人进行操作。环状软骨挤压仅用于深昏迷的患者（即没有咳嗽或呕吐反射者）。

第十七节　三腔二囊管压迫止血术

三腔二囊管即一根管内三根细管，其中一根和食管囊相通，一根和胃囊相通，另一根通胃腔。三腔二囊管插入胃内，二囊管先后充气外拉以压迫胃底静脉及食管下端静脉，适用于抢救食管胃静脉曲张破裂出血，药物治疗无效的患者。

一、适应证

肝硬化或其他原因造成的门静脉高压症引起的食管、胃底静脉破裂出血，经一般治疗、药物止血无效仍呕血不止者。

二、禁忌证

冠心病、高血压及心功能不全者慎用。

三、操作方法

（1）插管前要首先解除患者的思想顾虑，取得合作。

（2）使用前检查三腔管是否通畅，气囊是否漏气，充气后囊壁扩张是否均匀，一般胃囊需注气 200～300mL，食管囊需注气 100～200mL，三根接头分别贴上标志记号，充气前将气囊完全抽空。

（3）应用时先用液状石蜡涂抹三腔二囊管及患者鼻腔，使其润滑。

（4）患者取半卧位，自鼻腔插入三腔二囊管，在胃管内抽得胃液时，提示三腔二囊管已达胃部。

（5）用注射器向胃囊内注入空气200～300mL，将开口部反折弯曲后，用血管钳夹住，向外牵拉三腔二囊管，遇阻力时表示胃囊已达胃底部，在有中等阻力的情况下，用宽胶布将三腔二囊管固定于患者的面部。

（6）如压迫胃囊后仍有出血，可用注射器向食管囊注入空气 100～150mL，再用血管钳夹住管端。食管囊充气后，患者可能躁动不安后心律不齐，如患者不能耐受可不充气观察。

（7）将管外端结一绷带，用 500g 重沙袋或盐水瓶通过滑轮固定于床架上持续牵引。

（8）定时测两囊压力，要保持胃囊内压和（或）食管囊内压不变，如压力下降应适当充气维持。

四、注意事项

（1）插管时应将气囊内空气抽尽，先向胃囊注气，然后再向食管囊注气。

（2）胃囊充气不够，牵拉不紧，是压迫止血失败的常见原因，如胃囊充气量不足且牵拉过猛，可使胃囊进入食管下段，挤压心脏，甚至将胃囊拉至喉部，引起窒息。

（3）气囊压迫时间过长过重可导致胃底部食管黏膜糜烂坏死，故持续压迫最长不超过24 小时。放气解除压迫一段时间后，必要时可再充气压迫。

（4）拔管前患者先口服液状石蜡 20～30mL，然后抽空胃囊和食管囊，缓慢拔出。

（5）拔管后须禁食 24～48 小时，如无出血，可逐步由流质过渡到半流质饮食或软食。

第十五章　中医药治疗心血管疾病

第一节　高血压

补肾活血汤

【药物组成】补骨脂、熟地黄各20g，淫羊藿、牛膝各10g，枸杞子12g，益母草、丹参、川芎各15g，知母、沙参各6g，甘草3g。

【加减】若见眩晕耳鸣者，加钩藤、菊花；若见心悸者，加炙甘草、麦冬；若见失眠健忘者，加酸枣仁、合欢皮；若见咳嗽者，加贝母、桔梗、杏仁。

【适应证】原发性高血压。

【用药方法】每日1剂，水煎，分早、晚服，每次服250mL。3周为1个疗程。同时给予西药卡托普利每次12.5mg，每日2次。

【用药疗效】此方加减治疗原发性高血压91例，显效58例，有效32例，无效1例。总有效率为98.9%。

按：补肾活血汤方中的丹参、牛膝、川芎、益母草等有活血化瘀的作用，可使血管正常舒缩功能得到恢复；补肾药物补骨脂所含补骨脂素有使血管阻力下降的作用，淫羊藿可阻断交感神经节从而降低血压；熟地黄和知母兼有补益身体和清除自由基的作用；知母和沙参可制约诸多温燥药物之热性，从而使阴阳调和。本方为降压、改善血管内皮功能状态的良方。

活血潜降汤

【药物组成】蒲黄、赤芍、赭石各30g，红花、桃仁各10g，牡丹皮、丹参各15g，地龙12g，怀牛膝20g，甘草5g。

【适应证】原发性高血压。

【用药方法】每日1剂，水煎，取药液200mL口服。14日为1个疗程，可连服2～4个疗程。同时配合西药降压治疗。

【用药疗效】此方治疗原发性高血压40例，显效（舒张压下降1.33kPa以上并达到正常范围，且能长期稳定，临床症状消失，或舒张压虽未下降至正常，但已下降2.67kPa以上者）26例，有效（舒张压下降1.33kPa但未达到正常范围者，临床症状消失或明显减轻，或舒张压较治疗前下降1.33～2.53kPa，但未达到正常范围者，或收缩压较治疗前下降4.0kPa以上者）11例，无效（未达到上述标准）3例。总有效率92.5%。

按：高血压属中医学头痛、眩晕、中风等病证范畴，多由情志不畅、饮食失节，或内伤虚损导致，机体阴阳消长平衡失调，其中多夹痰、夹风、夹瘀，病在肝，根于肾。本病发病年龄多在50岁以上，病程较长，年老加之久病，多伴肾气亏虚，肾精不足，肝木失养，疏泄失职，气血运行迟缓，则致血瘀气滞，经脉不利；肝阳偏亢也可致心、肝、肾阴虚，阴虚火旺，灼津炼液，痰浊内聚，浸淫脉道，痹阻不畅，阻滞经络，而致血行失畅；病久阴损及阳，阴阳两虚，阳气虚损，鼓动无力，血运因之缓慢。治以活血通络法为主的活血潜降汤酌情配合西药治疗高血压，临床取得较好疗效，较单用西药疗效明显。这表明活血化瘀中药可降低血液黏度，改善血循环，防止并发症，改善预后，增强降压效果。

降压饮

【药物组成】菊花、天冬、麦冬、枸杞子、女贞子各3g，决明子6g，红花0.5g，石菖蒲1.5g。

【适应证】原发性高血压。

【用药方法】每日1剂，水煎服。30日为1个疗程，一般用药2个疗程。

【用药疗效】此方治疗原发性高血压150例，好转（血压下降达到临界高血压或以下，或舒张压下降≥2.6kPa，收缩压下降≤4.0kPa）136例，无效（未达到以上标准者）14例。

按：原发性高血压属于中医学眩晕范畴。病之本为阴阳失调，病之标为内生风痰、瘀血，病之脏在肝肾。降压饮中的菊花明目，平肝阳以除头晕、头胀、目眩；决明子清肝明目以降血压；天冬、麦冬清心润肺养胃生津；枸杞子、女贞子补肾滋阴益精，养肝明目以治头晕目眩耳鸣，腰膝疼痛；红花活血祛瘀通经，以增强血液循环；石菖蒲化痰开窍，和中化浊以治耳鸣耳聋。诸药合用有平肝潜阳、豁痰活血、滋阴降压之效。

参七楂蒲汤

【药物组成】丹参、山楂各30g，天麻15g，三七、石菖蒲、钩藤、水蛭各10g。

【加减】肝火亢盛型，加龙胆草、黄芩各10g，栀子15g，以清肝泻火，平肝潜阳；痰湿壅盛型，加胆南星8g，白术10g，以化痰祛湿；阴虚阳亢型，加炙龟甲20g，山茱萸、菊花各10g，以育阴潜阳；阴阳两虚型，加淫羊藿15g，枸杞子、煅龙骨、煅牡蛎各20g，以滋阴壮阳。

【适应证】原发性高血压。

【用药方法】每日1剂，水煎2次，将药液混合后分早、晚饭后30分钟温服。30日为1个疗程。

【用药疗效】此方加减治疗原发性高血压34例，显效（舒张压下降≥1.33kPa，并达到正常范围，或舒张压未降至正常但下降≥2.67kPa，头晕、头痛、乏力等临床兼症消除）13例，有效（舒张压下降<1.33kPa，但已下降到正常范围，或舒张压较治疗前下降1.33～2.67kPa，但未达到正常范围，或收缩压较治疗前下降≥4.00kPa，头晕、头痛、乏力等临床兼症有不同程度缓解）18例，无效（未达到以上降压标准，临床兼症未改善）3例。总有效率91.2%。

按：高血压属于中医学眩晕、头痛范畴。参七楂蒲汤中的丹参、三七有很好的扩张血管、改善血液循环的作用；山楂可降低血清胆固醇、甘油三酯与脂蛋白；石菖蒲芳香燥散，善祛痰浊而开窍，最宜痰浊蒙窍之证；钩藤可降低大脑皮质兴奋性，扩张周围血管，使血压下降；天麻有降血脂作用；水蛭有明显的溶解血栓、降血脂、降血黏度、改善微循环、加速毛细血管血流速度的作用，使血流通畅，毛细血管开放增多，从而使血压下降。本方具有良好的降压、降脂、降血黏度、扩张心脑血管、消除或缓解临床兼症的功能，疗效持久，是防治原发性高血压的理想方药。

平肝活血利水方

【药物组成】夏枯草、川牛膝各25g，钩藤、石决明、茯苓、葛根各15g，川芎、黄芪、防己、莱菔子、水蛭各10g。

【适应证】原发性高血压。证属肝阳上亢型。症见眩晕耳鸣，每因烦躁恼怒而加重，头痛且胀，急躁易怒，面红目赤，口苦，少寐多梦，小便赤，大便秘结，舌质红或紫暗、边有瘀斑，脉弦或涩。

【用药方法】每日 1 剂，水煎，分早、晚服。30 日为 1 个疗程。

【用药疗效】此方治疗原发性高血压 42 例，显效 27 例，有效 9 例，无效 6 例。总有效率 85.7%。

按：高血压其病位在肝肾，以风、痰、瘀、火为发病因素。平肝活血利水方中以夏枯草、石决明、钩藤平肝清热息风；黄芪、川芎、水蛭、葛根益气活血，舒筋通络；川牛膝引血下行；防己、茯苓利水渗湿；莱菔子降气化痰。全方共奏平肝息风、活血通络、利水之功效。现代药理研究证实，方中所用药物均有不同程度的降低血压的作用。

镇肝熄风汤加减方

【药物组成】白芍、石决明各 20g，天冬、牛膝、三七各 10g，炙龟甲 5g，牡蛎、磁石、丹参各 30g，玄参 15g，赭石 80g。

【加减】头痛甚者，加羚羊角；失眠多梦者，加珍珠母、夜交藤；心中烦热者，加栀子、黄芩；痰热甚者，加胆南星、川贝母。

【适应证】原发性高血压。证属阴虚阳亢兼夹瘀滞型。症见头痛眩晕，腰酸腿软，耳鸣健忘，五心烦热，心悸失眠，舌红或兼瘀斑瘀点，苔薄白，脉弦细数或涩。

【用药方法】每日 1 剂，水煎服。同时配合使用尼群地平片口服，每次 10mg，每日 3 次。

【用药疗效】此方加减治疗原发性高血压 200 例，显效（血压下降≥1.3kPa 至正常，或下降 2.7kPa 以上）135 例，有效（血压下降未达到 1.3kPa，但已降至正常，或下降 1.3～2.5kPa 或收缩期高血压血压下降＞4.0kPa）48 例，无效（未达以上标准者）17 例。总有效率 91.5%。

按：原发性高血压是中老年人的一种多发性疾病，采用中西医结合的方法治疗，可减少西药用量，降低副作用，提高疗效。镇肝熄风汤加减方有滋阴潜阳、活血通络的功能，以抑制西药的副作用。方中的炙龟甲、玄参、天冬、白芍滋养阴液，以制阳亢；牛膝补益肝肾，引血下行；牡蛎、石决明、磁石、赭石质重沉降，能降逆潜阳，镇熄肝风；三七、丹参祛瘀通络。诸药合用，为治疗原发性高血压之有效方剂。

平肝降压汤

【药物组成】怀牛膝 30g，黄精、车前子各 20g，决明子、赭石、钩藤各 15g。

【加减】高血压Ⅰ期患者中肝火偏旺者，加龙胆草、黄芩、栀子、木通、生地黄、白芍、甘草等以清热平肝潜阳；Ⅱ期患者中阴虚阳亢者，加天麻、杜仲、桑寄生、益母草、夜交藤等以育阴潜阳；肝肾阴虚者，可加枸杞子、菊花、熟地黄、山茱萸、山药、泽泻、茯苓等以滋养肝肾；Ⅲ期患者，已有心脑肾损伤，当配伍息风、豁痰、化瘀、通络之品，如地龙、法半夏、何首乌、女贞子等。

【适应证】高血压。

【用药方法】每日 1 剂，水煎，分早、午、晚服。连用 1 个月为 1 个疗程。

【用药疗效】此方加减治疗高血压 82 例，显效（舒张压下降 1.33kPa 以上，并达到正常范围，或舒张压未降至正常，但下降 2.67kPa 以上）24 例，有效（舒张压下降不及 1.33kPa，但已达到正常范围，或舒张压下降 1.33～2.53kPa，但未达到正常水平，或收缩压较治疗前下降 4.0kPa 以上）48 例，无效（未达到上述标准者）10 例。总有效率

87.8%。

【医案精选】张某，女，58岁。头晕头痛已10年，时轻时重，反复发作，近日症状加剧。诊见：急躁易怒，时而汗出，舌红、苔黄，脉细。检查血压24/13kPa。此乃肝肾阴虚，肝阳上亢所致。治宜平肝潜阳、滋养肝肾。方用平肝降压汤加天麻、生地黄、枸杞子、炒杜仲、夜交藤、茯苓各15g，白芍、山药各20g，菊花10g，桑寄生12g。服药10剂后，头痛止，头晕减轻，时而烦躁，睡眠好转，舌红、苔薄黄，脉弦细。血压22.5/12.5kPa，上方稍作增减继续服药2个月，诸症状均消除。自述精神好，能做家务，血压19/9kPa。嘱隔天服药1剂巩固疗效。随访半年未复发。

按：中医学认为高血压的产生是七情所伤、饮食失节和内伤虚损等因素导致的肝肾阴阳失调。治疗上当以治虚为主。平肝降压汤方中的怀牛膝擅补肝肾，通经络，引热引血下行；赭石镇肝熄风，平肝阳清肝火；黄精补肾益精，益气滋阴；钩藤平肝息风降压，清泄肝热；决明子补肾降压；车前子利水清热明目，“能去肝中风热”。诸药合用，共奏滋阴潜阳、平肝息风、降压通络之功。

黄连解毒汤加减方

【药物组成】黄芩、黄连6～9g，栀子9～12g，黄柏6～12g，人工牛黄（冲服）、珍珠层粉（冲服）各0.5g。

【适应证】高血压。

【用药方法】每日1剂，水煎，分早、晚服。15日为1个疗程，连用2～3个疗程。

【用药疗效】此方治疗高血压30例，其中高血压疗效：显效16例，有效12例，无效2例，总有效率93.3%；临床症状疗效：显效12例，有效16例，无效2例，总有效率93.3%；降血脂疗效：胆固醇、甘油三酯均明显降低。

按：高血压属中医学眩晕、头痛范畴，多从肝、肾立论，阴虚阳亢、肾气亏虚是基本的病机。火热炽盛亦是本病的重要病机，因此清热泻火解毒是其重要治法。黄连解毒汤中的黄连清心火，兼泻中焦之热；黄芩清肺火；黄柏泻肾火；栀子通泻三焦邪热；更得牛黄清心解毒、豁痰定惊；珍珠层粉平肝潜阳、镇心安神。诸药相配，共奏清热解毒、燥湿安神之效，用于治疗高血压病，有较好的疗效。

平肝养血方

【药物组成】夏枯草、益母草、珍珠母（先煎）各30g，石决明、钩藤、生地黄、泽泻各15g，菊花、山茱萸、柴胡、车前子各12g，丹参20g，何首乌25g。

【加减】头痛甚，伴眼胀者，加蝉蜕12g，地龙10g；耳鸣者，加枸杞子20g，女贞子25g；痰浊夹杂者，加制半夏12g，白术15g；夜寐不安者，加合欢皮、夜交藤各25g；肢体麻木者，加乌梢蛇25g，威灵仙15g；心前区刺痛或憋闷者，加瓜蒌15g，薤白、赤芍各20g；气短乏力、神疲懒言者，加黄芪30g，升麻12g。

【适应证】高血压。

【用药方法】每日1剂，水煎，分早、午、晚服。10日为1个疗程，治疗2～3个疗程。

【用药疗效】此方加减治疗高血压48例，痊愈（血压维持在21.3/12.7kPa以下，主要症状消失）10例，好转（血压偶有反复，主要症状均有改善）34例，无效（血压及主要症状无改善）4例。总有效率91.6%。

【医案精选】马某，男，48岁。2年来常头晕、头胀痛、失眠，经检查诊断为高血压。诊见：面红目赤，舌质尖红、苔薄微黄，脉沉弦。检查血压22.7/13.3kPa。证属心肝不调，郁火上泛。用上方服 1 个疗程后，血压波动于（21. 3～20. 0）/(12. 7～12. 0)kPa，症状基本缓解；再服 1 个疗程，血压正常稳定。坚持半年未见复发。

按：高血压归属中医学眩晕范畴。其发病机制虽颇复杂，但不外乎风、火、痰、虚。治疗时应详察病情，辨证与辨病相结合，多以养肝、益肾、补益气血、健脾治其本，平肝息风潜阳、化痰治其标。方中的夏枯草、石决明、菊花、钩藤清热平肝，以解头晕、头胀痛；何首乌、生地黄、山茱萸滋肝阴、养肝血、潜阳息风，以解失眠、心悸；益母草、丹参有较强的通行血脉之功，调整全身血脉之运行；泽泻、车前子清热利尿引血下行；配珍珠母、柴胡镇静、疏肝安神。及时有效治疗本病，预防肝阳亢逆，化为肝风，进而演变为中风。

平压散

【药物组成】何首乌、枸杞子、女贞子、墨旱莲草、益母草各 20g，沙参、红花、钩藤、牛膝、当归各 15g，黄连、桑枝各 10g，黄芪 45g。

【适应证】高血压。

【用药方法】上药共研为细末，每包 5g，每日服 2～3 包。1 个月为 1 个疗程。

【用药疗效】此方治疗高血压 300 例，显效（舒张压下降 1. 33kPa 以上并达到正常范围，或舒张压未降至正常，但已下降 2. 5kPa 以上）220 例，有效（舒张压下降不及 1. 33kPa，但已达到正常范围，收缩压较治疗前下降 4. 2kPa 以上）70 例，无效（未达到以上标准者）10 例。总有效率 99. 9%。

按：高血压是一种多发病，且老年患者居多，临床症状甚多，但常见为头晕头痛、四肢麻木。平压散方中的何首乌、枸杞子滋补肾阴；女贞子、旱莲草平抑肝阳；益母草、红花活血通络；当归、沙参滋阴补血；牛膝引血下行；钩藤清热平肝；黄连、桑枝均有扩张末梢血管降压作用；黄芪补气利水。诸药合用，共奏止痉、消眩、降低血压之功效。

黄精四草汤

【药物组成】黄精 20g，夏枯草、益母草、车前草各 15g。

【加减】头胀、面红者，加菊花、钩藤；眩晕严重者，加羚羊角、天麻、玳瑁、炙龟板、牡蛎、石决明；痰多黄稠者，加胆南星、竹茹、黄芩；气虚心悸者，加太子参、黄芪；失眠者，加夜交藤、酸枣仁；心绞痛者，加丹参、延胡索；口干燥者，加生地黄、玄参；形成脑血栓者，加红花、桃仁、全蝎、地龙。

【适应证】高血压。症见头晕头痛，耳鸣目眩，心中烦热，舌红、苔黄，脉弦滑有力。

【用药方法】每日 1 剂，水煎 2 次，将 2 次药液混合后分早、晚温服。1 个月为 1 个疗程，治疗 1～2 个疗程。出现虚象者，必要时配合西药治疗。

【用药疗效】此方加减治疗高血压 200 例，显效（临床症状消失，血压恢复正常，观察 1 年，血压稳定）90 例，有效（临床症状基本消失，体征改善，血压基本正常，波动不大，观察半年未见增高）95 例，无效（症状及体征未见改善，或病情加重）15 例。总有效率 92. 5%。

【医案精选】张某，男，51 岁。患高血压已 5 年余，一直服用复方降压片，血压维持在（24～26）/(15～17)kPa。诊见头痛目眩，手麻，心烦失眠，便干，舌红、苔薄黄，脉弦滑。证属脾肾不足，肝阳偏亢，为虚实夹杂之证。治以平肝补脾、通络降压。方用黄精四草汤加味，黄精 20g，夏枯草、益母草、车前草、豨莶草、炙龟板（先煎）、石决明（先煎）各 15g，菊花、焦栀子各 10g，白芍 12g。服药 7 剂，症状改善，血压 18/13kPa。停用西药，再以原方加金铃子6g，进药7剂。复查血压正常，效不更方，以原方为基础随证增损调治3周，疗效巩固。复查血压16/11kPa。

按：黄精四草汤中的黄精益肝肾，润心肺；夏枯草清肝火，平肝阳；益母草活血；车前草利水；豨莶草通络。诸药相配，既能补脾平肝，又能通络以降压。现代药理研究表明，黄精、夏枯草、益母草具有良好的降压作用；车前草增强利尿，故又可通过利尿而降压。本方用于治疗高血压多获良效。

四子薄荷降压汤

【药物组成】枸杞子9g，五味子12g，女贞子、金樱子各6g，薄荷（后下）1g。

【适应证】高血压。证属肝肾阴虚型。症见形体偏瘦，头痛头晕，耳鸣，目干，咽干，少寐，健忘，腰酸腿软，舌红少苔，脉弦细。

【用药方法】每日1剂，用开水泡服当茶饮，每服时加1g薄荷，每日服用3～6次。

【用药疗效】此方治疗属肝肾阴虚型高血压40例，显效（舒张压降至正常范围，且下降幅度≥1.33kPa，或舒张压虽未降至正常，但下降幅度≥2.67kPa）30例，有效（舒张压下降0.667～1.20kPa，并降至正常范围，或舒张压虽未降至正常水平，但下降1.33～2.67kPa，或收缩压下降幅度≥4.00kPa）4例，无效（未达到上述标准）6例。总有效率85%。

【医案精选】高某，男，65岁。自诉反复头晕头痛5年余，每于情绪变化时加重。诊见伴有口干目涩，耳鸣如蝉，失眠多梦，记忆力减退，大便干结，腰膝酸软，形体消瘦，指（趾）干枯不荣，舌质红少苔，脉弦细数。检查血压22.0/14.7kPa。经头颅CT及脑电图等检查无异常发现。西医诊断为高血压；中医诊断为头晕。证属肝肾阴虚，虚阳上越，扰乱清窍。方用四子薄荷降压汤治疗3个月，诸症状消失，查血压16.3/12.7kPa。随访半年，血压稳定。

按：中医药疗法的特色在于整体观念和辨证施治，对高血压的治疗遵循这一原则方能取得较好的疗效。四子薄荷降压汤尤适用于治疗肝肾阴虚型高血压，且用药方便。

清心降压饮

【药物组成】生地黄、石决明各30g，竹叶、白茅根、丹参、益母草、夏枯草、豨莶草各10g，白芍、菊花各15g，甘草3g，灯心草3扎。

【加减】兼头痛者，加钩藤、蔓荆子各10g；大便秘结者，加大黄6g；血脂高者，加山楂15g，苍术10g；阴虚甚者，加麦冬15g，五味子、女贞子各10g。

【适应证】高血压Ⅰ期。

【用药方法】每日1剂，水煎2次，混合药液分早、午、晚服。1个月为1个疗程，一般治疗2个疗程。

【用药疗效】此方加减治疗高血压Ⅰ期42例，显效（症状消失，血压达到正常范围）22例，有效（症状减轻，舒张压较治疗前下降<1.3kPa而达到了正常范围，或舒张压较治疗前下降1.3～2.5kPa但未至正常范围，或收缩压较治疗前下降4.0kPa）14例，无效（症状及血压均无明显改变）6例。总有效率85.71%。

【医案精选】廖某，男，45岁。反复头晕头胀1年余，且头晕头胀的发作与情绪及劳作有关。发病时伴有面红潮热，心烦失眠，口苦，小便黄等。曾服用降压药但血压均未恢复正常。诊见：头晕头胀但不痛，心烦，难入睡，口苦，小便黄，口不渴，无便秘，形体略肥胖，话多而声高，面色红润，舌红、苔薄黄，脉滑略数。检查血压24.6/12.7kPa；心率86次/分，律齐，无杂音；心电图正常，血总胆固醇6.2mmol/L，甘油三酯1.3mmol/L。西医诊断：高血压Ⅰ期；中医辨证为心火亢盛型。治宜清心降火、活血利水。方用清心降压饮去甘草，加黄连10g。3剂。嘱停服其他降压药，宜清淡饮食，休息调神。二诊：服药后头晕头胀减轻，心情舒畅，易入睡，小便量增多，但晨起仍有口苦，舌红、苔薄黄，脉滑，血压21.9/10.7kPa，心率80次/分。药已见效，续服原方5剂。三诊：症状消失，小便转清，口已不苦，舌尖略红、苔薄白润，脉滑，血压19.3/10.7kPa，趋于正常。用上方略增减，嘱煎汤代茶饮用2个月以善其后。在2个月治疗期间连续多次复查血压均在正常范围。半年后追访，血压未见升高。

按：高血压属于中医学眩晕、头痛等范畴。其病机为阴阳失调，气机逆乱。气血运行不畅，临床多见阳热亢盛之证，故以清心降火、活血利水为治则。清心降压饮中的生地黄、白芍、甘草益阴和阳；竹叶、灯心草清心火，醒神明；丹参、益母草活血以助心力；白茅根、益母草、豨莶草、竹叶、灯心草利水，引心火自溺而泄；石决明、夏枯草、菊花清降阳亢之热。服药协同，达心之阴阳交融、气血协调、水火相济之目的，用于治疗高血压病可获较好疗效。

健脾祛瘀降压方

【药物组成】黄芪20g，茯苓、葛根、川芎、郁金、茵陈、苍术、白术、山楂、泽泻各15g，木香10g。

【加减】伴有肝阳上亢者，加桑叶、菊花、夏枯草；伴有心脾两虚者，加远志、当归；伴有脾肾阳虚者，加肉苁蓉、淫羊藿。

【适应证】舒张期高血压。

【用药方法】每日1剂，水煎，分早、晚服。15剂为1个疗程。服中药期间，原服降压药继续维持使用。

【用药疗效】此方加减治疗舒张期高血压68例，显效（舒张压下降1.33kPa以上，并降至正常，或下降2.66kPa以上）37例，有效（舒张压下降1.33～2.53kPa，或下降虽未达1.33kPa但已降至正常）23例，无效（血压下降未达到有效标准）8例。总有效率88.3%。

按：高血压的发病机制复杂且非单一因素所致。高血压发病多与患者精神紧张、嗜食肥甘及运动偏少有关，且患者多有肝失条达、脾运不健、湿浊内蕴、瘀血阻滞之病机。健脾祛瘀降压方中的苍术、白术、茯苓、山楂健脾消食；黄芪、木香健脾理气；茵陈、泽泻化湿泄浊；川芎、郁金活血化瘀。全方共奏健脾祛瘀之效。实验研究证实：葛根、郁金、茵陈、山楂、泽泻等还具有扩张血管、改善微循环、降低血脂作用。服用本方能有效地改善患者的头昏、乏力、失眠、腹胀等症状，对控制血压起到良性循环的作用。

平肝益肾化瘀方

【药物组成】黄芪、决明子、山楂各30g，地龙、杜仲、肉苁蓉、夏枯草各15g。土鳖虫、牛膝各10g。

【加减】阳气不足，畏寒肢冷者，加淫羊藿、何首乌；少寐多梦，心悸不宁者，加炒酸枣仁、珍珠母；小便频数者，加益智仁；头重胸闷者，加石菖蒲、瓜蒌；肢麻甚者，加豨莶草、葛根；面足水肿，小便不利者，加车前子、葶苈子。

【适应证】老年高血压。

【用药方法】每日1剂，水煎2次，分早、晚服。连服6～8周。

【用药疗效】此方加减治疗老年高血压 56 例，显效（血压下降 2～6kPa，并达到正常范围，自觉症状基本消失或明显改善）35 例，有效（血压下降 2～4kPa，但未达到正常范围，症状大部分消失或明显改善）19 例，无效（血压下降不明显，症状无改善）2 例。总有效率 96. 4%。

【医案精选】赵某，男，65 岁。患高血压 11 年。诊见：头晕头痛，胸闷，时心悸，腰酸、遇劳则甚，肢麻乏力，夜寐欠安，大便 2～3 日 1 次、略干，舌质暗红边夹瘀点、苔白，脉沉弦略涩。检查血压 25/15kPa。用平肝益肾化瘀方加炒酸枣仁 12g，石菖蒲 15g，葛根 30g。服 9 剂后，自觉症状明显减轻，血压降至 23/12kPa。继续服药 5 周后，诸症状消失，血压、血脂降至正常范围。

按：老年高血压属于中医学眩晕、头痛范畴。由于脏腑阴阳气血日衰，肾精耗竭，肾水不足以涵养肝木，肝失条达，脾失健运，心失所养，肺失肃降，则气滞血瘀，痰瘀互结，使脉络不畅，阴阳失衡，气机失调而发本病。平肝益肾化瘀方中的黄芪能通调血脉；黄精、肉苁蓉、杜仲补肾益精；山楂、地龙、土鳖虫、牛膝活血化瘀；决明子、夏枯草清肝降压。诸药合用，共奏补肾益精、平肝化瘀之效。

车前子单方

【药物组成】车前子（布包）60g。

【适应证】老年高血压。

【用药方法】每日 1 剂，水煎代茶饮。15 日为 1 个疗程。

【用药疗效】此方治疗老年高血压 32 例，皆有较好的效果。32 例患者中最短 1 个疗程，最长 3 个疗程，血压基本恢复正常。

【医案精选】王某，女，62 岁。诊见：眩晕，头痛，腰酸腿软，虚烦不眠，耳鸣如蝉，两目干涩，舌红，脉弦细数。血压 23. 9/14. 6kPa。脉证合参，此属阴虚阳亢之眩晕。用车前子 60g，煎水代茶饮。服药 3 日，诸症状减轻，血压降至 19. 9/12. 6kPa。共服药 2 个疗程，症状消失，血压正常。

按：老年高血压属中医学之眩晕、头痛等范畴。其本质为本虚标实，气血失和，病变在肝，根源在肾，临床以阴虚阳亢型最常见。车前子能养阴强精，滋益肝肾，故可达滋水涵木之效，切中老年高血压之病机。据现代药理研究，车前子有显著利尿作用，通过利尿使有效循环血量减少，降低血液容积和血管容积比值，从而降低血压。因此，车前子降压温和且持久。

补肾活血降压汤

【药物组成】何首乌、女贞子、淫羊藿、丹参各 20～30g，黄芪 30～45g，川芎、赤芍、怀牛膝各 10～20g。

【加减】肝肾阴虚者，去川芎，加熟地黄、枸杞子各 20g，当归 12g，炒桃仁 10g；肝阳上亢者，去川芎，加钩藤 20g，龙骨、牡蛎、炒酸枣仁各 30g；兼有痰浊者，加天麻 10g，制半夏、石菖蒲、泽泻各 12g；血脂偏高者，加山楂、泽泻、海藻各 15g；伴有脑血栓者，加桃仁、红花、全蝎各 10g，三七粉（冲服）2g；糖尿病者，加葛根、山药各 30g，天花粉、生地黄各 20g。

【适应证】老年高血压。

【用药方法】每日 1 剂，水煎 2 次，合药液分早、午、晚服。30 日为 1 个疗程。糖尿病患者继续服用降糖药物。

【用药疗效】此方加减治疗老年性高血压156例，显效58例，有效98例。

按：高血压的发病机制为本虚标实。其病位在肝，根源在肾。肾气亏虚，精髓不足，水不涵水，肝阳上亢，进而导致五脏功能失调，出现各种变证。补肾活血降压汤中的女贞子、淫羊藿、何首乌、黄芪均有补肾填精之效；丹参、川芎、赤芍、怀牛膝均有活血化瘀之效。两类药物配伍，共奏补肾填精、活血化瘀、降压之效。本方可改善老年高血压患者的症状及预后，使患者自稳调节机制正常化。

天麻钩藤参乌汤

【药物组成】丹参20g，何首乌、山楂各15g，蒲黄、泽泻、天麻、钩藤各12g，决明子、川牛膝各10g。

【加减】肝阳亢盛者，加龙骨、牡蛎、磁石以镇潜；阴虚内热者，加知母、黄柏以退热；肾精不足者，加枸杞子、熟地黄以滋填。

【适应证】老年高血压并脂质代谢紊乱。

【用药方法】每日1剂，水煎2次，取药液500mL，分早、午、晚服。同时配合西药对症治疗。

【用药疗效】此方加减治疗老年高血压并脂质代谢紊乱52例，显效（临床症状消失，血压恢复正常，血脂代谢异常完全纠正）23例，有效（自觉症状消失，血压恢复正常，血脂代谢紊乱各指标半数以上纠正）26例，无效（临床症状、体征及血脂检验指标均无改善）3例。总有效率94%。

按：老年高血压常与高脂血症并存，二者共同作用促使动脉硬化发展，造成心脑肾等重要脏器血流灌注障碍，加重高血压，临床表现为脉络闭阻、气血凝滞等一系列瘀血痰凝之象。因此，对高血压合并血脂代谢紊乱者，在降压的同时，针对本病血液浓、凝、黏、聚之特点，予以祛瘀涤痰、降脂通络治疗。天麻钩藤参乌汤方中的天麻、钩藤、决明子平抑肝阳、清眩镇潜；丹参、蒲黄活血化瘀通络，用以改善微循环；何首乌、泽泻、决明子、山楂均经临床证实有较好的调整血脂的作用。诸药合用，相得益彰，调节血压，改善血液的浓、凝、黏、聚，起到良好的协同作用。

滋阴潜阳活血通络方

【药物组成】生地黄、钩藤、石决明、丹参、制何首乌各15g，天麻、赤芍、牛膝、酒大黄各10g，川芎6g。

【加减】肝风暴盛者，加牡蛎20g，赭石15g，以镇肝熄风；火邪偏盛者，加炒栀子、黄芩各10g，以清热泻火；昏迷痰多者，加胆南星、竹茹、法半夏、石菖蒲各10g，以化痰开窍；并发应激性溃疡出血者，酒大黄改大黄炭15～20g，加三七粉（冲服）3g，以化瘀止血；大便失禁者，去酒大黄并减生地黄用量。

【适应证】高血压脑出血。

【用药方法】每日1剂，水煎2次，合取药液约400mL，分早、晚服或鼻饲管注入。4周为1个疗程。同时配合基础治疗，包括卧床休息、吸氧、维持水电解质和酸碱平衡等；适当控制血压；降低颅内压；积极处理并发症，如肺部或尿路感染、应激性溃疡、心肾功能不全和心律失常等；恢复期配合使用脑组织注射液或脑活素，并加强神经功能锻炼。

【用药疗效】此方配合西药治疗高血压脑出血41例，基本痊愈（功能缺损评分减少91%～100%，病残程度为0级）10例，显著进步（功能缺损评分减少46%～90%，病残程度为Ⅰ～Ⅲ级）10例，进步（功能缺损评分减少18%～45%）16例，无变化（功能缺损评分减少 17% 左右）5 例。总有效率 87.8%。

按：高血压脑出血属中医学中风范畴。其发病主要由于年老体衰，肝肾亏损，复遇恼怒、劳倦、嗜酒等因素，导致脏腑阴阳严重失调、肝阳暴亢、气血逆乱而致络破血溢，血淤于上。急性期以内风、痰浊、邪热、瘀血等标实之证突出；恢复期则以肝肾阴亏、肝风、瘀血等本虚标实互见。而阴虚阳亢、瘀血阻络贯穿病程的全过程。故拟定滋阴潜阳、活血通络为基本方，并根据风、火、痰、瘀之孰轻孰重随证加减。方中的生地黄、制何首乌滋补肝肾，平衡阴阳；天麻、钩藤、石决明平肝潜阳，息风止痉；丹参、赤芍、川芎、牛膝化瘀通络，现代药理研究证实此类药具有改善出血灶周围微循环、降低毛细血管通透性、加速纤维蛋白溶解、促进侧支循环建立，提高脑组织对缺氧的耐受性等作用，因而能促进颅内血肿的吸收，减轻脑水肿，以利神经功能恢复；酒大黄既能活血化瘀有利血肿消除，又能通腑排便以防大便秘结而用力排便，导致血压剧升再度出血。因此，中西医结合治疗本病，在促进颅内血肿的消除、脑水肿的消退，进而改善患者的神经功能，促进患者的康复等方面具有明显的优势。

第二节　冠心病

加味冠通汤

【药物组成】西洋参、当归、薤白、红花、延胡索、郁金、丹参、制半夏各 12g，全瓜蒌 30g，鸡血藤 24g。

【加减】兼表虚易患外感者，加桂枝 12g；胸闷气短甚者，加枳壳、柴胡各 6g；心血瘀阻甚者，适当加重活血药用量。

【适应证】冠心病。

【用药方法】每日 1 剂，水煎服。15 剂为 1 个疗程。

【用药疗效】此方治疗冠心病 50 例，治愈（症状消失，心电图检查恢复正常）42 例，好转（症状减轻，发作次数减少，间歇期延长，心电图检查有改善）3 例，无效（主要症状及心电图无改变）5 例。

【医案精选】王某，男，40 岁。胸部闷痛，短气多痰 10 余年，近期加重。诊见：劳累、外感及情志不畅容易复发，伴自汗出，恶风寒易患外感，舌质淡暗、苔滑润，脉缓。心电图检查前侧壁 T 波低平。辨证为心血瘀阻，痰浊壅塞。治宜活血化瘀、通阳泄浊。方用加味冠通汤加桂枝 12g。服药 4 个疗程，诸症状消失，心电图检查正常。随访半年未复发。

按：冠心病由瘀血及痰浊所致者多见，临证中常有易患外感之表现，且大多经久不愈。此因胸中清阳不振致肺气虚弱，表虚不固而易患外感。加味冠通汤方中的全瓜蒌性润，用以涤垢腻之痰；薤白通秽浊之气；合西洋参补气，当归和血，使胸痹得开，心痛得止。更入化瘀生新之品，以理宿疾，如丹参走心经，为理血之专品；红花行散，破瘀活血；郁金辛香，延胡索辛温，均为血中气药，郁金宣气化痰入上焦，能祛心窍中之痰涎恶血，延胡索行血中之气滞，使气顺而血调；鸡血藤行血活血，制半夏化痰消痞。全方对症用药，故可获较好的疗效。

益气化瘀汤

【药物组成】黄芪 30g，党参、葛根各 15g，丹参 20g，川芎、赤芍、桃仁、降香各 10g。

【加减】兼有痰浊者，加制半夏、瓜蒌、石菖蒲；兼阳虚者，加熟附子、桂枝；兼有寒凝者，加干姜、檀香；兼阴虚者，加麦冬、生地黄。

【适应证】冠心病。

【用药方法】每日 1 剂，水煎，分早、晚服。30 日为 1 个疗程。心绞痛剧烈时，可适当给予硝酸甘油片含服。

【用药疗效】此方加减治疗冠心病 56 例，显效 26 例，有效 25 例，无效 5 例。总有效率 92. 4%。

按：冠心病的基本病机为本虚标实，标实又多为气滞血瘀，治疗当以益气化瘀为根本大法。益气化瘀汤具有益气扶正、活血化瘀的功能。冠心病患者服用后，临床症状和心功能指标均有显著好转，表明本方确有加强心肌收缩力，改善心泵血功能，增加心输出量，扩张冠状动脉、改善心肌缺血作用，从而使冠心病患者心功能有所改善。

丹参川芎红夏汤

【药物组成】丹参、川芎、红花、姜半夏、薤白各 10g，降香、三七粉各 3g，瓜蒌 20g。

【加减】气虚者，加党参、黄芪；阴虚者，去姜半夏，加麦冬、生地黄、北沙参；阳虚者，加桂枝、熟附子、淫羊藿；气滞者，加檀香、木香、枳实；寒凝者，加细辛、高良姜。

【适应证】冠心病。

【用药方法】每日 1 剂，水煎，分早、晚服，30 日为 1 个疗程。心绞痛发作时，应用短效硝酸酯类制剂如硝酸异山梨酯等，原长期服用之降压药、降糖药等仍继续服用。

【用药疗效】此方加减治疗冠心病 45 例，显效 34 例，有效 6 例，无效 5 例，总有效率 88. 9%。

按：冠心病的直接病因是“脉不通”。本病属本虚标实之证，其基本病理变化为痰瘀互阻。故治疗当从痰瘀立论，以活血化瘀祛痰为基本法则，来达到痰瘀同治的目的。丹参川芎红夏汤方正是据此而立，并在此基础上辅以益气、温阳、育阴等法，标本兼顾，从而收到良好的治疗效果。本方可改善心脏缺血的范围和程度，具有减缓心率、降低血压的作用，同时还具有降血脂的功用，因此治疗是多途径、多环节的。

冠心参龙液

【药物组成】党参、麦冬、丹参各 15g，枳实、酸枣仁各 12g，五味子、郁金、竹茹各 10g，陈皮、甘草各 6g，三七粉（冲服）3g，五爪龙 30g。

【适应证】冠心病。

【用药方法】将以上药物调配成浓缩口服液，每支 10mL，相当于原方生药量 35g。每次服 2 支，每日 2 次。4 周为 1 个疗程，治疗 3 个疗程。

【用药疗效】此方治疗冠心病 90 例，临床症状疗效显效 38 例，有效 39 例，无效 13 例，总有效率 85. 6%。本方对气阴两虚型冠心病疗效最好，阴阳两虚型次之，心阳虚型疗效较差。心绞痛症状疗效显效 42 例，改善 40 例，无效 3 例，总有效率 96. 5%。

【医案精选】李某，男，60 岁。患冠心病史 5 年，近月来劳累后即觉头晕，心悸，气短，继之出现心前区疼痛（含服硝酸甘油片可缓解）。诊见发病频繁，心中燥热，失眠，面色潮红，小便短赤，舌质偏红，脉细数。心电图提示：心律不齐，偶有早搏，心率 116次/分，ST 段抬高。西医诊断为冠心病心绞痛；中医诊断为胸痹、真心痛。证属气阴两虚型。治宜益气养阴、通脉祛瘀。予服冠心参龙液。治疗2周后心悸、胸闷止，心前区疼痛减少，睡眠好转，病情稳定。复查心电图示心律整，未见早搏，ST段回升。续服本方3个月巩固疗效。

按：冠心病的病机多属本虚标实，气滞血瘀。本虚以气虚、阴虚为主；标实以血瘀、痰浊多见。心气虚则血行迟滞而血瘀，胸阳不振，脾湿不运，津凝为痰，痰湿阻络，心脉不畅而成胸痹、心痛。在气虚基础上血瘀愈甚，痰湿愈剧。痰瘀相兼，使本病发生、加剧和复发。冠心参龙液方中的党参、五爪龙、麦冬、五味子补益心气而养心阴作君药；丹参、三七粉、郁金活血祛瘀为臣药；竹茹、枳实、陈皮、酸枣仁除痰养心安神为佐药；甘草调中为使药。诸药合用有益气养阴、活血祛瘀、除痰止痛的功效。现代药理证明，丹参、三七有扩张冠状动脉，增加冠状动脉血流量，调整心率及降低心肌耗氧量等作用。本方对心悸、胸痹痛的一般临床症状、心绞痛症状的改善及心电图的改善都有较好的疗效。特别是对气阴两虚型心绞痛的疗效较佳。

益气活血汤

【药物组成】党参、丹参、瓜蒌皮15g，黄芪、益母草各30g，川芎10g，当归、郁金各12g。

【加减】兼有高血压者，加天麻、钩藤、夏枯草；高血脂者，加何首乌、山楂；糖尿病者，加葛根、天花粉；心绞痛者，加檀香、延胡索；窦性心动过缓者，加熟附子、桂枝；窦性心动过速者，加珍珠母、龙齿。

【适应证】冠心病。

【用药方法】每日1剂，水煎，分早、晚服。

【用药疗效】此方加减治疗冠心病40例，显效16例，好转22例，无效2例。总有效率95%。

【医案精选】王某，男，68岁。冠心病史9年，长期服用丹参片、地奥心血康等药。近日因劳累，自觉胸闷气短，逐日加重，阵发性心前区疼痛，有压榨感3日。胸痛时舌下含硝酸甘油片5mg，可暂缓解。诊见伴头晕，乏力，自汗，舌质淡胖边有瘀斑、苔薄白，脉细缓。检查血压19/11kPa。神志清楚，无发绀，平卧位，无颈静脉怒张；心界略向左下扩大，心率56次/分，律齐，心前区可闻及Ⅱ级收缩期吹风样杂音；双下肢无凹陷性水肿。西医诊断为冠心病心绞痛，窦性心动过缓。中医诊断为胸痹（心气不足，心脉瘀阻，胸阳不展）。治以益气活血、温阳通脉。处方：黄芪、益母草各30g，当归12g，党参、丹参、瓜蒌皮、延胡索各15g，川芎、郁金、桂枝、檀香、熟附子各10g。同时配合服心宝丸，每次服4粒，每日3次。经治疗后，胸痛消失，胸闷大减，头晕好转。嘱其坚持服药50余剂，诸症状缓解，复查心电图大致正常。

按：冠心病的病位在心，以心气虚为主。心气虚则心阳不振，可致血脉瘀阻。益气活血为基本治则。党参、黄芪补益心气，帅血运行，为君药；益母草、丹参行瘀通络，为臣药；佐以当归、川芎养血活血；使药选郁金、瓜蒌皮，取其行气宽胸之意，使气行则血行，补而不滞。君臣佐使益气活血、行气化瘀同时并举，相得益彰。

软化冠脉汤

【药物组成】陈皮、制半夏、茯苓、川芎、当归、枸杞子各10g，海藻、昆布各15g，白术12g，水蛭（研末冲服）5g。

【适应证】冠心病。

【用药方法】每日1剂，水煎2次，共取药液500mL，分早、晚服。连续服药90日。

【用药疗效】此方治疗冠心病105例，显效51例，有效45例，无效9例。总有效率91.4%。

按：冠心病发生的主要病理机制是动脉粥样硬化斑块的形成，而脂质代谢紊乱在其形成及发展中起重要作用。中医认为，痰瘀交阻是脏腑功能失调引起津液、水谷精微代谢紊乱的病理产物。痰浊既已形成则可阻滞气机，痹阻胸阳，同时又可以直接阻滞心脉气血运行，导致血流凝滞不利，产生瘀血。痰浊瘀血在血脉之中日久不化，相互搏结，凝结于脉管壁之上，即可形成痰瘀结块，相当于动脉粥样硬化斑块，使心与血脉遭受痰瘀结块损害，发为胸痹。治以化痰活血为主。软化冠脉汤用制半夏、茯苓等健脾化痰散结，伍以软坚散结之海藻，昆布既可杜绝生痰之源，又可清除痰浊结块；用水蛭、川芎活血化瘀，疏通血脉，与化痰软坚药共同完成化痰祛瘀散结作用。本方在改善临床症状、心电图表现及降脂等方面的作用显著。

三七红花煎

【药物组成】三七、红花各3g，山楂30g，水蛭（研末服）1g。

【适应证】冠心病。

【用药方法】每日1剂，水煎，分早、晚服。并配合西医疗法，常规给予硝酸异山梨酯、双嘧达莫、维生素等口服。对严重心律失常者，给予抗心律失常药物治疗；严重心功能不全者，给予强心药物治疗；陈旧性心肌梗死患者出现新的心肌梗死时，给予吸氧治疗、止痛治疗，并绝对卧床休息。20日为1个疗程，连续治疗2个疗程。

【用药疗效】此方加减治疗冠心病108例，获得较好的疗效。

按：冠心病属中医胸痹、心痹、心痛范畴，为本虚标实、虚实错杂之证。其病理关键为气血痹阻、心脉不通。治当宣通心脉。三七红花煎中的三七气味苦温，能化血中之瘀血；红花活血祛瘀、通脉；水蛭破血逐瘀；山楂味酸微甘、性平，善入血分，为瘀血之要药，开郁气而不伤正气。诸药合用，共奏行气化滞、活血通脉之功效。三七红花煎加西药治疗，对心绞痛、陈旧性心肌梗死疗效较好，这可能与该方功用偏重于活血化滞通脉有关。

参七粉冲剂

【药物组成】西洋参、三七粉。

【加减】根据气虚血瘀的程度和症状的差异，在西洋参与三七的用量上酌情调整比例。若气虚为主，西洋参和三七的比例为2∶1或3∶1；若瘀血为主，西洋参与三七的比例为1∶2；若见动辄汗出，面色苍白，甚则气喘，踝肿等心阳亏虚症状时，可用红参代替西洋参，并加重红参的比例；合并有高脂血症之痰多、肥胖、胃脘胀满等痰浊之兼症时，可加入川贝粉，西洋参或红参与三七、川贝母比例为1∶1∶2，以增强化痰降浊之力；心烦、多梦、唇暗、胸痛等心血瘀阻症状较重时，可在方中酌情加入珍珠粉，每次0.15g，以增强开窍镇静宽胸的效果。

【适应证】冠心病。

【用药方法】将以上药物分别研末，过100目筛，干燥后装入较密闭的容器里，每日早、晚空腹白开水送服，每次1g。30日为1个疗程。有效者给予第2个疗程，无效者改用其他药物。半年以后，服药方法简化为每周1次，每次3g，以巩固疗效。服药期间可酌情配伍其他治疗冠心病的药物，并忌摄入萝卜、茶、咖啡。

【用药疗效】此方加减治疗冠心病150例。临床疗效示，显效（胸闷、心悸、心前区疼痛、气短消失）者105例，改善（治疗后胸闷、心前区疼痛次数减少或程度减轻，或心悸、气短好转者）33例，无效（用药前后无改变者）12例。总有效率92%。心电图疗效示，显效（休息时心电图恢复正常或大致正常，或运动试验由阳性转为阴性者）56例，好转（休息时心电图或运动试验ST段下降回升0.05mV以上，但未达到正常，在主要导联中倒置T波变浅超过50%，或T波由低平转为直立，严重心律失常改善者）50例，无效（治疗前后无改变者）44例。总有效率70.6%。

按：参七粉冲剂对冠心病能防能治。西洋参性凉味甘微苦，归心、肺、肾三经，有补气生津之功效；三七性平味甘苦，入肝、胃、大肠经，具有止血、行血、生血三大功用，特点为止血而无留瘀之弊，活血而无出血之虞，能活血止血且有较强的滋补作用。因此，三七能够祛瘀通络、活血养血。西洋参配三七粉，具有补气生津、活血通络、祛瘀止痛的功效，用于治疗气虚血瘀型冠心病效果较好。急性期以西药治疗为主，辅以参七粉冲剂的治疗，对症状的改善，心电图的恢复及胆固醇、甘油三酯、血糖的好转，不论在疗程还是治疗效果上都优于单纯西药治疗；在缓解期治疗时可以参七粉冲剂为主方，适当辨证加减，同样也有明显的疗效。参七粉冲剂治疗冠心病疗程宜长期，最好不少于半年，服药时间愈长，效果愈好。参七粉冲剂还可用于中老年人特别是患有动脉硬化、高血压病、高脂血症、糖尿病等的患者，小剂量常服，作为保健用药，具有未病先防、有病可治、抗栓防衰、去病延年的功效，远期疗效显著。由于冠心病多发于年高体弱的中老年人，临床上纯虚纯实证少见，多见虚实夹杂证，故治疗本病需补、行配用。参七粉冲剂根据“补、行配用”原则，合理调配二药的用量比例，体现了中医扶正祛邪、攻补兼施的治疗原则。

益气开痹汤

【药物组成】黄芪45g，丹参、全瓜蒌各30g，党参、川芎、延胡索各15g，石菖蒲、远志各10g，桂枝、炙甘草各6g。

【加减】胸痛彻背，兼有面色苍白，舌淡苔白者，重用桂枝，加赤芍、白芍、降香各10g，荜茇、细辛各6g；胸闷如窒，舌有瘀斑，脉细涩者，加葛根、三七各10g；烦躁易怒，坐卧不宁，失眠多梦者，加酸枣仁、夜交藤各20g；血压偏高，头晕目眩者，轻则加菊花、白蒺藜、荷叶，重则加龙骨、牡蛎、怀牛膝、泽泻；血脂高者，加荷叶、决明子各20g；合并心力衰竭者可随证选用参附汤或四逆汤。

【适应证】冠心病。

【用药方法】每日1剂，加水浓煎2次，共取药液约500mL，分早、晚服。

【用药疗效】此方加减治疗冠心病60例，临床显效35例，好转20例，无效5例。总有效率90.20%。

【医案精选】王某，男，68岁。曾久嗜烟酒，高血压病史25年，有冠心病亦已20年。每有情绪不佳或过度劳累后易复发。3日前因工作过度疲劳，而突然心前区闷痛，时牵及至左肩背部，每日发作10余次，每次持续1～3分钟，自服麝香保心丸或含服硝酸甘油片后可暂缓解，但旋即又复发。诊见心悸气短，面色苍白，舌体胖大、舌质紫暗，脉细涩。心电图示，ST段改变，各导联T波低平。证属心气不足，血脉瘀滞之胸痹。治宜益气活血豁痰，以开胸痹。即以基本方加葛根、降香、三七各10g，荜茇6g。连服5剂后，诸症状明显好转，仍时见胸闷。续以基本方随症状加减服15剂后，诸症状消失。随访年余未见复发。

按：冠心病是中老年主要心血管病之一。其表现为虚（心气虚）实（瘀血、痰阻）互见之证，治宜益气、活血、化痰并举，同时针对临床兼症，酌情加味，标本兼顾。益气开痹汤方中重用黄芪，是因其甘温，善补诸气之虚，合桂枝，可有升阳益气之功。现代研究发现黄芪有正性肌力作用，可增强心肌收缩力，改善心脏功能，且可改善血液黏度，疏通微循环，与党参相配，可防止冠心病的发生与发展，延缓机体老化，还能改善机体代谢，降低胆固醇及甘油三酯。川芎具有活血行气、祛风止痛之功，与延胡索合用，能行气止痛使壅滞得通，气血调顺，冠状动脉得以扩张，改善心肌缺血；丹参活血化瘀、养血安神，现代研究证实丹参有抗血栓形成、扩血管、降血压的作用；全瓜蒌又是宣痹通阳、化痰清浊之佳品，祛痰而不伤阴，是善治胸痹之要药；远志既可辅全瓜蒌化痰之功，又有宁心安神之效；石菖蒲引药归心，开痹化痰；炙甘草调和诸药，兼能益心气，治脉结代之主药，令诸药之力尽归心经，且能上下通畅，气血和顺。全方共奏温阳益气、活血化瘀、化痰开痹之功，疗效显著。

心脉康

【药物组成】黄芪、丹参、葛根、山楂各 30g，何首乌、川芎各 20g，人参、麦冬、桂枝各 10g，三七、甘草各 6g。

【加减】心肾阴虚者，加枸杞子、熟地黄各 20g；心肾阳虚者，加熟附子、肉桂各 10g；瘀滞甚者，加桃仁、红花各 10g；痰浊偏盛者，加瓜蒌、薤白各 20g；气滞甚者，加枳壳、陈皮各 10g；血压偏高者，加天麻 10g，钩藤 20g；血脂高者，加大黄 5g，泽泻 10g；疼痛甚者，加徐长卿 10g，檀香 6g，细辛 3g。

【适应证】冠心病。

【用药方法】每日 1 剂，水煎 2 次，分早、晚服。

【用药疗效】此方加减治疗冠心病 30 例，显效（心痛及其他症状消失，心电图显著好转，舌苔、脉象恢复正常，精神体力恢复，停药 1 个月后无复发）14 例，有效（心痛程度减轻、时间缩短，心电图明显改善）15 例，无效（症状、体征及心电图无改变）1 例。总有效率 97%。

【医案精选】杨某，男，52 岁。心痛、胸闷、心悸 7 年，诊断为冠心病，经西药治疗效果不佳，病情逐渐加重。诊见动则胸痛，气短、急促，心悸，舌质暗红、边尖有瘀点，舌苔薄白，脉结代。检查：心律不齐；心电图示，心率 44次/分，频繁室性早搏，ST-T 段改变。西医诊断：①冠心病；②心肌供血不足；③心绞痛。用心脉康加熟附子 10g，细辛 3g，檀香 6g，薤白 20g 治疗。治疗 1 个月后，症状消失。心电图检查示心率 60次/分，ST-T 段改变明显好转。5 个月后随访患者病情稳定，心痛未复发。

按：冠心病是中老年人常见病，由于人体衰老，脏器机能减退，气血虚少，以致心气不足，肾精亏耗，气滞血瘀，脉络瘀阻，导致心脉不通，不通则痛。心脉康有扶正祛邪之功，方中的人参、黄芪大补元气；桂枝、甘草入心助阳，与黄芪相伍以增强心力，促进血液流动；麦冬、何首乌滋阴养血；三七、丹参、川芎有降低血液黏稠度、抑制血小板聚集功能，改善微循环，减轻心脏负荷，以防治心绞痛；葛根、山楂活血化瘀，降低血脂，分解吸收瘀血及坏死组织，以起祛瘀生新之功效。综观全方，有补气养阴、化瘀止痛的作用，能扩张冠状动脉，增加冠状动脉血流，纠正心肌缺血缺氧，消除心绞痛症状。故本方对冠心病的治疗有明显的临床效果。

益气通痹方

【药物组成】党参、黄芪各 30g，当归、三七、丹参、石菖蒲各 10g，酸枣仁 20g，炙甘草 5～10g。

【加减】气虚者，人参易党参；血虚者，加川芎、龙眼肉；心阳虚者，加熟附子、肉桂；心阴虚者，加麦冬、生地黄、太子参；胸痛如刺，舌瘀暗者，加赤芍、川芎；胸痛剧烈者，加延胡索、白芍；胸闷痰多者，加橘红、瓜蒌、法半夏。

【适应证】冠心病。

【用药方法】每日 1 剂，水煎 2 次，分早、晚服。14 日为 1 个疗程。

【用药疗效】此方加减治疗冠心病 58 例，显效 33 例，有效 22 例，无效 3 例。总有效率 96. 7%。

【医案精选】黄某，男，78 岁。反复胸闷、气短、心悸、乏力 8 年。3 日前劳累后加剧。拟诊为冠心病心绞痛收治入院。诊见神清，精神困倦，懒言，形体较胖，舌质暗淡，舌体胖、边有齿印，舌苔白，脉结代。检查口唇、甲床轻度发绀；心率 106次/分，律不齐，心音较低钝；两肺呼吸音粗，未闻及干、湿啰音；腹软，肝脾肋下未扪及；双下肢无水肿。心电图检查示，窦性心动过速；频发房性早搏；慢性冠状动脉供血不足（缺血性 ST-T 段改变）。西医诊断冠心病心绞痛，心律失常。中医诊断胸痹（心阳气虚兼痰浊瘀阻）。治以益气温阳，化痰祛瘀。用益气通痹方加橘红、肉桂、熟附子各 10g。治疗 7 日，以上症状基本消失。照上方加减治疗 14 日。心电图检查恢复至大致正常。症状消失，临床治愈出院。为巩固疗效，服用方便，拟人参、三七、丹参、酸枣仁各 100g 打成粉散剂，早、晚各 10g，冲开水当茶饮。随访 1 年心绞痛未复发。

按：冠心病心绞痛病位在心，心居胸中，为“君主之官”，统领五脏，属火，为阳中之阳，人体的生命活动有赖于心阳的温煦。“血气者，喜温而恶寒，寒则泣而不能流”。故心气虚，心阳不振，则血不行，致脉不通，则产生胸痹而痛。因此心绞痛的主要病因以心阳气虚为主（即本虚），外寒入侵、饮食不当、情志失调等为发病的诱因。临证中往往虚中夹实，痰浊血瘀为其病理产物。治以益气温阳、化痰通痹为主。益气通痹方中的党参、黄芪温阳补气，气旺血自行；当归、三七、丹参活血化瘀止痛；石菖蒲化痰开窍；酸枣仁养心安神；炙甘草健脾益气，缓急止痛。诸药合用，能达益气通痹的功效。

补肾养心汤

【药物组成】生地黄、山药、茯苓、淫羊藿、丹参、山楂各 15g，泽泻、山茱萸、牡丹皮各 10g，黄芪 30g。

【加减】以血瘀为主者，加三七粉冲服；湿阻为主者，加制半夏、石菖蒲；阳虚为主者，加干姜、熟附子。

【适应证】冠心病。

【用药方法】每日 1 剂，水煎，分早、晚服。

【用药疗效】此方加减治疗冠心病 60 例，显效（症状、体征消失，心电图 ST 段变化＜0. 05mV，随访半年未见复发）34 例，有效（主要症状基本消失，心电图比治疗前有好转）24 例，无效（治疗前、后症状、体征、心电图无变化）2 例。总有效率 96. 67%。

按：冠心病的发病机制以血脉失于濡润为本，心血瘀阻为标。其本不只在心，而尤重在肾。若不注意保护肾气则肾虚更甚，肾虚则心脉失于温养或滋养，痹阻不畅而导致心绞痛。补肾养心汤中的生地黄、山茱萸滋肾阴以濡养心脉；淫羊藿补肾阳，以温养心脉；牡丹皮凉血，能清心火；黄芪补气升阳，为补气之要药；丹参活血化瘀；山楂活血又健脾；泽泻、茯苓、山药健脾渗湿以防痰湿内生。全方共奏补肾益气养心之功效，肾气充，心气旺，则心脉畅通无阻，疾病乃愈。

益气活血汤

【药物组成】党参、黄芪、麦冬、生地黄、当归、白芍、丹参、郁金、白术、茯苓各15g，五味子、远志各6g。

【加减】胸闷甚者，加佛手、檀香；胸痛甚者，加延胡索，重用丹参、郁金；气短症状明显者，用党参、黄芪；舌苔厚者，加全瓜蒌；脉结代者，加炙甘草。

【适应证】冠心病。

【用药方法】每日1剂，水煎服，分早、晚温服。

【用药疗效】此方加减治疗冠心病32例，服药15～30剂后，显效（胸闷、胸痛消失或基本消失，心电图恢复至正常水平，ST-T段缺血性改变消失或趋于正常）10例，有效（胸闷、胸痛减轻，心电图有明显改善，ST-T段回升，但未达到正常标准）18例，无效（胸闷、胸痛无明显改善，ST-T段无变化或变化不大）4例。合并高血压者8例，治疗后血压降至正常者6例。

【医案精选】邱某，女，52岁。患者突发胸闷胸痛40分钟（呈持续性隐痛），伴心悸，气短，面色少华。自服速效救心丸2粒，但效果不佳。心电图检查示ST段下移，T波低平，伴频发房性早搏。临床诊断为冠心病。住院期间经扩张冠状动脉血管、营养心肌等治疗，病情稳定。但患者自感心悸、气短，神疲乏力。诊见舌暗红，脉结代。证属心气不足，心血瘀阻。治以益气活血、化瘀止痛。投益气活血汤15剂后，症状明显减轻，频发房性早搏基本得到控制，但心电图检查ST段未改善。续服上方10剂，自觉胸闷、胸痛症状消失，复查心电图正常，临床治愈出院。带中药7剂，以巩固疗效。

按：冠心病是冠状动脉粥样硬化，导致心脏供血发生障碍而引起的。临床表现为心绞痛、心功能不全。本病属中医学真心痛、厥心痛、胸痹的范畴。气为血帅、血为气母，“气血不和则百病由生”。心气不足，胸阳不振，则运血无力，血滞于心脏，不通则痛，故见胸闷、胸痛、心悸、气短、倦怠乏力、舌暗红、脉结代等症状。其病机为本虚标实，虚中夹实。气血不足乃病之本，气滞血瘀为病之标。治以益气活血、化瘀止痛。益气活血汤以党参、黄芪、白术、茯苓补益心气而健脾；麦冬、生地黄、白芍、当归滋肾水，以补心阴；远志、五味子养心以安神；丹参、郁金活血以通络，化瘀以止痛。方与证合，故收效显著。

益心通脉片

【药物组成】黄芪、黄精各30g，延胡索15g，三七3g，土鳖虫6g，葛根20g。

【适应证】冠心病。

【用药方法】将延胡索、三七除去杂质洗净烘干粉碎后过100目筛备用，再将其余四味药物煎煮过滤浓缩后加入以上药末均匀搅拌，烘干后压片分装即成。每日3次，每次4片，温开水送服。10日为1个疗程。服药期间，禁食生冷油腻食品，预防外感，保持心情舒畅。孕妇忌用。

【用药疗效】此方治疗冠心病60例，治愈（症状全部消失，心电图恢复正常，血清胆固醇下降＞40%）6例，显效（临床症状消失，心电图显著改善，ST段恢复正常，T波仍低平或倒置；ST段较治疗前回移0.5mV以上，T波无变化；血清胆固醇下降＜20%）21例；

有效（症状减轻，心电图有改善，但仍需药物维持治疗，血清胆固醇下降＜10%）29例，无效（症状及心电图无改善，血清胆固醇下降＜5%）4例。总有效率93.33%。

按：冠心病属中医真心痛、胸痹、心痛等范畴，与冠状动脉粥样硬化有关。一般认为，冠状动脉粥样硬化斑块属有形之邪，而且与年老体虚、饮食不当、情志失调、寒邪内侵等关系密切，其特点是病情反复，缠绵难愈，为本虚标实之证，气虚与血瘀贯穿于病变的始终。益心通脉片方中的黄芪益气补中，黄精滋养补脾，亦有益气之功效，二者协同加强补中益气之功效；延胡索理气活血止痛，三七祛瘀止痛，土鳖虫破瘀活血通经，三者合用共同加强活血祛瘀之功效。上五味药共奏益气活血、祛瘀止痛之功效。现代药理研究表明，黄芪有扩张心血管、降低血压的作用，黄精有防止动脉粥样硬化的作用，延胡索、三七、土鳖虫均有扩张冠状动脉、改善微循环作用，葛根含葛根素，对改善心肌缺血及扩张冠状动脉有明显作用。全方使气虚得以调补，血瘀得以行散，对冠心病的防治有明显的效果。

保心汤

【药物组成】红参（先煎）、麦冬、葛根、五味子、郁金、延胡索、甘草、熟附子（先煎）各10g，丹参20g，三七粉3g（冲服），陈皮15g。

【加减】阳虚甚者，重用熟附子；痰盛者，加瓜蒌；阴虚者，加女贞子、旱莲草。

【适应证】冠心病。

【用药方法】每日1剂，水煎，分早、午、晚服。8周为1个疗程。

【用药疗效】此方加减治疗冠心病120例，显效（心悸、胸痛或胸闷、气短等主要症状消失或明显减轻，心电图恢复正常或基本正常）84例，有效（上述症状减轻1/2以上，心电图改善）24例，无效（主要症状和心电图均无改善）12例。总有效率90%。

按：冠心病属于中医胸痹、心痛等范畴，多为本虚标实之证。本虚以气（阳）虚、阴虚为主，标实以血瘀痰浊多见。保心汤中以红参大补元气、振奋心阳，熟附子温肾壮阳、回阳救逆，助红参振奋心阳，为君药；麦冬、五味子敛气养阴为臣药；丹参、三七粉、葛根、延胡索活血化瘀止痛，陈皮、郁金理气化痰为佐药；甘草调和诸药为使药。全方共奏益气养阴、活血祛瘀、宣痹止痛之功效。现代药理研究证明：红参有对抗心律失常和减少缺血心脏冠状动脉中的乳酸含量并增强心肌抗缺氧能力的作用；麦冬可提高心肌抗缺氧能力和缩小心肌梗死范围，对抗心律失常；五味子有强心、改善心肌营养和功能的作用；熟附子有强心、降低心肌耗氧量和增加缺血心肌供血供氧的作用；延胡索有镇痛、镇静和抗心律失常的作用；丹参、三七粉有降低血黏度、改善微循环、增加冠状动脉血流量和缩小心肌梗死范围的作用；郁金能防止自由基对心肌的损害；陈皮、甘草有抑制血小板聚集、降脂和扩张冠状动脉等作用。

枳实薤白桂枝汤

【药物组成】枳实、厚朴、薤白、桂枝各12g，瓜蒌15g。

【加减】气虚甚者，加黄芪20g；舌苔厚者，加胆南星、滑石各12g；舌光滑少苔者，加黄精20g，女贞子12g。

【适应证】冠心病。

【用药方法】每日1剂，水煎，分早、晚服。60日为1个疗程。

【用药疗效】此方加减治疗冠心病58例，其中心绞痛42例，显效（心绞痛完全消失，或发作次数与治疗前相比减少＞90%）22例，有效（发作次数与治疗前相比≥50%，未达 90%）15 例，无效（心绞痛发作次数无减少，或减少次数＜50%）5 例。总有效率 88. 1%。

按：冠心病属本虚标实之证。病位在心，实为阳气虚、阴寒盛、虚实夹杂之证。枳实薤白桂枝汤用于治疗冠心病，祛邪以扶正，可收标本兼治之功。方中枳实消痞除满，厚朴宽胸下气，桂枝、薤白通阳宣痹，瓜蒌开胸中痰结。诸药配伍，使痞结开、痰浊去、胸阳复，则诸症状自除。现代研究证明，瓜蒌、桂枝、薤白能扩张冠状动脉，增加冠状动脉血流量；枳实、厚朴能改善冠心病患者的心脏功能，并有抗血栓形成作用。因此，用于冠心病的治疗疗效满意。

加味参芪汤

【药物组成】太子参、黄芪、丹参各 30g，何首乌、山楂、葛根、山药各 20g，五味子、郁金、泽泻、大枣各 10g。

【加减】兼有心绞痛者，加徐长卿、蒲黄；痰浊甚者，加石菖蒲、瓜蒌、桔梗；血压偏高者，加珍珠母、钩藤；食滞者，加谷芽、麦芽、鸡内金等；气滞血瘀者，加柴胡、枳壳、五灵脂；心神不安、失眠多梦者，加夜交藤、远志、合欢皮等。

【适应证】冠心病。

【用药方法】每日 1 剂，水煎服。10 日为 1 个疗程。

【用药疗效】此方加减治疗冠心病 40 例，临床主要症状（胸闷、心悸、气短、眩晕等）改善者 38 例，无改善者 2 例；心电图显著改善者 8 例，有改善者 22 例，无改善者 10 例。

【医案精选】施某，女，54 岁。1 年前初感觉间断性胸闷，心悸气短，经检查诊断为冠心病。近 1 个月来，自觉症状加重。诊见肢麻乏力，纳差失眠，舌苔薄白，脉弦细。血压 24/13. 3kPa；心电图提示窦性心律，100次/分，ST 段下降 0. 06mV，慢性冠状动脉供血不足。血脂检查示，甘油三酯 3. 21mmol/L，胆固醇 5. 46mmol/L，β 脂蛋白 640mg/L。此乃心脾两虚、气血瘀阻所致之胸痹。治拟益气健脾为主，辅以活血化瘀。

拟用加味参芪汤，加减太子参、黄芪、丹参各 30g，葛根、何首乌、山楂各 20g，泽泻、钩藤、郁金各 15g，大枣、五味子、山药各 10g，珍珠母 30g。治疗 2 个疗程后，诸症状明显改善，检查血压 20/12kPa。心电图提示 ST 段下降 0. 04mV。复查血脂示，甘油三酯 2. 26mmol/L，胆固醇 4. 37mmol/L，β 脂蛋白 440mg/L。继用上方加减治疗 3 个疗程，自觉症状消失，心电图基本恢复正常，血压趋于稳定。后用复方丹参片巩固疗效，随访半年未见复发。

按：冠心病多见于老年人。究其原因，乃年高体虚，脏腑机能减退，导致气滞血瘀或痰湿内蕴，或水湿内停。属因虚致实、本虚标实之证。而心气虚是冠心病的发病关键。加味参芪汤旨在益气健脾，调理脾胃之气，以补心气之不足。故重用太子参、黄芪以益气健脾；辅以丹参、郁金以行气化瘀；用何首乌、泽泻、山楂以填精，消食，降浊。临床用之，补而不滞，通而不泻，故可获得较好的治疗效果。

变通血府逐瘀汤

【药物组成】当归尾、川芎、桂心、红花、桃仁、柴胡各 9g，瓜蒌、怀牛膝各 18g，薤白 12g，桔梗、枳壳各 6g。

【加减】胸痹心痛彻背、背痛彻心，手足不温，苔白，脉紧迟，动则心痛尤甚或脉虚结代者，属心阳衰微，加红参、五味子各10g；胸闷刺痛甚，兼见舌色紫暗、瘀斑，脉弦涩，证属血瘀甚者，加丹参20g，水蛭末3g（吞服）。

【适应证】冠心病。

【用药方法】每日1剂，水煎，分早、晚服。同时配合使用扩张冠状动脉的西药硝酸异山梨酯、双嘧达莫、肠溶阿司匹林等。

【用药疗效】此方加减治疗冠心病80例，显效（症状消失，体征恢复正常，心电图、心功能恢复正常）16例，有效（症状改善，体征好转，心电图、心功能好转）58例，无效（症状与体征无改善，心电图、心功能无好转）6例。总有效率92.41%。

按：冠心病属中医学胸痹、心痛等范畴。患病者多为年老之人，因新陈代谢迟缓，阳气衰微，浊阴干犯清阳之府。治宜活血化瘀，兼以宣痹行气。变通血府逐瘀汤既有化瘀的当归尾、川芎、桃仁、红花，又有行气之枳壳、桔梗、柴胡，宣痹的瓜蒌、薤白、桂心，引血下行的怀牛膝。本方用于治疗冠心病可获良效。

参芍药汤

【药物组成】党参40g，黄芪30～40g，五味子10～15g，甘草10g，当归20～25g，麦冬25g，白芍20g。

【加减】心绞痛明显者，加郁金、延胡索、香附、三七、五灵脂、丹参、瓜蒌；咽干口渴、五心烦热明显者，加沙参、玉竹、生地黄、知母、玄参、牡丹皮；气短、憋闷感明显者，加茯苓、白术，并加大黄芪、人参的用量；心悸明显者，加龙骨、牡蛎；脉数者，加黄连、玄参；脉缓者，加桂枝、熟附子、麻黄；脉促者，加苦参；结、代脉者，加礞石；头晕明显者，加川芎、葛根；倦怠乏力明显者，重用参芪，加白术、苍术、茯苓、香橼、佛手；夜寐欠佳明显者，加酸枣仁、百合。

【适应证】冠心病。

【用药方法】每日1剂，水煎，分早、晚温服。1个月为1个疗程。

【用药疗效】此方加减治疗冠心病108例，显效50例，改善44例，无效14例。总有效率86.8%。

【医案精选】王某，男，66岁。经常头晕，胸闷气短，阵发性心前区隐痛2年。3日前因劳累而头晕、胸闷、气短加重。诊见，频发心前区疼痛，神疲乏力，口渴欲饮，手足心热，舌质红紫、苔少而干，脉弦细。检查血压18.7/11.31kPa，心率72次/分，节律不齐，早搏4次/分，心尖区可闻及2级收缩期杂音，双肺呼吸音正常，未闻及干、湿啰音。心电图示ST-T段改变。胆固醇6.89mmol/L，甘油三酯1.28mmol/L。西医诊断冠心病心绞痛，心律失常；中医诊断胸痹，证属气阴两虚型。治以益气养阴，拟人参芍药汤加减黄芪、党参各30g，五味子、甘草各10g，白芍、当归各20g，麦冬、延胡索、龙骨、牡蛎各25g，牡丹皮、川芎各15g，葛根40g。服药1周，心前区疼痛、胸闷气短均明显减轻，乏力口渴好转，唯手足心热无显著变化，脉律整，舌质红紫、苔薄白而干。前方改牡丹皮为25g，加生地黄20g，以增滋阴清热之力。继续服药2周，诸症状消失，心电图恢复正常。

按：人参芍药汤中的党参、黄芪益气，当归、白芍养血，麦冬、五味子、甘草滋养胃阴。诸药合用共奏补中益气、养胃生津之功效，使心脉得以濡养，从而使胸痹诸症状自愈。临床上冠心病患者脾胃虚弱症状颇多，从健脾养胃入手，固其后天之本，可取得令人满意的疗效。

益气养心活血方

【药物组成】党参、生地黄、枸杞子、丹参、赤芍各15g，制黄精、黄芪各30g，玉竹12g，郁金、当归各10g，川芎、桃仁、红花各9g。

【加减】心神不宁，心率偏快者，加柏子仁、酸枣仁、磁石、龙骨、煅牡蛎；胸脘痞满、舌苔白腻者，加瓜蒌、薤白、制半夏、陈皮；形寒怕冷、遇寒痛甚者，加桂枝、淫羊藿；高脂血症者，加山楂。

【适应证】冠心病。

【用药方法】每日1剂，水煎，分早、晚服。另将药渣加水煮沸，连渣带水倒入盆中，每晚临睡前泡脚，水量以完全浸没双足为准，先熏后洗，待水温下降后再加热水，直到头部微微汗出，或周身微汗出为止，时间约30分钟。足浴后再交替按摩双足底部5～10分钟。

【用药疗效】此方加减治疗冠心病30例，显效（症状消失，心电图及有关实验室检查明显改善）18例，好转（症状减轻，发作次数减少，间歇延长，实验室检查和心电图有改善）10例，无效（主要症状、心电图及有关实验室检查无改善）2例。总有效率93.3%。

按：冠心病属中医学心悸、胸痹、心痛、真心痛范畴，乃本虚标实之证。本虚为心之气血阴阳亏衰，日久则五脏俱损；标实有气滞、痰浊、血瘀、寒凝。其中气虚血瘀型为临床最常见类型。益气养心活血方中的党参、制黄精、当归、黄芪、枸杞子益气养血；丹参、郁金及桃红四物汤活血化瘀通络；玉竹滋养心阴，与黄精配合有降血脂及防止冠状动脉硬化的作用。诸药合用，益心气，补心血，通心脉。中医学理论有“上病下治”“内病外治”之说，因此结合药液足浴法，以内外合治促使全身气旺血行，血脉流畅，协调脏腑机能，达到营卫调和、心脉通畅的效果，对心血管系统起到很好的调节作用。因此，足浴法可以作为养心护心的辅助疗法。

当归补血汤合瓜蒌薤白白酒汤

【药物组成】黄芪30g，当归、瓜蒌、丹参、延胡索各15g，薤白、桃仁、红花各10g，甘草6g，三七粉（冲服）3g。

【加减】胸闷严重者，加枳壳、桔梗；失眠者，加柏子仁、炒酸枣仁；自汗者，加麻黄根、浮小麦；合并高血压者，加龙骨、珍珠母；合并糖尿病者，加山药、沙参。

【适应证】冠心病。

【用药方法】每日1剂，水煎服。30日为1个疗程。

【用药疗效】此方加减治疗冠心病58例，痊愈（临床症状消失，心电图恢复正常）3例，有效（临床症状及心电图有明显改善）12例，好转（临床症状及心电图有改善或其中1项有改善）38例；无效（临床症状及心电图均无改善）5例。总有效率91.4%。

【医案精选】马某，男，56岁。主诉左胸前区疼痛呈阵发性发作3个月，加重1日。经常在劳累后或情绪激动时发生心前区疼痛或胀闷不适，伴胸前区压迫感，气短，心悸，服用硝酸甘油片或速效救心丸后可缓解。近日胸痛发作加重，发作频率也有增加，每日可发作2～3次。诊见面色㿠白，舌质淡、边尖有齿痕，舌边有瘀斑，脉弱。证属心气不足，心脉痹阻。治以补益心气、活血止痛。方用当归补血汤合瓜蒌薤白白酒汤去瓜蒌，加党参15g，川芎10g。3剂。服药后患者胸痛明显好转，发作次数也明显减少，仍用原方加减化裁。服药1个月胸痛等症状明显好转，胸闷、心悸等症状也明显减轻。随访半年未复发。

按：冠心病的病因虽有瘀血、痰浊、气滞之分，但究其最根本的原因是人体正气不足，心气虚，鼓动无力而导致心经血脉运行不畅，甚则发生心脉痹阻。而瘀血、痰浊、气滞等病理改变又能加重人体正气的损伤。治疗以益气活血为主，以开胸散结为辅，在补益心气的前提下配伍活血化瘀行气止痛之品，临床上往往能收到较好的疗效。因此重视扶正固本，运用益气活血法对提高冠心病心绞痛的治疗效果是非常必要的。

第三节　心律失常

益气活血汤

【药物组成】黄芪 40g，党参、丹参、苦参、玄参各 15g，石菖蒲、川芎、赤芍各 10g，枳壳 8g。

【加减】气虚兼心脉瘀阻见舌淡暗或舌有瘀斑者，加桃仁、红花各 10g；兼阴虚火旺见失眠少寐，口干欲饮，舌质红苔少或剥脱者，去黄芪，加太子参、生地黄、黄连各 10g，茯苓 20g，五味子 6g；兼心阳不振见形寒肢冷，身肿而喘，脉沉结代者，加熟附子、桂枝各 10g，干姜 8g，茯苓 20g；兼痰浊痹阻见胸痛彻背，胸闷者，加瓜蒌 12g，薤白、制半夏各 10g。

【适应证】心律失常。

【用药方法】每日 1 剂，水煎 2 次，共取药液 250mL，分早、晚服。1 个月为 1 个疗程。其中 13 例加用西药。

【用药疗效】此方加减治疗心律失常 46 例，显效（1 个疗程后心悸、气促、胸闷、胸痛消失，水肿、两肺湿啰音消失，无期前收缩，心电图正常）14 例，有效（上述症状减轻，两肺湿啰音减少，期前收缩减少 50%，心电图 ST 段较治疗前上抬＞0. 05mV，T 波变浅达 50%）25 例，无效（临床症状、体征、心电图无明显改变）7 例。总有效率 84. 7%。

按：心律失常属中医胸痹、心悸、怔忡等范畴，特点为虚实相兼。气虚血瘀，气血不畅，脉气不接续是心律失常的主要病机。而益气活血汤的主要功效是补益气血，调畅气机，疏通血脉。方中重用黄芪、党参补益气血，扶助正气，以补久病之虚；丹参、川芎、赤芍活血化瘀，以祛瘀生新；玄参配党参养阴生津，清心生脉；石菖蒲开心窍；苦参清热，调节心律；枳壳理气。全方补气活血化瘀，使气血旺盛，阴阳相济，血脉通畅，补而不滞。根据临证表现辨证加减，并适当配合西药治疗，不仅提高了疗效，而且克服了单用西药的副作用，并可减少或停用西药。

炙甘草汤加味

【药物组成】炙甘草 12g，党参 15g，生地黄 48g，麦冬 24g，桂枝、火麻仁各 9g，阿胶 6g，生姜 3 片，大枣 30 枚，黄酒 60g。

【加减】心率慢者（小于 60次/分），加熟附子 9g；心率快者（超过 100次/分），配用朱砂安神丸；失眠者，加酸枣仁 30g，柏子仁 15g；心悸者，加生龙骨、生牡蛎各 20g；胸痛者，加郁金 9g，木香 6g；气滞者，加青皮、陈皮各 9g；血瘀者，加丹参 15g；气虚痛甚者，加红参 10g。

【适应证】心律失常。包括冠状动脉粥样硬化性心脏病（冠心病）、风湿性心脏病、心肌炎等。

【用药方法】每日1剂，水煎2次，分早、晚服。

【用药疗效】此方加减治疗心律失常20例，心率均恢复正常，心电图期前收缩和房颤消失，临床症状基本消除。

按：炙甘草汤通阳复脉，滋阴养血，常用于治疗心动悸、脉结代等症，可使营卫调和，气血流通，动悸可平、结代自除。方中生地黄用量要大；大枣之用量，除在服药期间出现腹胀时可稍减量外，以取其原量为宜。

复律汤

【药物组成】黄连、制半夏、炙甘草各6g，青皮、柏子仁、当归各12g，川芎10g，炒酸枣仁20g。

【适应证】各种原因引起的心律失常。

【用药方法】每日1剂，水煎2次，分早、晚服。1个月为1个疗程，治疗1～2个疗程。

【用药疗效】此方治疗各种原因引起的心律失常60例，显效（临床症状消失或基本消失，心电图恢复正常）24例，有效（临床症状明显改善，心电图好转）30例，无效（临床症状及心电图无明显变化）6例。总有效率90%。

【医案精选】金某，男，46岁。患者3年前过度劳累后出现胸闷、心悸、气短，呈持续性，活动加重，伴有口干口苦，失眠多梦，大便干燥。曾检查心电图示频发性室性早搏。长期服用普罗帕酮、门冬氨酸钾镁（脉安定）、ATP、肌苷等药物。近1个月来又因工作劳累，胸闷、心悸、气短加重。诊见胸闷，心悸，气短，口干口苦，失眠多梦，便干，舌质紫暗有瘀斑，脉涩结；心率80次/分，心律不规则，每分钟可闻及早搏8～10次。心电图及动态心电图示频发性室性早搏。给方用复律汤将酸枣仁改为30g，加瓜蒌15g，合欢皮20g。服15剂后，胸闷、心悸、气短、口干口苦等症状逐渐减轻，睡眠好转，大便正常，早搏每分钟1～2次。上方继续服用15剂后，患者胸闷、心悸气短、口干口苦消失，睡眠改善，大便正常，舌淡红、苔白，脉弦缓。听诊早搏消失，动态心电图正常。又服30剂以巩固疗效。停药后经随访，至今未复发。

按：心律失常患者多有胸闷，心悸，怔忡，气短，失眠，舌质紫暗，脉促结代等痰瘀互结、心神不宁的临床表现。复律汤以黄连、制半夏、青皮燥湿化痰，当归、川芎活血化瘀，炒酸枣仁、柏子仁养心安神，炙甘草益气复脉。上药合用，共奏燥湿化痰、活血安神之功。现代药理研究证明：黄连、青皮、当归均有抗心律失常的作用，酸枣仁、柏子仁有镇静安神的作用，川芎、当归有扩张冠状动脉、增加冠状动脉血流量的作用，炙甘草有补益作用。

黄连温胆汤加味方

【药物组成】黄连6～9g，法半夏、陈皮各10～12g，枳实、石菖蒲、郁金、龙齿各10～15g，茯苓10～30g，全瓜蒌10～20g，天竺黄6～12g，远志6～12g，甘草3～6g。

【适应证】各种原因引起的心律失常。症见心悸胸闷，心烦急躁，口干咽燥，口苦黏腻，形体肥胖，痰多，心悸每遇情志不畅时加重，舌红、苔黄腻或黄白腻，脉弦滑或伴促、结脉等，均可用本方治疗。

【用药方法】每日1剂，水煎2次，共取药液400mL，分早、晚温服。20日为1个疗程。

【用药疗效】此方治疗各种原因引起的心律失常72例，显效（症状消失，心电图恢复正常）39 例，有效（症状大部分消失或减轻，心电图基本恢复正常）27 例，无效（服药 1 个疗程，症状无改变或加重，心电图无改变或较治疗前恶化）6 例。总有效率 91. 67%。

按：心律失常属中医学心悸、怔忡等范畴，其发病与痰、热、寒、虚、瘀及七情有密切关系。临床对心律失常的辨证多从心气虚、心阳虚、气血虚衰、心血不足、心脾两虚，或阴虚火旺、阴阳两虚、气滞血瘀等型着手，然肝经郁热、痰热内扰证亦不少见。因心主血，肝藏血，若平素肝旺，或情志内伤则易出现肝气郁结，郁久化火，火易炼津为痰，痰热上扰，则心神不宁。再则，肝火旺盛，横克脾土，土虚生湿，湿热内蕴生痰，脾胃损伤，积滞生痰，或过用养阴之品，敛湿为痰，痰郁则化热，肝疏泄不足，久郁化为痰火，“痰随火升，火引痰行，上于心神，变生诸病。”因此，心律失常主要病机为肝经郁热，痰热内扰，心神不宁。黄连温胆汤历来被用于清热化痰，理气和胃；天竺黄清热化痰，清心定惊；全瓜蒌主治胸痹，悦泽人面；远志定心气，止惊悸；石菖蒲开窍宁神；龙齿镇惊安神；甘草益脾和胃，协调诸药。综观全方，清中有补，有清热化痰，有理气化痰，有开窍化痰，有健脾渗湿而祛痰。诸药并用，达到气血调和，肝脾调顺的效果，共奏宁心安神之功效而心律自复。

补阳生脉汤

【药物组成】黄芪 30～60g，赤芍 10～20g，川芎、桃仁、红花各 10～15g，党参 30～50g，麦冬 12g，当归、五味子各 10g，细辛 3～6g。

【加减】心率在 45次/分以下者，加制附子、淫羊藿各 10g，桂枝 5～10g。

【适应证】各种原因引起的缓慢型心律失常。症见有不同程度的头昏乏力，神疲懒言，面色萎黄或苍白，胸闷心悸，畏寒肢冷，舌体胖大，舌质淡或瘀斑，舌苔薄或白腻，脉迟缓或结代或涩。

【用药方法】每日 1 剂，水煎 2 次，分 2～3 次口服。30 日为 1 个疗程。心率在 45次/分以下者，配合服用山莨菪碱每次 10mg 或阿托品每次 0. 6mg，每日 3 次，服用 1 周。心率在 45次/分以上者，停服山莨菪碱或阿托品。

【用药疗效】此方加减治疗各种原因引起的缓慢型心律失常 45 例，显效（临床症状消失，心率平均增加＞10次/分，窦性心律＞60次/分，心电图恢复正常）21 例，有效（症状及心电图明显改善，心率平均增加 5～10次/分）18 例，无效（未达到以上标准）6 例。总有效率 86. 7%。

按：缓慢型心律失常是临床上常见的难治症之一，属中医学眩晕、心悸、怔忡等范畴。本病病位在心，而心阳不足、心气虚损以致鼓动无力为其主要病机。但在病症发展过程中，还可见到不同程度的阴虚、血瘀、痰湿等症状，均为由虚而致实的标证。补阳生脉汤方由补阳还五汤、生脉汤加减组成，以补阳还五汤温阳益气活血为主，旨在通过温阳使心率增加，益气使心脉运行加强，活血改善血流滞缓。佐以生脉汤滋补阴血，充养心脉。全方合用既能温阳活血，又能益气生阴，使气阴复而脉气生，故疗效满意。

复脉汤

【药物组成】制附子、炙升麻、细辛、五味子各 10g，桂枝、党参、当归、炙甘草各 20g，黄芪、丹参各 30g，川芎、干姜、生地黄各 15g。

【适应证】缓慢型心律失常。症见心悸、头晕等。

【用药方法】每日 1 剂，水煎 2 次，共取药液 300mL，每次服 100mL，分早、午、晚服。4 周为 1 个疗程。

【用药疗效】此方治疗缓慢型心律失常 32 例，显效（临床主要症状消失或基本消失，心电图完全恢复正常）24 例，有效（临床主要症状明显减轻，心电图示窦性心动过缓者心率较治疗前提高，窦性静止、窦房传导阻滞发作次数较治疗前明显减少，房室传导阻滞现象改善）6 例，无效（临床主要症状及心电图均无明显好转）2 例。总有效率 93. 7%。

按：缓慢型心律失常可发生于各种心脏病患者，但它最常见于冠心病、高原性心脏病、病毒性心肌炎及病态窦房结综合征患者。缓慢型心律失常包括窦性心动过缓、窦性停搏、窦房传导阻滞及房室传导阻滞等，属于中医学心悸、脉结代范畴。复脉汤中的黄芪、党参、炙甘草补心气；制附子、桂枝、干姜、细辛温通心阳；当归、生地黄、五味子滋阴养血；川芎、丹参活血通络；配以炙升麻升举阳气。诸药共奏益气养血、活血通络、滋阴复脉之功效。用于治疗缓慢型心律失常，可取得一定的疗效。但方中的制附子、细辛等使用时应慎重，以免产生副作用。

温肾活血汤

【药物组成】熟附子、肉桂、熟地黄、当归、山茱萸、仙茅、淫羊藿、川芎、炙甘草各 10g，丹参、赤芍各 15g，干姜 6g。

【加减】心阳不足、形寒肢冷者，加桂枝、补骨脂各 10g，并重用熟附子、肉桂；兼见阴伤者，可加麦冬 15g，玉竹 10g，五味子 5g，熟附子、肉桂少用或不用；伴多汗、神疲、乏力者，加人参 15g，黄芪 30g，煅龙骨、煅牡蛎各 24g；伴失眠、心中惊惕不安者，加龙齿 20g，牡蛎 24g。

【适应证】缓慢型心律失常。有心脏供血不足的症状，如胸闷，心慌，眩晕，视朦，乏力，脉迟缓无力。包括窦性心动过缓、病态窦房结综合征、心脏传导阻滞。

【用药方法】每日 1 剂，水煎，取药液 200mL，分早、晚服。1 个月为 1 个疗程。

【用药疗效】此方加减治疗缓慢型心律失常 21 例，显效 12 例，有效 7 例，无效 2 例。总有效率 90. 5%。

按：缓慢型心律失常多属中医学心悸、怔忡、眩晕、厥证等范畴，多见于老年患者。因肾气渐衰，肾阳亏虚，肾阳虚则不能鼓动心阳，以致心失温煦，血行缓慢，心脉痹阻。临床见症以胸闷、心悸、眩晕、倦怠乏力、四肢不温、舌淡或紫暗、脉沉迟无力或结代为主，病位在心，以肾虚为本。治宜温补心肾、活血化瘀。方中以熟附了、肉桂辛温助阳，温补命门之火，为主药；配仙茅、淫羊藿、干姜、山茱萸以增强温阳之功效；当归、熟地黄、赤芍、川芎等为四物汤，具养血荣心作用，且在大量补阳药中加入少量滋阴药，旨在阴中求阳，并可制熟附子、肉桂辛燥之性，使之温而不燥，补阳不伤阴；炙甘草甘温益气，养心复脉，并可调和诸药。本方不仅能提高心率，还能改善心肌供血，部分伴 ST 段变化者，服药后有明显改善。

心肌三号丸

【药物组成】西洋参 50g，红参、白术、白芥子、玉竹、丹参、炒酸枣仁、冰片各 30g，炙黄芪 100g，茯苓、瓜蒌各 25g，补骨脂、桂枝、川楝子、黄连、薤白、川芎、熟附子各 15g，石菖蒲、延胡索各 20g，枳实、泽兰、远志各 10g。

【适应证】各种原因引起的过缓型心律失常。

【用药方法】将上药共研末制成丸剂，每丸 9g。每次服 1～2 丸。每日 2～3 次，饭前 30 分钟服。服 4～8 周为 1 个疗程，连续用 1～3 个疗程。每 1～2 周复查心电图或动态心电图。根据病情可佐服参附汤、补中益气汤、血府逐瘀汤、柴胡舒肝散、桑菊饮、生脉汤等汤剂作为药引子。

【用药疗效】此方加减治疗各种原因引起的过缓型心律失常 120 例，治愈（症状完全消失，心电图或动态心电图、彩色 B 超检查均为正常或大致正常，心率由 60次/分以下，提高至平均 65次/分以上，注射阿托品后，心率最快须达 95次/分以上，3 个月内无复发）74 例，好转（症状明显好转或消失，心律或心率基本正常，各型房室传导阻滞均好转Ⅰ～Ⅱ度；最快心率提高 10次/分以上）40 例。无效（治疗前后症状、心电图无明显改善，或症状仅有轻度改善）6 例。

按：缓慢型或称过缓型心律失常可以发生在各种心脏病中，也可继发于黄疸、高钾血症、甲状腺功能减退症等病，属于中医学中的胸痹、心悸、怔忡等范畴。其病机多为心阳不足或兼肾阳不足，气滞血瘀、痰湿阻胸或兼见心气亏虚等。治疗当重在温补心肾，活血化瘀，祛湿化痰，佐以益气、行气宽胸。方中以红参、西洋参、炙黄芪、熟附子、补骨脂、桂枝、川芎为主，温阳益气；丹参、延胡索、川楝子、泽兰为辅药，活血化瘀，通经达脉化结；瓜蒌、枳实、冰片等宽胸祛湿化痰；炒酸枣仁、远志安神；玉竹、黄连养阴解毒，调整阴阳平衡及改善心功能不全等。全方共奏温阳益气、化瘀行滞、祛湿化痰、养心宁神之功效。阳气足，瘀血散，心脉复，则恢复心脏的正常传导功能。

过缓型心律失常，大多数为本虚标实，或虚实夹杂之证。治宜温补、开郁结等兼顾。临床还应注意用药勿过燥，同时还应针对各种原发病的病因进行治疗。

益气温阳化瘀汤

【药物组成】红参（咀嚼含服）、当归、炙甘草各 10g，黄芪 30g，炮附子（先煎）12g，补骨脂、丹参各 15g。

【加减】阳虚明显者，加桂枝 10g；兼有水肿明显者，加防己、车前子各 15g。

【适应证】严重缓慢型心律失常。

【用药方法】每日 1 剂，水煎 2 次，分早、晚服。同时配合西药治疗。

【用药疗效】此方加减治疗严重缓慢型心律失常 22 例，显效［临床症状缓解或基本缓解，心室率（或脉搏次数）比治疗前提高 30%]8 例，好转［临床症状减轻，心室率（或脉搏次数）比治疗前提高 15%]10 例，未愈（临床症状及体征均无变化）4 例。总有效率 81. 82%。

按：严重缓慢型心律失常主要由心脏自律性或传导性降低所致，多见于窦房结功能明显低下、完全性房室传导阻滞患者。中医学认为缓慢型心律失常由心气亏虚，心阳不振，鼓动无力，血不营络，脉气不能正常衔接引起。证属怔忡、迟脉证、厥证等范畴。益气温阳化瘀汤有较好的益气温阳化瘀复脉作用，方中以红参、黄芪、炙甘草益气；炮附子、补骨脂温阳；当归、丹参既活血化瘀，又养心。现代医学研究表明，红参、黄芪有较好增强心肌收缩，改善心功能，增加心每搏输出量的效果；炮附子含去甲乌药碱，可激动肾上腺素受体，增加心率作用较显著，配补骨脂提高窦房结自律性。当归、丹参能扩张血管，改善冠状动脉循环，从而提高窦房结自律性及房室结传导性。同时与西药联用，疗效增加，副作用减少。

疏郁宁心汤

【药物组成】郁金、丹参、制半夏、酸枣仁各 10g，炙甘草 15g，黄连 6g。

【适应证】各种心脏病导致的心律失常。

【用药方法】每日 1 剂，水煎 2 次，分早、午、晚服。1 个月为 1 个疗程。

【用药疗效】此方加减治疗各种心脏病导致的心律失常108例，显效（用药后心律失常完全消失）34例，有效（用药后早搏次数减少50%以上，房颤、心室率减慢20次/分以上）66例，无效（用药后未达到以上标准）8例。总有效率92.6%。

按：心律失常属中医学心悸范畴。其发生常与体质虚弱、情志刺激及外邪入侵有关。病机总分虚实两端，虚为气血不足，心失所养；实乃痰热扰心，心血瘀阻，气血运行不畅。治疗以补益气血、清火化痰祛瘀为治则。疏郁宁心汤中的郁金辛苦微寒，疏肝清心，行气解郁，兼活血之功效；黄连苦寒，清心泻火以宁悸平神；制半夏辛温，燥湿化痰散结；丹参一味，功同四物，养血活血；酸枣仁养心安神；炙甘草养心清热，调和诸药。全方既濡养扶正，又清火化痰、行气祛瘀，使心脉畅通无阻，则心律自复。对多种类型的心律失常均具有一定的治疗效果。

黄连苦参汤

【药物组成】黄连、炙甘草各5g，苦参30g，丹参、酸枣仁各20g，五味子10g，朱砂1g，珍珠粉（冲服）3g。

【加减】痰火扰心型，症见心悸动不宁，胸闷烦躁，性情急躁，失眠，噩梦纷纭，痰多黏稠，口苦咽干，便秘尿赤，舌苔黄腻，脉弦数者，加竹茹、制胆星、石菖蒲、木通、大黄（后下）各10g，淡竹叶5g等，以清热化痰，安神定志；气血虚弱型，症见心悸动不安，忧思劳心尤甚，气短，自汗，头昏，健忘，面色少华，食少纳呆，舌淡、苔薄白，脉细数者，加党参、当归、白术、茯苓各10g，黄芪20g等，以益气健脾，养血安神；阴虚火旺型，症见心悸动，怔忡心烦，少寐多梦，头晕目眩，耳鸣口干，舌体瘦、质红，脉细数者，加生地黄15g，玉竹、麦冬、山茱萸、淡竹叶各10g，磁石（先煎）20g等，以滋阴降火，镇心安神；阳虚血瘀型，症见心悸动，稍劳则加剧，面色㿠白或青紫，心胸憋闷，甚则胸痛如针刺，畏寒肢冷，舌淡或淡紫有瘀斑，脉沉细数无力者，上方去朱砂，加熟附子5g，桂枝、党参（或人参5g）、桃仁、红花、郁金、三七各10g等，以温阳活血，和络安神；湿热淫心型，症见心悸动数，胸闷肢倦，发热而身热不扬，周身关节游走性疼痛，甚至肿胀变形，舌淡红、苔白腻或黄腻，脉濡数者，加黄柏、地龙各10g，薏苡仁30g，全蝎3g，忍冬藤20g，便秘者加生大黄（后下）10g以清热利湿，宁心安神。

【适应证】各种原因引起的心动过速。

【用药方法】每日1剂，水煎2次，分早、晚服。15日为1个疗程。

【用药疗效】此方加减治疗各种原因引起的心动过速120例，痊愈（临床症状消失，心电图正常）76例，好转（临床症状明显减轻，心动过速发作次数减少一半以上，心电图较治疗前明显好转）38例，无效（临床症状无改善，心电图无变化）6例。总有效率95%。

【医案精选】吕某，男，32岁。1年前患“病毒性心肌炎”，后遗“阵发性室性心动过速”。初始服用美西律、普罗帕酮等药物尚能改善症状，久则无效。诊见心悸气短，胸闷烦躁，头晕耳鸣，口干，舌红少苔，脉促而细；心界不大，心率156次/分，早搏11次，心尖区可闻及Ⅱ级收缩期杂音。心电图示频繁室性期前收缩，发作性短暂性室性心动过速。诊断真阴耗损，火扰心神，治以滋阴降火、镇心安神。方用黄连苦参汤加生地黄15g，玉竹、山茱萸各10g，淡竹叶6g。服药1个疗程，自觉心悸锐减，复查心电图偶见室性早搏。继续服用8剂，心电图示窦性心律，正常心电图。再服5剂后，连续3次复查心电图均正常。随访半年，未见复发。

按：心动过速为临床常见的心血管疾病，由多种原因引起，最终导致心脏激动起源及频率发生异常。本病属中医学心悸、惊悸、怔忡范畴，其病理变化主要在心，治以镇心安神、宁神定志为主。黄连苦参汤方中以黄连、苦参为主药，苦寒清心，泻心火；辅以丹参、酸枣仁、五味子、朱砂、珍珠粉养心活血，镇静安神；佐以炙甘草解毒安神，调和诸药。据现代药理研究，黄连、苦参有抗心律失常，即抑制异位起搏点和消除折返的作用；丹参可增加心脏血流量，改善微循环，提高心肌血氧浓度，减慢心率；酸枣仁、五味子、朱砂、珍珠粉能降低异位起搏点的自律性，纠正异位心律。由于引起心动过速的原发病很多，因此临床上需要再结合分型辨治，配合使用清热化痰、益气养血、滋阴降火、温阳活血、清利化湿之品发挥协同作用，标本兼顾，先后病同治，既减缓心律，又治疗原发病，从而获得较好的疗效。

化瘀通阳汤

【药物组成】丹参 20g，当归、川芎、制附子、薤白各 10g，红花、桂枝、炙麻黄、炙甘草各 6g，细辛 3g。

【加减】神疲乏力，少气懒言，面色少华者，加党参 10g，炙黄芪 15g。脘腹不舒，不思纳谷者，加砂仁 4g，焦三仙（焦山楂、焦麦芽、焦神曲）各 15g；头昏目眩，舌苔浊腻者，加胆南星 6g，全瓜蒌、制半夏各 10g。

【适应证】窦性心动过缓。

【用药方法】每日 1 剂，水煎 2 次，分早、晚服。连服 15 日为 1 个疗程，治疗 2 个疗程。

【用药疗效】此方加减治疗窦性心动过缓 32 例，显效（临床症状消失，心率每分钟增加＞10 次，心电图恢复正常）12 例，有效（临床症状减轻，心率每分钟增加＞5 次，心电图明显改善）16 例，无效（症状无明显改善，心率每分钟增加＜5 次或未增加，心电图无明显改善）4 例。总有效率 87. 5%。

【医案精选】邱某，女，55 岁。患高血压、冠心病 4 年余，一直服用西药治疗。1 年前心率渐缓，最低时 41次/分。诊见精神差，唇略紫，语声低，肢体倦，头昏，胸闷，心虚如脱，气窒闷阻，失眠，肢冷，舌体胖而有紫气、苔薄，脉缓无力。心率 46次/分；心电图示窦性心动过缓。证属心阳不振，心血瘀阻。治宜活血化瘀、温通心阳。方用化瘀通阳汤加党参 10g，炙黄芪 15g。服 7 剂后病情好转，心率达 52次/分，唯纳差，前方增山楂、神曲各 20g。服 10 剂后心率维持在 55～60次/分，最高达 62次/分。以上方巩固治疗 15 剂后，2 年内随访心率正常。

按：窦性心动过缓属于中医学心悸、胸痹、迟脉证等范畴。其病机多属本虚标实，心阳不振、心血瘀阻为主，亦有因痰浊、血亏所致者，因而治疗主要以活血化瘀、温经通阳为法。化瘀通阳汤基本方中丹参、川芎、当归、红花活血化瘀；桂枝、薤白、制附子温经通阳；炙麻黄、细辛性温而辛散，与桂枝、薤白、制附子相伍更能宣通气血；炙甘草既可补益心气，又可缓炙麻黄、桂枝发汗作用，解附子之毒。诸药合用，故而奏效。

温阳活血养心汤

【药物组成】炮附子（先煎）、鸡血藤、何首乌各 15g，黄芪 30g，当归、麦冬、淫羊藿、桃仁各 12g，川芎、红花各 9g，乌梅 6g，桂枝、炙甘草各 10g。

【加减】夹痰湿者，加炒薏苡仁 30g，制胆南星 6g；脘闷纳差，舌苔白腻者，加白术、泽泻各 12g，枳壳 9g；胸闷胸痛者，加瓜蒌皮、薤白各 10g；少寐多梦者，加酸枣仁、夜交藤各 15g；血虚者，加熟地黄、阿胶（烊化）各 10g，去川芎、桃仁、红花。

【适应证】窦性心动过缓。症见胸闷心悸，头晕或晕厥，气短乏力，面色苍白，形寒肢冷，小便清长，唇舌紫暗、苔白，脉沉细迟或有结代等。证属心肾阳虚夹瘀型。

【用药方法】每日 1 剂，水煎 2 次，分早、晚服。1 个月为 1 个疗程，用药 1～2 个疗程。

【用药疗效】此方加减治疗窦性心动过缓 35 例，治愈（症状消失，心电图检查恢复正常心律）11 例，显效（症状明显减轻，心率提高 5次/分以上）22 例，无效（临床症状改善，心率提高 1～2次/分）2 例。总有效率 94.3%。

按：窦性心动过缓属中医学心悸范畴。其病因病机多为久病不愈，劳倦内伤或先天不足以致心肾阳气虚弱。治宜温补心肾、活血通脉养心。温阳活血养心汤中的炮附子、桂枝、黄芪、淫羊藿、炙甘草有温心肾之阳、益气强心之作用；当归、鸡血藤、何首乌、川芎、桃仁、红花有补血活血通脉之力；麦冬、乌梅同用，养阴生津以制炮附子、桂枝之燥热。合方共奏温阳活血之功。

生脉复律汤

【药物组成】太子参 18g，麦冬、丹参、全瓜蒌、茯苓、茯神各 15g。红花、五味子、降香、炙甘草各 10g，赤芍、川芎、石菖蒲、苍术各 12g。

【加减】气虚明显者，可加黄芪或改太子参为红参；痰浊偏重者，加法半夏、砂仁、郁金等；血虚偏重者，加阿胶、黄精等；瘀血偏重者，加桃仁、地龙、土鳖虫等。

【适应证】心房颤动。

【用药方法】每日 1 剂，水煎服。

【用药疗效】生脉复律汤治疗心房颤动多例，取得较好的疗效。

【医案精选】李某，男，60 岁。因持续性心悸胸闷 2 小时急诊入院。素有 3 年多冠心病史。诊见急性病容，平卧位，口唇轻度发绀，神志清晰，双肺呼吸音增粗，心悸胸闷，动则气促，舌紫暗有瘀斑、苔白腻，舌中根尤甚，脉虚大结代，重按无力；心尖不大，心率 120次/分，心律不齐，快慢强弱不均，可闻及Ⅱ级收缩期吹风样杂音，腹平软，肝脾未扪及肿大，双下肢未见水肿。心电图示心房颤动，ST 段下降 0.1mV。临床诊断冠心病房颤，心功能Ⅱ级。证属心气不足，痰瘀交阻。治以益气复脉、祛痰化瘀。予复律汤加红参、苍术、石菖蒲、赤芍各 12g，麦冬、五味子、桃仁、红花、降香、地龙、川芎、炙甘草各 10g，丹参、茯苓、全瓜蒌各 15g。每日 1 剂，水煎 3 次，共取药液 500mL，分早、午、晚服，并辅以极化液静脉滴注。10 日后，自感心悸胸闷减轻，能下床活动，遂停用输液，继续用上方调治。共住院 35 日，心悸胸闷消失，舌质由紫变红，腻苔消退，脉律整齐。复查心电图示窦性心律，正常心电图。病愈出院，随访 3 个月未再复发。

按：生脉复律汤方中以生脉散为主，太子参或人参补气，麦冬养阴生津，五味子敛汗固脱，三者一补一清一敛，共奏益气复脉之功。现代医学研究证明该方确有改善心肌供血及升压、抗休克等作用，并能降低心肌耗氧量，改善心肌能量代谢及心肌缺血，从而达到间接转复心律的作用。祛痰药则以全瓜蒌、茯苓、法半夏、石菖蒲等为代表；属活血化瘀药的丹参、赤芍、红花、地龙等具有扩张血管、抗凝血等功效，炙甘草用于转复心律早已成为历代医家的共识。在辨证施治的基础上，选用上述药物组方并随症加减，以益气复脉、祛痰化瘀为主要治则。益气复脉以固其本，祛痰化瘀以治其标，以期达到标本同治、补泻兼施的治疗效果。

第四节　病毒性心肌炎

健心汤

【药物组成】黄芪 30g，熟地黄、麦冬、牡丹皮各 15g，丹参、野菊花、蒲公英、板蓝根、黄芩、葶苈子、五加皮各 20g，红花、瓜蒌、陈皮各 10g。

【加减】胸痛重者，加延胡索 15g，细辛 3g；血瘀重者，加三棱、莪术各 15g。

【适应证】病毒性心肌炎。

【用药方法】每日 1 剂，水煎 2 次，分早、午、晚服。并加服维生素 C 每次 0.3g、肌苷每次 0.4g，每日 3 次。

【用药疗效】此方加减治疗病毒性心肌炎 60 例，痊愈（症状、体征消失，心电图、心肌酶恢复正常）36 例，有效（症状、体征、心电图、心肌酶均有改善）20 例，无效（症状、体征、心电图、心肌酶均无变化）4 例。总有效率 92%。

按：病毒性心肌炎主要与病毒感染及免疫性心肌损害有关，属中医学心悸、怔忡等范畴。其发病多因邪毒内滞，致肺、脾、肾三脏功能失调，故以毒邪、痰湿、血瘀为标，气阴两虚为本。治宜益气养阴、清热解毒利湿、活血化瘀。健心汤方中的黄芪、熟地黄、麦冬益气滋阴补血，丹参、红花、牡丹皮活血化瘀，蒲公英、黄芩、板蓝根、野菊花清热解毒，葶苈子、五加皮除湿泻肺利水，瓜蒌、陈皮宽胸理气、散结通瘀。诸药共奏益气活血化瘀、清热解毒、强心利水之功，用于病毒性心肌炎的治疗能明显消除、改善心肌炎症状。

芪草芎归汤

【药物组成】黄芪 30g，甘草、麦冬、青皮各 15g，当归、川芎各 10g。

【加减】初期者，加金银花、黄芩各 10g，连翘 15g，板蓝根 25g；心血瘀阻者，加桃仁、红花各 10g；痰火上扰者，加黄连 6g，竹茹 12g，桂枝 10g；心悸气短乏力者，加人参、白术各 10g，茯苓 15g；发热者，加石膏 30g，天花粉 12g；房室传导阻滞者，加苦参、山楂、茵陈各 15g，羌活 12g，黄连 6g。

【适应证】病毒性心肌炎。

【用药方法】每日 1 剂，水煎，分早、晚服。15 日为 1 个疗程。同时配合西药治疗。

【用药疗效】此方加减配合西药治疗病毒性心肌炎 36 例，治愈（症状消失，心电图检查正常）21 例，显效（无自觉症状，心电图检查偶发 ST-T 段改变、期前收缩、房室传导阻滞、心律不齐或较治疗前有明显好转）8 例，有效（活动或劳累后仍有胸闷、心悸不适等症状，治疗前后心电图检查无变化）4 例，无效（治疗前后症状及心电图检查无变化）3 例。总有效率 91.67%。

按：病毒性心肌炎属中医学胸痹范畴，由风毒之邪侵入机体闭阻心脉所致。初期以邪气侵袭为主，治宜清热解毒、祛除外邪。故用基本方加金银花、连翘、板蓝根、黄芩、甘草等清热解表祛邪；日久正虚，治当扶正固本，补益心气、心阴，故用黄芪、麦冬、川芎、五味子补气养阴，加强和保护机体免疫功能。同时配合西药治疗可获得较好的疗效。

清心康

【药物组成】虎杖、苦参、贯众、黄芪各 15g，丹参、麦冬、炙甘草、五味子各 12g。

【适应证】病毒性心肌炎。

【用药方法】每日 1 剂，水煎，分早、晚服。2 周为 1 个疗程，连用 2～3 个疗程。

【用药疗效】此方治疗病毒性心肌炎36例，痊愈23例，好转10例，无效3例。总有效率91.7%。

按：清心康以贯众、虎杖、苦参清热散瘀，解毒除邪，遏制毒邪杂气乘虚而入内传心经；麦冬益气养阴，去心热，利咽喉；丹参活血祛瘀，清热除烦，宣痹通脉；黄芪补中益气，使气行血行；炙甘草健脾养心，补血益气，除心血虚所致的脉结代；五味子滋肾敛心气，治疗血气耗散，体倦神疲。全方共奏清心解毒、益气养血、散瘀通脉之功，治疗病毒性心肌炎，效果明显。

心脉宁

【药物组成】黄芪20g，白参、酸枣仁各10g，麦冬、生地黄各15g，五味子5g，炙甘草6g。

【加减】邪毒侵心者，加板蓝根30g，金银花、连翘各15g，牛蒡子、桔梗各10g；气虚为主者，黄芪30g，白参15g，炙甘草20g；以阴虚为主者，生地黄20g，加玄参、沙参各15g；并发早搏且心悸明显者，加龙齿、珍珠母各20g，苦参10g；胸闷胸痛并有ST-T段改变者，加瓜蒌壳15g，薤白10g；合并Ⅱ度以上房室传导阻滞者，重用黄芪、白参、炙甘草，并加桂枝10g。

【适应证】病毒性心肌炎。

【用药方法】每日1剂，水煎，分早、晚服。辅助治疗：嘱患者卧床休息，同时加用钾镁极化液每日1次静脉滴注。2～4周为1个疗程。

【用药疗效】此方加减治疗病毒性心肌炎35例，显效（临床症状及体征消失，心肌酶谱恢复正常，心电图正常）23例，有效（临床症状得到控制或好转，心肌酶谱恢复正常，心电图明显改变）9例，无效（症状体征和各项检查均无好转）3例。总有效率91.4%。

按：中医学认为，病毒性心肌炎的病理机制主要是素体心气亏虚，复感温邪热毒，内舍于心，重伤心之气阴。心气虚则心脏鼓动无力，心阴虚则心失所养，因而出现心悸不适、心肌损伤和心律失常等一系列表现。若病情迁延，阴损及阳而致阴阳两虚，则病情日趋复杂、笃重而危及患者生命。气阴两虚是本病的重点所在，因此急性期的治疗是阻断病理恶性发展、争取早期治愈的关键。心脉宁方中的黄芪、白参、炙甘草益气强心；生地黄、麦冬滋养心阴；丹参、酸枣仁、五味子宁心定悸。诸药合用意在益气养阴，宁心复脉，治其根本。根据临床辨证，证属邪毒侵心则加板蓝根、金银花、连翘、牛蒡子、桔梗以清热解毒利咽，消除病因；证属气阴两虚则偏重补气，或加强养阴，使心之气阴得复；或随病情加龙齿、珍珠母、苦参镇心定悸；或加瓜蒌、薤白宽胸开痹等，以求提高疗效。

第五节　扩张型心肌病

玉麟丸

【药物组成】川芎、赤芍、当归、桃仁、红花、大青叶、板蓝根、牡丹皮、补骨脂、淫羊藿、泽泻、茯苓、黄连、黄柏、穿心莲各60g。

【适应证】扩张型心肌病。

【用药方法】将上药研末过筛，水泛为丸。每日15g，分早、晚服。1个月为1个疗程，共治疗6个疗程。

【用药疗效】此方治疗扩张型心肌病26例，显效（扩大的心脏缩小70%以上，心胸比<0.5，心功能恢复正常，心律失常明显改善）12 例，好转（扩大的心脏缩小<70%，但超过 30%，心胸比接近 0.5，心功能进步 1 级，心律失常改善）10 例，无效（扩大的心脏缩小不足 30%，心功能无进步，其余数值变化不大）4 例。总有效率 84.6%。

按：扩张型心肌病归属于中医学心悸、怔忡、水肿等范畴，病机特点是本虚标实。本病的病因尚不明了，但多因急性病毒性心肌炎后病毒持续性感染，或自身免疫病导致心肌进行性损害，包括细胞免疫和体液免疫异常。治以固本治标、扶正祛邪、益气补肾、利水解毒之法，可提高患者的生活质量。玉麟丸方中的大青叶、板蓝根、牡丹皮、黄连、黄柏、穿心莲为清热解毒泻火之重剂，对细菌、病毒有很强的抑制和灭活作用；补骨脂、淫羊藿温阳补肾，调节机体免疫功能，改善免疫异常状态；川芎、赤芍、当归、桃仁、红花补血活血祛瘀，可营养心肌，改善血凝状态；泽泻、茯苓利水逐饮，减轻回心血量对左心室造成的负荷。诸药相合，起到清热抗病毒、补肾调免疫、利水减负荷、补血修损伤的作用，临床疗效满意。

参附苓桂术甘汤

【药物组成】炮附子、桂枝、葶苈子各 10g，麦冬、黄芪、益母草各 30g，党参、丹参、炙甘草各 15g，茯苓、白术各 12g，五味子 6g。

【加减】胸闷痛者，加旋覆花 12g，降香 3g；肺水肿者，加泽泻、槟榔各 15g。

【适应证】扩张型心肌病。症见活动后心悸、气短、胸闷、乏力；检查见颈静脉怒张，心脏扩大，肝大，双下肢水肿以及不同程度的心律失常表现。

【用药方法】每日 1 剂，水煎服。14 日为 1 个疗程。同时予以卧床休息，吸氧，适当体位，低盐饮食和适量利尿剂，心肌营养治疗及对症治疗。

【用药疗效】此方加减治疗扩张型心肌病 30 例，好转（心力衰竭症状、体征大部分消失或好转，X 线检查示心脏扩大，异常心电图未完全恢复正常，心功能改善 1 级或 1 级以上）28 例，无效（心力衰竭症状、体征无变化，心功能无改善）2 例。好转率 93.3%。

按：扩张型心肌病的主要临床表现为充血性心力衰竭，常合并不同类型的心律失常。本病的病变主要部位在心，可涉及肺、肝、肾，病属本虚标实。其发病机制主要是心气不足，心阳不振，水湿运行失调，肺不主气，肾不纳气。水为血之体，水湿运行失调，则血行不畅，瘀血内阻则见心脏扩大、尿少、肢肿诸症状丛生。治疗上应以益气温阳为主导，佐以活血利水。参附苓桂术甘汤方中炮附子、桂枝、党参、黄芪益气温阳为主药，辅以茯苓、白术、葶苈子，配合炮附子、桂枝以温阳利水；佐以丹参、益母草、泽泻，活血利水；麦冬、五味子既能养阴安神，制约桂枝、熟附子温燥之性，又能起“善补阳者，必于阴中求阳”作用，从而使“阳得阴助而生化无穷”；使以甘草，调和诸药，且桂枝、甘草合用，辛甘化阳，益气暖胸，温畅血脉。诸药合用能益气温阳、活血行水，与西药强心利尿剂相辅相成，从而改善心功能，使心力衰竭得以逆转。

第六节　肺源性心脏病

化痰祛瘀汤

【药物组成】葶苈子、全瓜蒌、法半夏、杏仁、桃仁、地龙各 10g，桑白皮、赤芍各 15g，丹参 20g，陈皮、甘草各 6g。

【加减】痰黄稠难咳者，加鱼腥草 20g，川贝母 10g；痰白清稀量多者，加干姜 6g，细辛 5g；心悸、气短、乏力明显者，加黄芪 30g，党参 15g；尿少肢肿者，加制附子 6g，茯苓、泽泻各 20g；神识昏蒙者，加石菖蒲、郁金各 15g。

【适应证】肺源性心脏病急性发作期。

【用药方法】每日 1 剂，水煎 2 次，各取药液 150mL，分早、晚服。同时根据病情配合西药综合治疗。2 周为 1 个疗程。

【临床疗效】此方加减配合西药综合治疗肺源性心脏病急性发作期 50 例，显效（间断咳嗽，咳白色泡沫痰，易咳出，两肺偶闻湿啰音，肺部炎症大部分吸收，心肺功能改善达Ⅱ级，神志清楚，生活自理）22 例，好转（阵咳，痰为黏浓痰，不易咳出，两肺有散在湿啰音，肺部炎症部分吸收，心肺功能改善达Ⅰ级，神志清楚，能在床上活动）23 例，无效（上述各项指标无改善或有恶化）5 例。总有效率 90%。

按：肺源性心脏病属于中医学肺胀、喘证等范畴，本虚标实、正亏邪盛为本病临床主要特征。急性发作期以邪实为主，多表现为痰浊壅肺，瘀血阻滞；缓解期则以肺、脾、肾亏虚为主。外邪犯肺，肺失宣降，则痰随气升，气因痰阻，阻塞气道，出现咳嗽、痰多、气喘等痰浊壅肺的表现。肺气壅塞，不能治理调节心血的运行，血行不畅，滞而成瘀；且肺气已虚，心气不足，无力推动血脉，导致血瘀，出现面色晦暗、唇甲发绀、颈静脉怒张、舌质暗红、脉结代等瘀血阻滞表现。治以化痰祛瘀法为主。化痰祛瘀汤中以葶苈子泻肺消痰平喘，利水消肿；桑白皮、瓜蒌清热化痰；法半夏、陈皮燥湿化痰；杏仁降气止咳平喘；丹参、赤芍、桃仁活血化瘀；地龙宣肺通络平喘；甘草调和诸药，兼化痰和中。全方共奏化痰祛瘀之功，使气道通畅，气有所主，心有所行而发挥其正常功能。本方与西药联合使用治疗肺源性心脏病急性发作期，在控制感染、扩张支气管、降低血液黏稠度、改善心肺功能等方面都具有良好的促进作用。

肺心舒方

【药物组成】西洋参、麦冬、五味子、白术、知母、川贝母、橘红、瓜蒌各 10g，黄芪 15～30g，丹参 30g，泽兰、地龙各 15g。

【适应证】肺源性心脏病急性加重期。

【用药方法】每日 1 剂，水煎，分早、晚服或鼻饲。视感染程度予相应西药抗感染常规治疗。同时给予低流量吸氧，纠正水电解质、酸碱平衡紊乱。15 日为 1 个疗程，治疗 2 个疗程。

【临床疗效】此方治疗肺源性心脏病急性加重期 48 例，显效 23 例，好转 19 例，无效 6 例。总有效率 87. 5%。

按：慢性肺源性心脏病为本虚标实之证。病位始于肺，进而累及脾、肾、心等脏。由于痰湿、水饮、瘀血内宿，一旦为外邪所引触，即急性发作而日趋加重，证情就更为复杂，变证亦蜂起而至。治以补益气阴、祛瘀化痰法为主。肺心舒方中西洋参、黄芪、麦冬、五味子益气养阴，敛纳肺肾之气；白术健脾化饮以断生痰之源；丹参、泽兰活血化瘀；知母、川贝母、橘红、瓜蒌润燥化痰，止咳平喘；地龙既散瘀通络平喘，又可消肿化饮。全方不仅是治标的方法，亦是治本的措施，标本兼治，故获较好的疗效。

涤痰化瘀汤

【药物组成】陈皮、法半夏、枳实、红花、桃仁、赤芍、苏木各 10g，胆南星、竹茹各 12g，丹参 20g，当归、川芎各 15g，三七粉（冲服）2g，甘草 6g。

【加减】肺气虚者，加黄芪、党参、炙甘草、五味子；肺阴虚者，加麦冬、沙参；脾虚者，加茯苓、白术；肾虚者，加核桃仁、冬虫夏草；水肿者，加泽兰、熟附子、桂枝、牵牛子、北五加皮；喘脱者，加太子参、熟附子；嗜睡、循衣摸床者，加石菖蒲，另服安宫牛黄丸。

【适应证】慢性肺源性心脏病急性发作期。

【用药方法】每日 1 剂，水煎，分早、晚服。同时配合西药抗炎解痉、化痰平喘，改善通、换气功能，予氧气吸入；合并心力衰竭者，予强心利尿剂；呼吸衰竭严重者予呼吸兴奋剂治疗。14 日为 1 个疗程。

【临床疗效】此方加减并配合西药治疗慢性肺源性心脏病急性发作期24例，显效8例，有效 13 例，无效 3 例。总有效率 87. 5%。

按：现代医学认为慢性肺源性心脏病是慢性支气管炎及其他慢性肺部疾病反复发作而引起肺循环阻力增高，导致肺动脉高压，致使右心室负担加重，出现右心室增大，日久致右心功能不全的心脏病。由此可见，肺动脉高压是引起肺源性心脏病的主要病理基础，而肺循环阻力增加又是肺动脉高压形成的主要原因，呼吸道的反复感染为肺循环阻力增加主要诱因。而涤痰、活血化瘀药物配合西药治疗本病，能够明显提高治疗效果。

参考文献

[1] 许心如，佟彤，陈嘉兴．许心如心血管病诊疗经验 [M]. 北京：科学技术出版社，2016.

[2] 张晓春，王永军，尚杰，等．临床心血管疾病诊疗精要 [M]. 北京：科学技术文献出版社，2021.

[3] 马术魁．心血管疾病临床诊疗 [M]. 长春：吉林科学技术出版社，2020.

[4] 李有金，宋波，袁方．现代临床心血管诊疗精要 [M]. 长春：吉林科学技术出版社，2017.

[5] 徐景涛，陈延萍，张凤丽．心血管诊疗技术与护理 [M]. 长春：吉林科学技术出版社，2016.

[6] 陈务贤，周云英，赵文利，等．心血管介入诊疗护理技术操作规范 [M]. 南宁：广西科学技术出版社，2023.

[7] 邢启崇，邢姗姗．基因遗传性心血管疾病 [M]. 济南：山东科学技术出版社，2023.

[8] 潘国忠，曹月娟，高鹏．心血管内科诊疗精要 [M]. 北京：科学技术文献出版社，2023.

[9] 方永鹏，姚远，马立永．实用临床心脏病心血管诊断与治疗学 [M]. 长春：吉林科学技术出版社，2015.

[10] 许彦来．远离冠心病很简单 [M]. 北京：中国人口出版社，2023.

[11] 季红．从头到脚话慢病——老年慢病护理问答 [M]. 济南：山东大学出版社，2023.

[12] 庞爱霞，李文婷，尹新国．内科诊疗与护理 [M]. 贵阳：贵州科技出版社，2023.

[13] 封蕊．中药学 [M]. 天津：天津科技翻译出版公司，2018.

[14] 王永耀．中药理论学研究 [M]. 沈阳：辽宁科学技术出版社，2019.

[15] 管竞环，朱宏斌，马威．中药理论量化与应用研究 [M]. 北京：人民军医出版社，2014.

[16] 何勤，尹红梅．新编药学实验教程 [M]. 成都：四川大学出版社，2019.